中国高等教育学会医学教育专业委员会规划教材
全国高等医学院校教材

供基础、临床、预防、口腔医学类专业用

全科医学概论
Introduction to General Practice

主　编　路孝琴

副主编　杜　娟　李　伟　张国志　赵拥军

编　者　（按姓名汉语拼音排序）

杜　娟（首都医科大学）	吴　浩（北京市丰台区方庄社区卫生服务中心）
李　伟（潍坊医学院）	
李荣梅（沈阳医学院）	闫振宇（河北联合大学）
刘铮然（包头医学院）	张国志（河北联合大学）
路孝琴（首都医科大学）	赵亚利（首都医科大学）
马　岩（北京市朝阳区管庄第二社区卫生服务中心）	赵拥军（滨州医学院）
	周　钢（北京电力医院）
曲朝英（新疆医科大学）	

北京大学医学出版社

QUANKE YIXUE GAILUN

图书在版编目（CIP）数据

全科医学概论/路孝琴主编．—北京：北京大学医学出版社，2013.12（2022.1重印）
ISBN 978-7-5659-0767-8

Ⅰ．①全… Ⅱ．①路… Ⅲ．①临床医学 Ⅳ．①R4

中国版本图书馆CIP数据核字（2013）第315049号

全科医学概论

主　　编：路孝琴
出版发行：北京大学医学出版社
地　　址：（100191）北京市海淀区学院路38号　北京大学医学部院内
电　　话：发行部 010-82802230；图书邮购 010-82802495
网　　址：http：//www.pumpress.com.cn
E - mail：booksale@bjmu.edu.cn
印　　刷：北京瑞达方舟印务有限公司
经　　销：新华书店
责任编辑：王智敏　　责任校对：金彤文　　责任印制：李　啸
开　　本：850 mm×1168 mm　1/16　　印张：13.25　　字数：373千字
版　　次：2013年12月第1版　2022年1月第2次印刷
书　　号：ISBN 978-7-5659-0767-8
定　　价：25.00元

版权所有，违者必究

（凡属质量问题请与本社发行部联系退换）

全国高等医学院校临床专业本科教材评审委员会

主 任 委 员　王德炳　柯　杨

副主任委员　吕兆丰　程伯基

秘 书 长　陆银道　王凤廷

委　　　员　（按姓名汉语拼音排序）

　　　　　白咸勇　曹德品　陈育民　崔慧先　董　志
　　　　　郭志坤　韩　松　黄爱民　井西学　黎孟枫
　　　　　刘传勇　刘志跃　宋焱峰　宋印利　宋远航
　　　　　孙　莉　唐世英　王　宪　王维民　温小军
　　　　　文民刚　线福华　袁聚祥　曾晓荣　张　宁
　　　　　张建中　张金钟　张培功　张向阳　张晓杰
　　　　　周增桓

序

北京大学医学出版社组织编写的全国高等医学院校临床医学专业本科教材（第2套）于2008年出版，共32种，获得了广大医学院校师生的欢迎，并被评为教育部"十二五"普通高等教育本科国家级规划教材。这是在教育部教育改革、提倡教材多元化的精神指导下，我国高等医学教材建设的一个重要成果。为配合《国家中长期教育改革和发展纲要（2010—2020年）》，培养符合时代要求的医学专业人才，并配合教育部"十二五"普通高等教育本科国家级规划教材建设，北京大学医学出版社于2013年正式启动全国高等医学院校临床医学专业（本科）第3套教材的修订及编写工作。本套教材近六十种，其中新启动教材二十余种。

本套教材的编写以"符合人才培养需求，体现教育改革成果，确保教材质量，形式新颖创新"为指导思想，配合教育部、国家卫生和计划生育委员会在医药卫生体制改革意见中指出的，要逐步建立"5＋3"（五年医学院校本科教育加三年住院医师规范化培训）为主体的临床医学人才培养体系。我们广泛收集了对上版教材的反馈意见。同时，在教材编写过程中，我们将与更多的院校合作，尤其是新启动的二十余种教材，吸收了更多富有一线教学经验的老师参加编写，为本套教材注入了新鲜的活力。

新版教材在继承和发扬原教材结构优点的基础上，修改不足之处，从而更加层次分明、逻辑性强、结构严谨、文字简洁流畅。除了内容新颖、严谨以外，在版式、印刷和装帧方面，我们做了一些新的尝试，力求做到既有启发性又能引起学生的兴趣，使本套教材的内容和形式再次跃上一个新的台阶。为此，我们还建立了数字化平台，在这个平台上，为适应我国数字化教学、为教材立体化建设作出尝试。

在编写第3套教材时，一些曾担任第2套教材的主编由于年事已高，此次不再担任主编，但他们对改版工作提出了很多宝贵的意见。前两套教材的作者为本套教材的日臻完善打下了坚实的基础。对他们所作出的贡献，我们表示衷心的感谢。

尽管本套教材的编者都是多年工作在教学第一线的教师，但基于现有的水平，书中难免存在不当之处，欢迎广大师生和读者批评指正。

王德炳 柯杨

2013年11月

前 言

全科医学自20世纪80年代后期引入我国以后，历经二十多年的研究与实践，已经初步建立了我国特色的全科医生培养体系。近年来，适宜我国全科医学学科发展和全科医学人才队伍建设的政策环境正逐步形成，尤其是2011年7月《国务院关于建立全科医生制度的指导意见》的颁布，为今后我国全科医学学科发展和全科医学人才队伍建设明确了方向，同时也确立了我国全科医生在卫生保健系统中的功能与作用。2012年，教育部、国家卫生和计划生育委员会《关于实施临床医学教育综合改革的若干意见》中要求"实施'卓越医生教育培养计划'，更新教育教学观念，改革人才培养模式，创新教育教学方法和考核评价方法，加强医学生职业道德教育，加强全科医学教育，加强临床实践教学能力建设，提高人才培养水平。"为适应医药体制改革的新形势，促进医学教育更好地服务于医药卫生事业发展，特组织全国范围内长期工作在全科医学教学一线的教师和社区卫生服务专家编写了此书。

本教材作为中国高等教育学会医学教育专业委员会规划教材，汇集了来自国内多家院校的专家、教授、学者多年积累的教学和实践经验。本书共分两篇，第一篇全科医学的核心理念和基本方法，具体内容包括：全科医学的基本理论与原则、以问题为导向的全科医学临床思维模式、全科医生的工作方式（包括以人为单位的照顾、以家庭为单位的照顾、以社区为基础的健康照顾和以预防为导向的全科医疗服务）以及全科医疗中人际关系与沟通；第二篇全科医疗常见问题及处理，具体内容包括：呼吸系统疾病、糖尿病、心、脑血管疾病以及恶性肿瘤的全科医学处理、重点人群中的全科医学服务。

本书在编写上既斟酌了全科医学基本理论的深度与广度，同时更注重了教材知识的实用性和系统性。该书适合医学院校在校医学本科生使用，还可作为社区卫生服务机构专业技术人员学习的参考教材。

由于作者水平和经验有限，书中难免存在疏漏和不足之处，恳请各地有关专家、学者、师生不吝赐教和批评指正。

编　者

二〇一四年二月

目 录

第一篇 全科医学的核心理念和基本方法

- 第一章 全科医学及其发展历史 …… 3
  - 第一节 全科医学 …… 3
  - 第二节 全科医学的产生与发展 …… 6
  - 第三节 全科医学与其他学科的关系 …… 13
  - 第四节 全科医生的培养 …… 15
  - 第五节 全科医疗服务的特点与原则 …… 20
  - 第六节 全科医学的学术组织及其学术期刊 …… 23
  - 思考题 …… 25
- 第二章 以人为中心的全科医疗服务 …… 26
  - 第一节 医学模式与诊疗关注中心的转移 …… 26
  - 第二节 以人为中心照顾的基本原则 …… 28
  - 第三节 以人为中心应诊的主要任务 …… 31
  - 第四节 以个人为中心的服务提供 …… 43
  - 思考题 …… 47
- 第三章 以家庭为单位的全科医疗服务 …… 48
  - 第一节 家庭对健康和疾病的影响 …… 48
  - 第二节 家庭生活周期及其常见健康问题 …… 52
  - 第三节 以家庭为单位的全科医疗服务 …… 54
  - 思考题 …… 66
- 第四章 以社区为基础的基层医疗 …… 67
  - 第一节 社区及社区常见健康问题 …… 67
  - 第二节 社区卫生诊断 …… 70
  - 第三节 以社区为基础基层医疗的提供 …… 76
  - 思考题 …… 79
- 第五章 以预防为导向的全科医疗服务 …… 80
  - 第一节 概述 …… 80
  - 第二节 全科医疗中常用的临床预防服务 …… 86
  - 思考题 …… 95
- 第六章 以问题为导向的全科医学临床思维模式 …… 96
  - 第一节 临床思维概述 …… 96
  - 第二节 以患者健康问题为导向的临床思维 …… 101
  - 第三节 以问题为导向的健康问题收集与健康档案记录 …… 108
  - 思考题 …… 111
- 第七章 全科医疗中的人际关系及沟通 …… 112
  - 第一节 全科医疗中的人际关系 …… 112
  - 第二节 医患沟通 …… 116
  - 第三节 全科医疗服务团队的沟通 …… 124
  - 思考题 …… 126

第二篇 全科医疗常见问题及处理

- 第八章 呼吸系统疾病的全科医学处理 …… 129
  - 第一节 全科医疗中常见的呼吸系统疾病 …… 129
  - 第二节 全科医生在呼吸系统疾病预防中的作用 …… 131
  - 第三节 全科医疗中呼吸系统疾病的诊治与管理 …… 132

目 录

　　思考题 …………………………… 137
第九章　糖尿病的全科医学处理 ……… 138
　　第一节　糖尿病概述 ……………… 138
　　第二节　全科医生在糖尿病预防中的
　　　　　　作用 ……………………… 140
　　第三节　全科医疗中糖尿病的诊治与
　　　　　　管理 ……………………… 143
　　思考题 …………………………… 154
**第十章　心、脑血管疾病的全科医学
　　　　处理** ……………………… 155
　　第一节　全科医疗中常见的心、脑血管
　　　　　　疾病 ……………………… 155
　　第二节　全科医生在心、脑血管疾病
　　　　　　预防中的作用 …………… 158
　　第三节　全科医疗中高血压的诊治与
　　　　　　管理 ……………………… 160
　　第四节　全科医疗中稳定型心绞痛的
　　　　　　诊治与管理 ……………… 163
　　第五节　全科医疗中短暂性脑缺血发作
　　　　　　的诊治与管理 …………… 168
　　第六节　全科医疗中脑梗死的诊治与
　　　　　　管理 ……………………… 170

　　思考题 …………………………… 172
**第十一章　恶性肿瘤的全科医学
　　　　　处理** …………………… 173
　　第一节　全科医疗中常见的恶性
　　　　　　肿瘤 ……………………… 173
　　第二节　全科医生在常见恶性肿瘤预防
　　　　　　中的作用 ………………… 174
　　第三节　全科医疗中恶性肿瘤患者的
　　　　　　照顾 ……………………… 178
　　思考题 …………………………… 182
**第十二章　重点人群中的全科医学
　　　　　服务** …………………… 183
　　第一节　全科医学与重点人群保健 … 183
　　第二节　社区妇女保健与计划生育
　　　　　　指导 ……………………… 185
　　第三节　社区儿童保健 …………… 187
　　第四节　全科医疗中的老年保健
　　　　　　工作 ……………………… 189
　　思考题 …………………………… 194
主要参考文献 ……………………… 195
中英文专业词汇索引 ……………… 198

第一篇

全科医学的核心理念和基本方法

第一章 全科医学及其发展历史

全科医学（general practice）又称家庭医学（family medicine），是20世纪60年代末在欧美兴起的一门综合性的临床医学学科。全科医学是在西方国家通科医学基础上，吸纳了现代生物医学、心理学、社会学等学科的最新成果，经过四十多年的不断发展，逐渐形成了自己独特的学科体系。它有效地克服了高度专科化的生物医学的不足，真正实现了医学模式的转变，维护和促进了各国国民健康。我国从20世纪80年代末引入全科医学后，以全科医生为核心的社区卫生服务逐渐为居民认可和接受，同时国务院、卫生行政部门以及教育部门等均给予这门学科高度的重视，目前已初步形成了其学科体系，在国家卫生体系中发挥着越来越重要的作用。

本章将对全科医学、全科医疗、全科医生三个核心概念、全科医学发展的历史、全科医疗的基本特征和原则、全科医生的培养以及全科医学与相关学科的关系等内容进行详细的阐述。

第一节 全科医学

一、全科医学

（一）全科医学的定义

不同国家有不同的界定。

澳大利亚皇家全科医师学院（The Royal Australian College of General Practitioners，RACGP）对全科医学的定义是：全科医学是卫生保健系统的一个组成部分，它整合了目前的生物医学、心理学及社会学科于一体，为所有个人、家庭及社区提供基本的、连续性的、综合性及协调性医疗保健服务。

美国家庭医师学会（American Academy of Family Physicians，AAFP）和美国家庭医学专科委员会（American Board of Family Medicine，ABFM）将家庭医学定义为：是为个人和家庭提供连续性和综合性卫生保健的医学专科。它是一个整合了生物医学、临床医学及行为科学于一体的宽广专业，其范围涵盖了所有年龄、不同性别、各个器官系统及各类疾病实体。1969年，在美国家庭医学被批准为第20个医学专科，成为与其他临床医学专科并列的一个临床二级专业学科。

我国在引入全科医学时，充分考量了各主要西方国家对全科/家庭医学的定义，并结合我国特有的文化背景，将全科医学定义为：全科医学是一个面向个人、社区与家庭，整合临床医学、预防医学、康复医学以及人文社会学科相关内容于一体的综合性临床二级专业学科；其范围涵盖了各种年龄、性别、各个器官系统以及各类健康问题/疾病。其主旨是强调以人为中心、以家庭为单位、以整体健康的维护与促进为方向的长期负责式照顾，并将个体与群体健康照顾、防和治有机地融为一体。

因此，全科医学是全科医生在基层医疗实践中处理各类常见健康问题时所运用的理论知识、技能和态度体系。全科医学通常包括总论与各论两部分，总论介绍全科医学独特的临床医学思维、基本原则、提供整体性服务的方法、以个人为中心、以家庭为单位、以社区为基础、以预防为导向的健康照顾、医患关系与人际交流等内容。各论部分介绍社区中常见的健康问题，以及综合性地解决这些问题的方法、整体性服务的内容。

(二) 全科医学的学科特点

1. **是一门综合性的临床医学学科** 全科医学是一门独立的临床医学二级学科，但又具有跨学科、跨领域综合性的特点，不仅涉及内、外、妇、儿等临床医学学科，而且也涉及社会学、行为科学、预防医学、医学伦理学、心理学等学科。但是全科医学并不是以上学科片断知识和技术的集合，而是基于整体的医学观和系统性理论，以健康为中心，发展创造新的知识与技能，长期连续地向患者提供综合性全面服务。

2. **定位于基层卫生保健领域的医学专科** 全科医学定位于基层卫生保健领域，以家庭、社区为背景，处理的多为常见的未分化的早期健康问题，干预各种无法被其他专科医疗治愈的慢性疾病及其所导致的功能性问题。全科医学服务对象面向社区全体居民，其服务内容丰富、服务形式多样、服务地点灵活，可在医院、诊所、患者家中及社区中的其他各种服务场所提供服务。

3. **秉承整体观、系统论的医学思维** 全科医学秉承整体观和系统论的思维，把医学看成一个整体，从生理、心理、社会等多方面将照顾对象作为一个不可分割的整体的人的特性，对其健康问题实施综合性的全面服务。

4. **是一门注重艺术和人性化的学科** 全科医学倡导在提供照顾的过程中，既重视技术水平，更要顾及服务对象的感受，注重将其与服务艺术有机地结合为一个整体。因此，全科医学是一门极具有人性化的医学学科，全科医生关注患者胜于疾病，关注伦理胜于病理，关注满足患者的需要胜于疾病的诊疗。

二、全科医疗

全科医疗（general practice）是由全科医生对个人和家庭提供的一种连续性、综合性的医疗保健服务；它是在整合生物医学、临床医学和行为科学的研究成果的基础上发展起来的一门独特的医学专科，是现阶段世界各国公认的基层医疗的最佳服务模式。它不是以患者的年龄、性别、系统疾病的类型以及采用的技术和方法来分科，而是以全科医生提供综合性医疗保健服务为主要内容。全科医疗在北美等一些国家和地区，如美国、加拿大和我国的台湾地区，被称为家庭医疗（family practice）。

由于全科医疗强调合理使用卫生资源，有效节约了卫生经费，成为绝大多数国家医疗卫生体系中重要组成部分。在一个布局合理的医疗卫生服务体系中，全科医疗和专科医疗各自负责健康与疾病的不同阶段，两者既有区别，又互相联系；两者既有分工，又有合作，承担着不同的医疗保健工作，共同维护全体居民的健康。

(一) 全科医疗和专科医疗的区别

1. **服务内容与方法** 全科医疗处理的多为常见的健康问题以及那些无法被专科医疗治愈的慢性疾患及其导致的功能性问题，因此其服务内容不仅包括医疗，还包括预防、保健、康复、健康教育等内容。当然这些内容全科医生可以通过团队合作的方式进行，一般全科医生会利用社区和家庭的卫生资源，采用综合性方法对那些无法被专科医疗治愈的慢性疾患及其导致的功能性问题进行全方位的照顾，同时患者及其家庭成员是医护人员得力的合作伙伴；专科医疗所处理的是医学上的危重患者、疑难患者和急症，一般采用复杂而精密的仪器、昂贵的药物救治患者，患者则被动接受高新技术手段并服从医生对其健康问题的处置。

2. **服务宗旨与责任** 全科医疗负责人一生健康到疾病的各个时期，从健康、疾病早期、乃至经专科诊疗后无法治愈的各种疾病中晚期的长期照顾，其宗旨关注的是人而不是病，无论其服务对象有无疾病或病患，全科医疗都要为其提供长期负责式的照顾；专科医疗负责疾病形成后一段时期的诊疗，其宗旨关注的是疾病本身，当遇到现代医学无法解释或解决的问题时，专科医疗就不得不宣布放弃其对患者的责任，让其转院或出院。一旦患者出院或转院治疗，专科医生的责任就终止，服务就结束。

3. 处理的疾病类型与服务范围　全科医疗处理的多为常见健康问题，疾病一般处于早期未分化阶段或经专科诊疗后无法治愈的各种病患的长期照顾。全科医生要从多方面为患者提供照顾，不仅关注其生理功能，还要关注其心理和社会功能，不仅提供治疗服务，还要提供预防和康复服务；而专科医疗所处理的疾患类型主要为疑难病以及疾病形成后一段时期的诊疗，专科医生主要侧重于分析疾病发生的原因和病因的致病机制、探讨病变的部位和病变范围的大小、了解病变的组织类型和病理变化过程，制订疾病的诊断治疗方案。

4. 服务人口　全科医疗服务人口一般为一名全科医生服务 2000～3000 名相对稳定的居民，关系较为固定；而专科医疗服务人口则较大且具有较大的流动性，一般一个专科医生服务人口为 5 万～50 万。

5. 医患关系　在全科医疗中由于全科医生服务对象相对固定，处理患者问题时要考虑患者所在家庭及社区，因此医患关系维系时间长，医患之间互相了解，并且医生与患者家庭间也相互了解并保持良好关系；而专科医疗中，通常医患关系特定维持在一段时间，一般患者及其家庭对医生了解甚少。

(二) 全科医疗和专科医疗的联系

在布局合理的卫生服务体系中，全科医疗与专科医疗是一种互补与互助的关系，表现为：

1. 各司其职　综合性医院或专科医院主要负责疑难病、危重症和急症的诊治及高新技术的研究。基层机构则应负责社区居民的基本医疗保健服务，主要是常见病、多发病的诊治以及慢性病的长期管理。

2. 密切合作　在建立了"首诊医疗"制度的国家，全科医疗和专科医疗不再各自为阵，而是建立了基于患者需要的相互合作关系，专科医疗和全科医疗之间建立了双向转诊以及信息共享关系与相应的网络。这些关系与网络可保证服务对象获得最有效、方便、及时与适当的服务；同时，通过全科医生和专科医生在信息收集、病情监测、疾病系统管理、新技术适宜利用、医学研究等各方面的积极合作，可全面改善医疗服务质量并提升医疗服务效率。

三、全科医生

(一) 全科医生的定义

全科医生 (general practitioner) 又称家庭医师 (family physician) 或家庭医生 (family doctor)，是全科医疗服务的提供者，是全科医学理论的践行者，世界家庭医生组织 (WONCA) 对全科医生的定义是"全科医生的基本职责是为每一个寻找医疗保健的人提供综合性的医疗保健服务，必要时也安排其他专业卫生人员为其提供有效服务。"美国家庭医师学会 (AAFP) 对家庭医师的定义是"家庭医师是经过家庭医疗范围宽广的医学专业教育训练的医师。家庭医师具有独特的态度、技能和知识，使其具有资格向家庭的每个成员提供连续性和综合性的医疗照顾、健康维持和预防服务，无论其性别、年龄或者健康问题类型是生物医学的行为或者社会的。这些家庭医师由于其背景与家庭的相互作用，最具资格服务于每一个患者，并作为所有健康相关事务的组织者，包括适当地利用专科医师、卫生服务与社区资源。"

因此结合我国国情，全科医生应是经过全科医学专门训练的工作在基层的临床医生，能够为个人、家庭及社区成员提供优质、方便、有效、一体化的医疗保健服务，进行健康与疾病的全过程、全方位负责式管理的医生。

在一个布局合理的医疗卫生保健系统中，全科医生应是患者首诊医生，他们以家庭、社区为场所，提供以门诊为主的医疗保健服务，是患者及其家庭需要的所有医疗保健服务的协调者，是社区卫生服务的组织者和实施者。

（二）全科医生与其他专科医生的区别

全科医生是经过全科医学专业训练合格的专科医生，他们以独特的全科医学理念指导临床实践，经常以团队合作的工作方式为患者提供可及、全方位的周全性全科医疗服务。全科医生与其他专科医生的主要区别见表1-1。

表1-1 全科医生与其他专科医生的区别

	全科医生	其他专科医生
1. 训练场所	除接受医院病房的教学训练，还接受立足于社区的全科医学专门训练	接受相应专科医学培训 立足于医院病房的教学训练
2. 服务模式	以生物-心理-社会医学模式为基础	以生物医学模式为基础
3. 服务对象	社区中患者、健康人、高危人群	只服务于就诊的患者
4. 服务内容	提供预防、保健、治疗、康复、健康教育、计划生育指导等综合性服务	注重疾病的治疗
5. 服务的单位	患者及其家庭、社区兼顾	患者个体服务
6. 服务的主动性	主动为社区全体居民服务	在医院里被动地坐等患者
7. 服务的连续性	连续性服务	片段性服务，不连续
8. 所处理问题的特点	以处理早期未分化的疾病为主	以处理高度分化的疾病为主
9. 诊疗模式与手段	以人为中心的合作型诊疗服务模式，以物理学检查为主，满足患者的需要为目标，以维护患者的最佳利益为准则	以疾病为中心的权威型诊疗服务模式，依赖高级的仪器检查设备，以诊断和治疗疾病为目标
10. 医患关系	长久且连续	暂时且间断

（路孝琴）

第二节 全科医学的产生与发展

一、全科医学产生的历史背景

（一）疾病谱和死因谱的变化

自20世纪50年代末开始，随着各种传染病被逐步消灭和控制，心、脑血管病、恶性肿瘤、高血压、糖尿病等慢性非传染性疾病已占据了疾病谱和死因谱的主要地位（表1-2）。与传染病短期内出现明确结局不同，慢性病往往伴随终身，没有特异性的根治药物，一般需要经历长期的演变过程。同时慢性病的病因复杂，与多种因素有关，常有多个系统器官受累，生活习惯、行为方式（吸烟、酗酒、不良的饮食习惯、营养失调、缺乏体育锻炼、紧张的行为方式和个性）、心理、社会因素等在患病过程中起重要作用，因此由于疾病谱与死因谱的变化，要求医疗服务适应该变化的需求。这些需求包括：服务时间要求长期而连续；服务内容要求生物、心理、社会、环境全方位；服务地点要求以家庭和社区为主；服务类型要求综合性的照顾重于医疗干预；服务方式要求医患双方共同参与，强调患者本身主动和自觉的控制，而不仅是被动地遵从医嘱。由此表明，慢性病的防控对于医院服务来说是难以驾驭的，只能靠发展社区卫生服务，提供全科医疗服务来解决。

表 1-2　2010 年中国城市及农村地区居民前五位疾病死亡率及死因顺位*

疾病名称	城市			农村		
	粗死亡率 1/10 万	构成 (%)	位次	粗死亡率 1/10 万	构成 (%)	位次
恶性肿瘤	162.87	26.33	1	144.11	23.11	2
心脏病	129.19	20.88	2	111.34	17.86	3
脑血管病	125.15	20.23	3	145.71	23.37	1
呼吸系统疾病	68.32	11.04	4	88.25	14.15	4
损伤和中毒	38.09	6.16	5	52.93	8.49	5

*2010 中国卫生统计年鉴

(二) 人口的老龄化

老龄化问题是当今世界的重大社会问题，已引起联合国和各国政府的关注。联合国规定，在一个国家或地区的总人口中，如果 60 岁及 60 岁以上人口所占的比例超过 10%，或者 65 岁及 65 岁以上人口所占的比例超过 7%，这一人口就属于老年型人口，这一国家或地区就属于老年型国家或地区。1865 年法国成为世界上第一个老年型国家，1890 年瑞典也加入了这一行列。第一次世界大战后，美国、比利时、加拿大、意大利、日本也相继加入老年型国家的行列。我国于 2000 年进入老龄化社会。在 2010 年第六次人口普查显示，中国 60 岁及以上人口占 13.26%，比 2000 年人口普查上升 2.93 个百分点。

人口老龄化给社会造成了巨大的压力。主要表现在：第一，社会劳动人口比例下降，老年人赡养系数明显增大，社会的经济负担加重；第二，人在进入老年以后，因病就诊率、住院率高，住院时间长，费用高，需要家人的特殊护理和照顾。中国老龄科学研究中心发布《全国城乡失能老年人状况研究》显示，2010 年末全国城乡部分失能和完全失能老年人约 3300 万，占总体老年人口的 19.0%，其中完全失能老年人 1080 万，占总体老年人口的 6.23%；到 2015 年，即"十二五"期末，我国部分失能和完全失能老年人将达 4000 万人，比 2010 年增加 700 万人，占总体老年人口的 19.5%。在家庭成员无法完全满足老年人的这种照顾需求时，社区医务人员提供的家庭保健、社区照顾成为老年人最重要的医疗保健支持，这也是促使全科医学产生与发展的重要因素。

(三) 医学模式的转变

医学模式，又称医学观，是对人类健康与疾病总体的特点和本质的概括，即以何种方式观察和处理医学问题。受不同历史时期的科学、技术、哲学和生产方式等方面的影响，在历史上曾经出现过的主要医学模式有：神灵主义医学模式，自然哲学医学模式，机械论医学模式，生物医学模式及生物-心理-社会医学模式。

自 16 世纪欧洲文艺复兴时代发展起来的生物医学模式，把人作为生物机体进行解剖分析，致力于寻找每一种疾病特定的病因和生理病理变化，并研究相应的生物学治疗方法。其特点是认为病因和症状间存在线性关系，使用还原方法追求特异性，在疾病研究的各个领域都寻求特定的解释和处理方式，而这也正是专科医疗一贯秉承的思维模式。但随着疾病谱的改变，生物医学模式的片面性和局限性逐渐显露出来，其缺陷在于：它无法解释某些病的心理社会病因，以及疾病造成的种种心身不适，无法解释生物学与行为科学的相关性，也无法解决慢性病患者的心身疾患和生活质量降低等问题。

生物-心理-社会医学模式是美国医生 G. L. Engle 于 1977 年首先提出的，该模式认为医学模式必须考虑到与健康有关的患者自身状况及其周围的自然与社会环境。生物医学仍是这一模式的基本内容之一,但其还原方法却被整合到系统论的框架中,与整体方法协调使用。无论是医学的科学研究领域、医生的诊疗模式或医疗保健事业的组织形式,都将根据新的模式进行调整,使之适应医学模式转变的需要。

(四)卫生费用的上涨及卫生资源的不合理配置和利用

20世纪60年代以来,各国都面临医疗费用的过快增长问题,一方面是人口老龄化,另一方面是医学高新技术的发展,新药的研制成本大大提高和医学高技术的快速发展使医疗投入急剧增长,但对改善人类总体健康状况却收效甚微。有资料表明,85%以上的卫生资源消耗在15%的危重病患者身上,而仅有15%的资源用于大多数人的基层医疗和公共卫生服务。这种资源的不合理消耗,不仅使政府不堪重负,也使公众十分不满。因此,改变现行医疗服务模式,合理利用有限的医疗卫生资源,使大众得到及时、方便、价格合理的卫生服务,全科医学就在这样的背景下应运而生了。

(五)行为科学、社会科学等学科的研究成果奠定了全科医学的理论基础

行为科学和社会科学的研究成果阐明了行为、心理、社会等因素与疾病发生、发展的关系以及相互作用的机制,这也使全科医学以系统理论为指导,在整体水平上来研究个人及其家庭的健康问题成为可能。行为科学和社会科学主要关心人们寻求医疗保健服务的过程和病患行为,这就要求全科医生深入了解患者的需要,有利于医疗服务的重心转向全人照顾。行为科学和社会科学也使医生、患者以及医患互动成为医学研究的对象,阐明了医疗活动中医生的作用、患者的主观能动性以及医患互动的质量对医疗过程和医疗质量的影响,突出了医患关系的重要性,有利于提高医疗服务的质量。

二、全科医学发展简史

回顾近代西方医学的发展史,可将全科医学的发展概括为以下三个阶段:通科医生阶段、专科化发展阶段和专科与全科协调发展阶段。

(一)通科医生阶段

在欧洲,直至18世纪初才出现以行医为终生职业的医生,在此之前,为公众提供疾病治疗服务的被称为治疗者(healers或therapists)。仅少数人是经大学正规训练的医生(physician),为少数"贵族"和富人服务,主要从事类似内科的工作。而外科如正骨、放血、手术留给了理发师之类的"匠人"去做,他们多服务于穷人和农村地区。18世纪中期,一些欧洲的内科医生也随着"移民热"进入北美,由于医生数量少,因此不得不打破原有的格局,让外科医生、药剂师及其他治疗者以各种可能的方式服务于居民,这样,通科医生就在18世纪的美洲诞生了。随着时间推移,类似的进程也在欧洲进行着。19世纪初,英国的*Lancet*杂志第一次把那些接受过医学的一般训练而个体开业的行医者称为通科医生(general practitioners,GP),以区别其他治疗者。一般医学生毕业后若通过医疗、药物、外科及接生技术的考试,即可获得"通科医生"的开业资格。直到19世纪末,通科医生占据了西方医学的主导地位,近80%的医生都是通科医生。独立开业的通科医生往往上门行医,在患者的床旁,细心倾听患者和家属的叙述,并亲自进行护理照料,深得患者家属的信任和尊敬,形成了亲密无间的医患关系。

(二)专科化发展阶段

19世纪末成立的Johns Hopkins医学院对医学教育进行了改革,实施正规的理论、研究与临床实践为一体的4年制医学教育。1910年美国教育家Abraham Flexnerkins对100所医学院进行调查,发表了医学教育史上著名的Flexner报告,热情赞扬了Johns Hopkins医学院的成功经验,极力主张生物医学的研究和教学,提倡把研究、病房教学和会诊制度作为医学教育的基本保证,从而为培养专科化合格的医生奠定了基础。这些医学教育改革使医生做出的临床决

策是基于可靠的科学基础，鼓励了专科化，并推动了医学科研的发展。

1917年眼科专科医学会首先成立，在1930年至1940年这10年间，先后成立了14个专科医学会及相应的住院医师训练项目，到1950年在美国医学会的属下已有19个专科学会，到20世纪60年代时医学的专科化已达到了顶点。具有相当规模的综合性医院遍布各大城市，医院内提供的专科化服务已经成为公众关心的热点，通科医生受到空前的冷落。医学的专科化进程推动了临床医学和基础科学的结合和先进实验技术的应用，促使医学院校的课程进一步细分，医学知识得到了高度发展，专科医生在一个相对狭窄的领域中的研究达到前所未有的深度，这个时期医学学科的成就和发展是空前的，医学完成了由经验医学向医学科学转化的过程。

但是医学科学的进步却掩盖了这样一个事实：医学的科学化猛烈地冲击了医学的人性化。医生接诊场所由社区诊室、患者家里转到设备完善的医院，专科医生要在一定时间内接诊很多患者，无法对患者进行认真的观察和细致的询问，而更多地依赖于定位精确、手段完备的化验和检查。患者的整体利益、心理情绪、人格尊严得不到应有的关注和尊重，导致医患关系逐渐恶化、医疗纠纷增加。

从20世纪50年代后期起，由于人口老龄化进程和慢性病、退行性疾病患病的上升，以及现代医学对此的治愈乏术，民众也开始感到就医不便及照顾不完整等问题。昔日对社区中通科医生的美好回忆，使公众开始呼吁通科医疗的回归。1947年美国通科医疗学会（The American Academy of General Practice，AAGP）成立，1952年英国成立了全科医学院（College of General Practitioners，CGP）。

（三）专科与全科协调发展阶段

1963年，世界卫生组织的医疗与辅助人员职业与技术教育专家委员会提出了"培养全科医生"的工作报告，界定了全科医生的定义，要求医学院校为发展全科医学和培养全科医生贡献力量。这个报告得到一些国家的响应，开始对已经在基层执业的通科医生进行再培训，在医学院校开始建立全科医学系，并开展毕业后的家庭医学住院医生培训项目。1966年，英联邦启动了第一个全科医学住院医生培训项目。在20世纪60年代到70年代，美、加两国又将该学会更名为家庭医师学会。意义重大的是，他们不仅将通科医师改称为"家庭医师"，还将其赖以实践的知识体系称为"家庭医学"。同时加拿大、美国和其他一些国家也启动了家庭医学住院医生培训项目。

1969年在美国，家庭医学成为第20个医学专科，这意味着家庭医学作为一个新的临床专业学科正式建立了，这是全科医学/家庭医学发展史上重要的里程碑。1971年美国通科医疗学会正式更名为美国家庭医师学会（AAFP）。1969年美国家庭医疗委员会（American Board of Family Practice，ABFP）成立，负责每年家庭医疗专科证书的考核和颁发。1970年开始，一个医生只有完成了3年的家庭医学住院医生培训项目，并通过综合性考试之后，才能由美国家庭医疗专科委员会授予家庭医师专科医师证书，但这种证书有效期只有6年，6年之后必须进行再认证。2005年该学会更名为美国家庭医学委员会（American Board of Family Medicine，ABFM）。1972年，世界家庭医生组织（WONCA）在墨尔本正式成立。与此同时，英国与英联邦国家尽管也和美国、加拿大等国一样建立了一个新兴学科及其培训制度，但并未改变其称谓，而为了改变人们对"通科医生"只通不专、缺乏专业训练的印象，将"general"的译文从"通"改为"全"，以示其服务全方位、全过程的特点。这样，在世界上就有了全科医生和家庭医生这样一种医生、两个名称的事实。

截止到1995年，至少56个国家已组织了全科医学住院医生培训项目。这些重要事件促进了基层医疗队伍的发展，经过全科医学规范化专业培训后在社区开业的全科医生数量开始增加，专科与全科医疗进入协调发展时代。

三、国外全科医学发展现状

在20世纪60至80年代期间,很多国家如美国、英国、澳大利亚、加拿大、新加坡、以色列、日本等国家都相继成立了全科医学专业学会,确立了全科医学学科在国家卫生服务体系中的地位与作用,并建立了全科医学教育体系和国家级全科医学人才培养项目和培养出口标准。本部分内容主要介绍主要西方国家全科医疗服务的提供和全科医学专业学会情况,有关全科医学教育及全科医生的培养见本章第四节。

(一) 英国

英国是世界上最早实行国家医疗卫生服务体制的国家,于1948年建立了国家卫生服务体系(National Health Service, NHS)。NHS规定凡是英国公民、医疗互惠国的居民以及在英国居住6个月以上的民众均有享受免费医疗的权利。NHS体系包含两个层次:第一层次是以社区为主的基层医疗服务,即实行严格的全科医生首诊制,一般一名全科医生签约1500~2000名患者,每位居民选择自己的全科医生,只有经过全科医生转诊才能接受到专科服务;第二层次是以医院为主,包括急症、专科门诊及检查、手术治疗和住院护理等。正是由于实施了严格的全科医生首诊制,因此英国既实现了卫生服务的公平性,也控制了卫生费用的过快增长,同时国民健康水平也居于世界前列。英国全科医生的收入包括三个部分:政府按全科医生服务的人口数预付的人头费(capitation payments)、服务项目的收费(direct enhanced services)和服务达标率而定的费用(quality and outcomes framework)。英国全科医生每日接诊约30个患者,大多数医生提供家庭出诊服务,但不提供医院中的服务,也参与部分公共卫生服务,如:传染病防治;慢性病、残疾及老年问题管理;精神卫生包括智力障碍、酒精药物成瘾的管理;营养问题和环境卫生问题监控等。

英国全科医生的学术组织是英国皇家全科医师学院(Royal College of General Practitioners, RCGP),成立于1952年,目前全科医生会员超过4.6万人。其工作主要有:组织3年期的全科医学住院医生培训及英国皇家全科医学院的院士(会员)资格考试(membership examination);通过质量网络(quality network)支持其会员提供高水平的基层医疗保健服务;尽可能为全科医生提供同医院工作医师一样的科研机会和支持;出版许多书籍、实用指南、论文,还出版会刊《英国全科医学杂志》。RCGP自成立以来一直非常重视全科医学领域的研究,特别是在进入20世纪90年代后,1994年成立了全科医学研究会(Research General Practices),1997年由于发表了"基层医疗研究与发展报告",从而吸引了大量资金投入到以大学为基础的基层医疗学术研究中。目前,英国有基层医疗研究团队三十余个,七百多名基层医疗领域的研究者,他们活跃在基层医疗领域研究中,主要研究如何通过多学科合作在基层医疗领域中为患者提供高质量的医疗服务。

(二) 美国

在西方发达国家中,美国是唯一没有实行全民医保的国家,至今还有15%左右的居民没有任何形式的医疗保险。在美国,家庭医学、普内科、妇产科、普儿科均属基层医疗保健领域。2006年基层医疗保健领域的医师数占美国全部医师数的40.4%,家庭医师数量为77 859人,占美国全部医师数的12.3%。美国的家庭医师大多数是个体或群体开业,在社区开办家庭医师诊所,或在社区健康中心工作;少数人在大医院的家庭医学科从事医疗与教学活动。在美国,家庭医师很少到患者家里出诊,每日看20~30个门诊患者,约60%的家庭医师可以带患者到医院中直接为其提供服务,如施行外科手术,约20%的家庭医师提供产科服务。另外,家庭医师提供预防性服务,如筛检、健康危险因素评估、免疫预防、化学预防、健康咨询等。家庭医师的收入视其是否承担基本医疗保险(如:健康维持组织)的"守门人"而定,如果做"守门人",其收入为管理患者的人头费;如不做"守门人",其收入按项目收费获得。

美国家庭医师学会（AAFP）是美国家庭医生的全国性组织，建于1947年，原名"美国通科医生学会"，后于1971年更名为"美国家庭医师学会"。AAFP是美国最大的全国性医学组织之一，其会员超过11万人。该学会工作的目的是促进和维持家庭医师服务的高质量标准，使之能向公众提供连续性综合性的卫生保健。

美国家庭医学专科委员会（ABFM）成立于1969年，当时称作美国家庭医疗委员会，2005年更名为现名，是非盈利性的独立组织，其主要任务是制订考试标准，对家庭医师进行统一考试，对考试合格者颁发家庭医师资格证书。ABFM是第一个实施再认证考试的专业委员会，家庭医师每6年需参加ABFM的再认证考试，而取得每年50个学时的继续医学教育学分是参加再认证考试的必需条件。ABFM对教育、知识和实际操作技能质量的强调，已经促使了家庭医师的声望在该国卫生保健系统中的迅速提高。

（三）澳大利亚

澳大利亚于1984年建立了全民医疗保障体系，该体系规定公民可以免费获得诊疗服务。诊疗服务包括住院服务和门诊服务，住院服务由公立医院免费提供，门诊服务一般由社区诊所中的全科医生负责。在澳大利亚，全科医生一般以个体开业为主，群体开业很少，一般不提供医院内服务。在大城市，全科医生一般不做外科手术，而在乡村开业的全科医生常做麻醉和外科手术。在乡村开业的全科医生往往具备全面的医疗技术，应付广泛的医疗问题。另外，全科医生的服务中有26%左右是预防保健性质的，这使得全科医生在合理利用卫生资源和降低医疗费用方面扮演着重要角色。

澳大利亚皇家全科医师学院（RACGP）建立于1958年，会员2.1万余人，是澳大利亚最大的医学组织。RACGP任务是保证全科医学能维持高质量的医疗实践、教育培训和科学研究，具体负责制订全科医疗诊所的认证标准、举办全国性的全科医学毕业后训练项目、出版月刊、举行院士（会员）考试、提供继续医学教育、组织全科医疗质量保证活动等。近年，RACGP与澳大利亚卫生部合作提高了全科医疗诊所的认证标准，如相继推出视频健康咨询标准、诊所诊疗数据信息化标准等，推进诊所卫生服务的信息化，为提高诊疗水平陆续推出了全科医疗中的预防服务指南、2型糖尿病管理指南、戒烟指南等，同时通过下设的国家研究常务委员会（National Standing Committee-Research）和国家研究和评价伦理委员会（National Research and Evaluation Ethics Committee）继续支持全科医疗中的科学研究。

（四）加拿大

加拿大于1972年正式建立了覆盖全国的全民医疗保健体系，1984年出台了具有历史意义的《加拿大医疗法（Canada Health Act）》，该法案承诺要为所有加拿大人提供各种必要的门诊和住院服务。在加拿大全民医疗保健体系下，其医疗服务的提供者主要包括两个部分：基层医疗服务和二级医疗服务。基层医疗服务主要由家庭医师为主提供。二级医疗服务包括医院专科服务、长期护理机构和社区服务机构。家庭医师一般单独执业或以小组、团队的形式执业，以小组和团队执业占了大多数，诊所由家庭医师拥有和管理。加拿大80%的家庭医师的报酬主要是按服务项目来给付的，另外还有一些其他支付方式，如：按人头付费制、工资制等。家庭医师提供的服务非常宽泛，除提供一般门诊服务外，还提供慢性病管理、妇产科服务、姑息性照顾、新生儿、婴儿和儿童保健、精神心理治疗和咨询，另外还有一些小的外科手术，如：伤口的切开和缝合、冷冻治疗、关节注射等。近年加拿大家庭医疗也进行了多方面改革，如：加强家庭医师的团队建设、改革家庭医师的付费机制，加大按人头预付制的比例以及整合基层医疗与家庭照顾和社区照顾。

加拿大家庭医师学院（College of Family Physicians of Canada，CFPC）1954年成立，拥有2.8万名会员。主要负责一年一度的家庭医生资格认定，发行杂志和刊物，提供继续医学教育课程和少数住院医生训练课程，每隔3年做一次全面的评价，以保证训练项目的质量。

四、中国全科医学发展现状

(一)中国内地全科医学发展现状

1. 全科医学的引进　全科医学的概念是 20 世纪 80 年代后期引入中国内地。中华医学会分别在 1986 年和 1988 年,派代表参加在英国伦敦和香港举行的世界家庭医生组织年会及亚太地区会议,并邀请当时的 WONCA 主席 Rajakumar(1986—1989 年间担任主席)和 Peter Lee(李仲贤医生,1992—1995 年间担任主席)访问北京,介绍全科医学的概念及其在国外取得的成效。在这些热心人士的帮助下,1989 年 11 月在北京召开了第一届国际全科医学学术会议,会后 WONCA 制订了对中国内地全科医学的发展援助计划。1993 年 11 月,中华医学会全科医学分会成立,标志着我国全科医学学科的诞生。1995 年 8 月 10 日,中华医学会全科医学分会正式成为世界家庭医生组织成员。

2. 全科医学在中国的发展　全科医学的理论虽然引进,但 1997 年以前,中国内地的全科医学发展还是比较缓慢的。1997 年 1 月,中共中央、国务院发布《中共中央、国务院关于卫生改革与发展的决定》,明确提出要"加快发展全科医学、培养全科医生"。2000 年卫生部颁发了《关于发展全科医学教育的意见》《全科医师岗位培训大纲》《全科医师规范化培训试行办法》《全科医师规范化培训大纲(试行)》,提出了我国全科医学教育的发展目标。2006 年 2 月 24 日国务院召开全国城市社区卫生工作会议并下发了《国务院关于发展城市社区卫生服务的指导意见》,在意见中要求教育部门负责全科医学和社区护理学科教育,将培育社区卫生服务技能作为医学教育的重要内容。这些政策的出台,为中国内地全科医学的快速发展创造了前所未有的契机。2009 年 4 月国务院下发《中共中央、国务院关于深化医药卫生体制改革的意见》,提出要"加强基层医疗卫生人才队伍建设,特别是全科医生的培养培训,着力提高基层医疗卫生机构服务水平和质量"。2011 年 7 月国务院下发《国务院关于建立全科医生制度的指导意见》,提出建立全科医生制度。至此,适宜全科医学学科发展的政策环境已经形成。

随着适宜于全科医学发展的政策逐步形成,中国内地的全科医学发展也取得了一些成果,如建立了包括医学本科生的全科医学教育、毕业后全科医学教育(包括三年制全科医学住院医生规范化培养、助理全科医生培训和全科医学研究生教育)、全科医生转岗培训、全科医生继续医学教育的全科医学教育体系;全科医学人才队伍正在不断成长和壮大,提供的全科医疗服务正在逐步规范,吸引了一部分门诊患者。截至 2011 年年底,共有社区卫生中心 7861 个,社区卫生服务站 24 999 个,社区卫生服务中心拥有卫生技术人员 276 252 人,社区卫生服务站拥有卫生技术人员 91 720 人,同年,社区卫生服务中心(站)总诊疗人次达到 5.47 亿,比上年增长 12.8%;截至 2009 年,我国 128 所医学院校中 27 所建立了全科医学系,全科医学学科建设相应地也在不断发展和规范。

(二)中国台湾、中国香港、中国澳门地区全科医学的发展

1. 中国台湾地区的全科医学　全科医学在我国台湾地区称为家庭医学。台湾地区的家庭医学始于 1976 年台大医院首先试办的"全科医生养成训练计划",并于 1979 年正式开办为期两年的"一般科医师训练项目"。1979 年在台北县澳底村建立第一家社区医疗保健站,随后在台大医院成立了"一般科(即全科医学科)",并以澳底村作为社区教学基地开展教学。1982 年后在各医学院都成立了家庭医学科。1986 年 3 月成立家庭医学会。这期间家庭医学教育,包括家庭医学住院医生训练、医学生家庭医学教育和开业医师继续教育课程全面展开。1995 年 3 月台湾地区实行"全民健康保险"制度,赋予了家庭医生部分"守门人"的功能,同时将周期性健康检查这一预防服务的内容列入健康保险的必要内容。2003 年 3 月台湾地区全民健保整合性家庭医生服务制度试行。

台湾地区家庭医学住院医生训练一般为三年，第一年住院医生必须独立处理患者问题，以整体医学的观念，提供对活动性疾病或慢性疾病的诊疗、预防和保健的实施以及行为的矫治；第二年住院医生必须能够根据患者需要进行家庭评估，提供以家庭为单位的照顾；第三年住院医生能独立从事社区医疗。三年培训结束后，还需在今后的执业过程中不断接受继续医学教育，才能成为一名真正合格的家庭医生。

2. 中国香港地区的全科医学　香港地区的全科医学学科始于1977年7月成立的香港全科医师学院，1997年香港回归祖国后，更名为香港家庭医师学院，也称香港家庭医学学院。该学院负责香港家庭医学住院医生培训计划和相应的考试与成员资格的认定，并负责落实香港医学专科学会有关继续医学教育的要求。香港家庭医学院于1983年开始住院医生培训，1984年第一次举办会员考试，1987年学会获得澳洲皇家全科医学学院的认可，对考试合格的医师颁发香港全科医学会员资格和澳洲皇家全科医学学会会员的资格，1999年医管局开始培训家庭医师。香港家庭医学住院医生培训共四年，其中前两年是在医院的基础阶段培训，后两年是在社区的基础阶段培训。完成家庭医学住院医生培训后通过考试，成为香港家庭医学会会员，也可继续参加为期两年的高级阶段培训，结束后，通过相应考试，达到香港医学专科学会的标准，可成为香港家庭医学专科医师。

3. 中国澳门地区的全科医学　1989年澳门全科医生学会成立，1993—1999年，澳门建立了覆盖全澳的包括初级卫生保健和专科卫生保健两级医疗服务网络，政府为所有市民提供全面的免费的医疗卫生服务，同时药物也免费，医生及其他专业人员均作为政府员工，政府经营的公立卫生服务中心和私营的卫生机构并存。澳门全科医学会主要完成了下列工作：协助当地政府对重点社区进行了卫生规划；对双向转诊制度进行进一步规范；加强了本地全科医生及有关专业人员的培训（到2001年已培训了约四十名全科医生在各卫生中心工作）；增强了与社区的联系和互动性；将中医服务纳入全科医疗范畴，并将其作为新的全科医疗服务模式进行尝试；对公共卫生职能单位进行细分等。

（路孝琴）

第三节　全科医学与其他学科的关系

一、全科医学与其他临床医学专科

全科医学虽与内科、外科、儿科、妇产科等学科一样均为临床医学下的二级学科，但又有所不同：首先从学科理论基础看，全科医学是以整体论作为其理论基础，应用一般系统论来解释个人和家庭、社区、社会与自然环境等不同层次系统之间的相互作用及其功能变化，进而解释患者的具体生物、心理、社会环境因素之间的相互关系；而其他临床专科则是以还原论作为其理论基础，把人作为生物机体进行解剖分析，努力寻找每一种疾病的病因和生理病理变化，并研究相应的生物学治疗方法，并追求特异性。其次从研究内容看，全科医学面对社区内所有的人，不仅包括健康人，还包括患者和无症状者，针对患者的需要，从多维角度进行全人照顾，强调以家庭为单位，以整体健康的维护与促进的长期负责式照顾，并将个体照顾与群体照顾融为一体；而其他专科医学则侧重于人的某一方面或某个器官、系统疾病的诊治，目的在于根据目前最新科学研究成果来认识与对抗疾病，并深入研究病因、病理等微观机制，追求治愈患者。

虽然全科医学与其他临床医学专科有不同之处，但由于同处于国家卫生系统中，因此又相互联系。由于全科医学范围宽广、内容丰富，是一个范围宽广的临床医学专科，与其他各临床

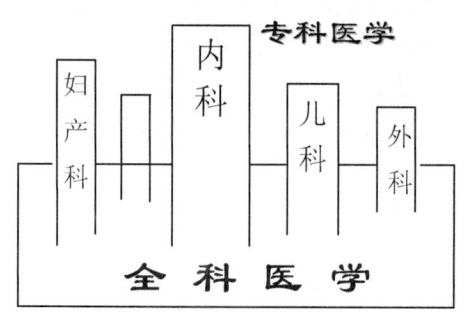

图 1-1 全科医学与其他专科医学的关系

医学专科均有交叉（图 1-1），因此要对相关临床专科保持高度的敏感性与开放性，从中不断汲取营养，完善自身。在遇到疑难病症之时，及时将患者转诊至其他临床专科，进一步接受高度专科化的临床服务。全科医学以常见问题、症状、体征入手进行诊断的临床思维方式、全人服务模式、综合性与整体性提供服务的方法和技术等也值得专科医生学习。因此只有加强全科医学与其他临床专科之间的有效协作和沟通，实现医疗服务的无缝化衔接，才能为患者提供真正意义上的优质医疗服务。

二、全科医学与公共卫生

公共卫生有多种定义，综合来看，公共卫生是以社会和群体为对象，以宏观调控、监督执法、宣传教育为手段，以控制群体疾病、提高公众卫生水平为中心，调动社会力量，共同提高全民健康水平的科学。在《WTO 与公共卫生协议案》中，公共卫生分为八大类：第一是传染病的控制，第二是食品的安全，第三是烟草的控制，第四是药品和疫苗的可得性，第五是环境卫生，第六是健康教育与促进，第七是食品保障与营养，第八项是卫生服务。公共卫生一般从全体人群出发来保证健康安全，解决公众的健康问题，是在政府主导下，常需要跨部门、跨地区、跨领域、跨学科提供干预措施。

新中国成立以来，我国用较少的投入取得了医疗卫生事业较大的成就，但随着疾病谱和死因谱改变，对于公共卫生服务提出了新的挑战。因此 2009 年"中共中央国务院关于深化医改意见"中要求全面加强公共卫生服务体系建设，在建立健全疾病预防、健康教育、妇幼保健、精神卫生、应急救治、采供血、卫生监督和计划生育等专业公共卫生服务网络，完善以基层医疗卫生服务网络为基础的医疗卫生服务体系的公共卫生服务功能，建立分工明确、信息互通、资源共享、协调互动的公共卫生服务体系，促进城乡居民逐步享有均等化的基本公共卫生服务。在此背景下，卫生部于 2011 年推出了《国家基本公共卫生服务规范（2011 年版）》，其中规定了国家基本公共卫生服务包括：城乡居民健康档案管理、健康教育、预防接种、0～6 岁儿童健康管理、孕产妇健康管理、老年人健康管理、高血压患者健康管理、2 型糖尿病患者健康管理、重性精神疾病患者管理、传染病及突发公共卫生事件报告和处理以及卫生监督协管服务 11 项服务，并明确提出这些基本公共卫生服务具体由乡镇卫生院、村卫生室和社区卫生服务中心（站）等城乡基层医疗卫生机构来完成。

由于全科医生工作在社区的第一线，与患者最早接触，与社区患者有良好的医患关系，因此利用在培训中学习到的公共卫生理念、知识和技能，结合临床服务中患者特定背景，除了开展个体化的预防服务外，也应与社区卫生服务团队其他成员共同承担国家规定的基本公共卫生服务项目，从而能真正做到预防为主，防治结合。

三、全科医学与社区医学

社区医学是公共卫生与社会医学在 20 世纪中期深入发展的产物，是以社区为立足点，应用流行病学、社会医学、统计学等多学科方法和技术进行社区调查，并通过社区诊断确定社区人群的健康问题及其在医疗保健照顾方面的需求，继而制订出社区卫生计划，动用社区内资源，通过有效的防治措施，达到在社区水平上防治疾病、促进社区人群健康的目的。而全科医学属于临床二级学科，强调以个人为中心、家庭为单位、社区为范围，将个体和群体照顾融为一体；社区医学则以人群为重心，较少涉及家庭和个人。

全科医学与社区医学有极为密切的联系，二者有相同的着眼点——立足于社区，全科医生成为最佳的社区医学任务的执行者；全科医学也借助社区医学的理论和方法来研究社区人群健康问题，并将其整合到基层医疗实践中，成为全科医学的主要特征之一——以社区为导向的基层医疗。社区医学与全科医学几乎在同一时代交叉重叠着产生，而最终，全科医学以其理论的系统性、实用性、综合性和先进性得到了人们更广泛的推崇。

(路孝琴)

第四节　全科医生的培养

一、全科医生的基本素质要求

(一) 全科医生应具备的素质

1. 强烈的人文情感　全科医疗中处理的常见问题，一类是早期未分化问题，一类是慢性病的长期照顾管理，而这些问题的处理都需要全科医生从生理、心理和社会等多个层面去和患者沟通和交流。因此要求全科医生必须具有对人类和社会生活的热爱，具有服务于社区人群和与人相互交流的强烈愿望。在服务中对患者有高度责任感和同情心，尊重患者的人格和价值观，能够设身处地地为患者着想，这与从事纯科学或纯技术行业的要求不同，它是当好一个全科医生的基本前提。

2. 出色的管理能力　全科医生工作在社区，其工作环境与任务与其他临床专科医生不同。为了能给患者提供连续性、综合性以及协调性等照顾服务，需要依靠不同的团队成员配合共同完成，因此全科医生应具备一定的管理意识，并经常作为一个团队的管理者的角色来组织、建设和维护团队的发展，保持基层医疗服务团队的业务水平。在社区工作中，全科医生要有自觉的协调意识、合作精神，与各有关方面保持良好的关系与合作；同时，全科医生也应具备平衡个人生活与工作的关系的能力，以维护其自身的身心健康，保证服务质量。

3. 执著的科学精神和自我发展能力　为保持和改善全科医疗服务质量，科学精神和自我发展能力是全科医生应具备的关键素质之一。由于全科医生在社区这个相对独立的环境中执业，因此更需要有严谨的科学态度，严格认真地按照临床医生的诊疗程序为患者进行诊疗，积极参加各种专业学习，了解专业领域的新进展，并能够将其辩证地运用到患者照顾中。同时，为了保持学科的学术地位和不断提高服务质量，全科医生有责任和义务，就医疗服务中的问题开展研究工作，在研究中提高个人的业务水平和科学素养。

(二) 全科医生应具备的能力

1. 健康问题/疾病诊治能力　能够处理各科常见疾病和问题；能够对患者的患病状况进行识别，对危急重症进行必要的处理后，及时转诊至相应专科医生处，保证患者的安全；综合运用各专科技能以及健康教育、心理咨询、心理治疗等技术，在日常工作中实行预防、治疗、保健、康复一体化。

2. 处理个人心理行为问题的能力　能够熟练评价和处理各种行为问题，如家庭生活事件与应激反应，饮食与营养问题，吸烟、酗酒以及儿童、妇女与老年人的特殊问题等。熟悉心身疾病产生的机制，掌握心理咨询和心理治疗的基本技能。

3. 着眼于社区人群的健康维护能力　具有群体预防和公共卫生服务的观念，能够通过社区诊断，明确社区人群的主要健康问题，能够组织协调社区内外资源，制订和实施社区卫生计划，为社区重点人群、高危人群和健康人群分别提供针对性的预防保健服务，如健康教育、健康促进、疾病筛检、疾病综合干预等。

4. 良好的协调、沟通与管理能力　全科医生无论是在照顾患者的过程中还是在社区人群中进行健康教育、疾病干预工作中，都需要与患者、患者家属、社区志愿者、社区管理者、专科医生、卫生行政人员进行有效沟通与协调，从而能够使疾病的诊治、干预与管理工作顺畅进行，因此全科医生在其服务中具备良好的沟通与协调能力是必需的。另外全科医生作为社区卫生服务团队中的核心，不仅要将服务对象的健康问题管理好，还要在日常工作中管理人、财、物，协调各种人际关系，负责团队成员的业务发展等，建设高质量的服务团队，应具备一定的管理能力。

5. 自我学习和发展的能力　全科医生长期在社区环境中工作，由于社区卫生人力资源短缺，很难抽出时间离开其所服务的社区和患者到其他医疗机构长期进修学习，为了提高业务技能，必须具备自我学习和发展的能力，要充分利用现在的信息化技术，熟练查阅文献资料并培养批判性思维，将医学最新成果运用到患者照顾中。

二、国外全科医学教育体系

随着全科医学学科的确立，欧美等发达国家于二十世纪六七十年代开始建立了全科医学学术组织，开始开展全科医学住院医生培训以及继续医学教育，同时各医学院校建立了全科医学系，对医学本科生开展了在校期间的全科医学教育，全科医学教育体系基本形成。

（一）医学本科生的全科医学教育

1. 教育目标　为医学本科生讲授全科医学相关课程，并不是培养一位合格的全科医生，而是让所有的医学生都了解全科医学的基本理论、观念及其核心知识与技能；了解全科医学及其在国家卫生保健体系中的作用，培养他们对全科医学的兴趣，希望他们毕业后能选择全科医学作为自己的终生职业；即使医学生毕业后选择其他专科的住院医师训练项目，本科阶段对全科医学的学习也使其了解全科医学，利于今后和全科医生的合作。

2. 教学时数　各国医学院校中开展全科医学教育的学时数各不相同，一般在4~10周左右。在美国，到2006年为止，共有126所医学院校，其中113所建立有家庭医学系（科），为医学院校医学生开设有家庭医学/社区医学的临床教学与实习，授课周数平均达到5.9周；在澳大利亚，20世纪70年代开始发展全科医学，所有的医学院校均建有全科医学系，为医学院校医学生开设全科医学教育及相关课程，平均学时达到6~8周，包括诊所见习和理论学习。

3. 教学的内容与方式　在医学生中开展全科医学教育的内容多集中在全科医学的基本概念与基本理论、全科医疗的诊疗模式、全科医疗所服务的人群及特点、医患关系与人际沟通技巧等。对医学生开展全科医学教育的形式分为必修课程和选修课程，不同国家或地区开设的阶段不同，但多数国家是在临床实习阶段开设；教学的方式多选择在全科医疗诊所见习或实习，这样可使学生实际感受到全科医学学科的特点和全科医疗服务的特点。

（二）全科医学住院医生培训

全科医学住院医生培训也称为全科医学的毕业后教育，有些国家称之为全科医学职业培训，是目前公认的培养全科医生的主要途径，是全科医学教育体系中的核心。该培训多由大学的全科医学系负责组织实施，学员在培训结束后必须参加国家专业学会组织的专业资格证书考试，获得专业资格证书后，注册全科医疗执业资格后才可以从事全科医疗活动。

不同国家和地区全科医学住院医生培训的方式和内容并不完全一致，但框架基本相同，一般全科医学住院医生培训包括下面几个方面：

1. 培训目标　通过培训培养出医德、医术和医疗执业管理三者兼备的全科医生，不仅能够解决患者及其家庭大部分健康问题，还能满足社区居民的医疗保健需求。

2. 培训时间　多为3年。

3. 培训方式　一般由医院各科轮转、社区全科和诊所实习和长期穿插式小组讨论或学习三部分组成。医院各科轮转,一般占总学时的三分之二;社区全科/家庭医疗诊所实习,一般在医院各科轮转后安排,也可与医院轮转有所交叉,一般占总学时的三分之一;长期穿插式小组讨论或学习,它贯穿在整个住院医师训练项目的过程中,通常每周1~2个半天,地点多在社区诊所,主持学习的老师多以全科医生为主,并辅以其他学科的教师共同带教。

4. 培训内容 一般包括:①与诊疗健康问题相关的人文社会科学知识和技能;②诊疗各种疾病和健康问题的各种知识和技能;③全科医学学科特殊的服务态度与职业价值观;④科学研究能力培养;⑤与个人执业生涯相关的能力培养,包括:形成终生学习的观念、自我评价和质量保证、适当的教学和研究、医学信息的批判性评价、把研究结果用于服务实践等。

(三)全科医生的继续医学教育

很多国家都把全科医生的继续医学教育作为全科医生自我发展和不断提高业务水平的重要方式。实施全科医生资格再认定的国家中,对全科医生参加继续教育项目的科目和学分有明确的规定。如美国家庭医学专科委员会(ABFM)规定:对于获得家庭医学专科医生资格的家庭医生,要求每6年必须参加ABFM的专业资格再认定考试,而取得继续医学教育学分则是参加再认证考试的必要条件。英国全科医生的平均继续医学教育时间为每年一周,近年来也对全科医生的继续教育提出了强制性的要求。

全科医生的继续医学教育内容一般是由全科医生学会确定,活动的内容包括参加各种集训课程,如英国皇家全科医师学会每年举办的暑假学院,重点培训全科医学师资;大学举办的各种学习班,如心脏生命支持、创伤生命支持、新生儿复苏程序和产科生命支持等;参加大学和各种学会举办的国内、国际学术会议等。

三、国外全科医生的培养

全科医学住院医生培训是目前公认的培养合格全科医生的主要途径,不同国家和地区全科医学住院医生培训的框架虽然基本相同,但培训方式和内容各有特色,下面主要介绍几个国家的情况。

(一)英国

英国全科医生培训项目为3年,其中一年半在医院轮转,培训内容包括内科、老年医学、儿科学、精神病学、急诊急救、普通外科、妇产科等,每个科室轮转3~6个月不等,每个科室会有指定的医师做一对一辅导;另一年半的时间在社区全科医生诊所内学习,从事门诊、出诊、妇幼保健及慢性病管理等服务,受训学员一般每天结束时会跟导师讨论疑难病例。导师每隔一段时间就会通过观看受训学员的诊疗录像、查看技能训练记录、同学员进行病例讨论等来了解学员的学习情况,以便及时发现培训中的问题。学习结束达到要求,通过英国皇家全科医师学院考试者,取得全科医生资格,并注册。注册后,除参加继续医学教育外,还需每年提交工作报告,并接受检查评估,主要实施的是自我审计(self-audit),以提高对患者的服务质量。

(二)美国

美国家庭医学住院医生培训项目时间为3年,主要包括:①纵贯3年的在家庭医疗中心的培训,第一和第二年住院医生每周去家庭医疗中心一到两次;第三年则大部分时间在家庭医疗中心,在此期间,住院医生与团队其他成员一起为患者提供持续性的诊治服务;②在规定的医院和门诊专科进行轮转,包括内科、妇产科、普通外科、部分外科亚专科(运动医学、骨科等)、急诊、儿科、皮肤科,在此期间要保证学习应掌握的疾病;③通过讲座、小组讨论和专题研讨会来安排特殊内容和领域的学习,如培训期间贯穿始末的家庭医学课程、行为医学医学课程和社区医学课程等,另外也可和家庭医学团队成员学习诊所管理、从事科研活动等。家庭医学住院医生完成三年的培训后,参加由美国家庭医学委员会统一组织的综合考试,考试合格者获得由美国家庭医学委员会颁发的家庭医生资格证书,然后开始其医疗生涯。美国的家庭医学设置有3个亚专科，分别是：1985年设置的老年医学，1989年设置的运动医学，2000年设置的青少年医学。对上述亚专科感兴趣的，可申请相应的专科培训，一般为1年。

（三）澳大利亚

1973年澳大利亚皇家全科医师学院（RACGP）建立了全科医学住院医生培训项目。在全澳范围内每年1200名医学院校毕业生中，有400名进入该计划接受规范化培训。培训时间为3年，第一年在综合性大医院轮转，学习内科、外科、儿科、妇产科、急救、精神卫生、心血管疾病、糖尿病等诊疗技术，特别是要求受训学员必须在急救岗位上训练满3个月，必须掌握生命维护的高级技术，包括心肺复苏和心脏除颤技术；第二、三年在经过认定的社区全科医疗机构中学习，在全科医学导师的督导下从事全科医疗、社区卫生、预防保健等工作。一般到第三年，受训学员就有机会以独立医生的身份进行工作，在这一年中，受训者可选择6个月的专门技术训练，如青少年健康、精神卫生、艾滋病、土著人健康及公共健康技能培训等，通过这些训练使受训学员能够学会对今后社区健康问题的处理。另外在这3年的培训中，学员还必须到医疗服务短缺的地方服务半年。如准备到农村工作者还要追加1年时间，学习麻醉、急救、土著人疾病、诊疗器械应用等知识技能。完成住院医生培训后，需通过RACGP的院士资格考试，才可获得全科医生的开业资格。此后，还要接受由RACGP组织的继续医学教育，持续其整个职业生涯。

（四）加拿大

1966年家庭医学住院医生训练项目首先在加拿大的3所大学的医学院正式开始。早期训练时间为3年，1973年后，由3年调整为2年。加拿大的家庭医学住院医生培训是以大学为基础的方式进行的，因此每个医学院校安排的内容不尽相同，下面以多伦多大学的家庭医学住院医生培训为例来说明。第一年主要轮转的内容有：家庭医学、内科、妇产科、儿科、急诊；第二年主要轮转的内容有：家庭医学、内科、精神科、外科、老年科等，在2年中共有3个月的选修轮转时间，可根据个人兴趣安排，其中第一年1个月，第二年2个月。家庭医学科的轮转一般由教学医院的家庭医学科承担，在导师指导下在教学诊所从事门诊工作、家访、学术讨论、科研课题讨论等，从而达到了解诊所中的患者、熟悉基层医疗中患者的主要健康问题、以患者为中心的交流技巧、如何融入多学科团队、了解社区资源等要求。培训结束后，参加由加拿大家庭医生学院（CFPC）考试，考试通过之后获得执业证书，开始职业生涯。

四、中国内地全科医生的培养

中国内地于20世纪80年代后期正式引入全科医学的概念。1989年首都医科大学成立了第一个全科医学培训中心，并于1992年举办了第一期全国全科医生培训班。此后，在天津、浙江、上海等省市陆续开展了全科医学教育和全科医生培养的试点工作。经过二十多年的探索和实践，我国已经初步建成具有中国特色的全科医学教育体系。

（一）我国全科医学教育体系

目前我国全科医学教育体系的主要包括：医学本科生的全科医学教育、毕业后全科医学教育（全科医生规范化培训、助理全科医生培养、全科医学专业研究生培养）、全科医生转岗培训、全科医生继续医学教育。

1. 医学院校在校生的全科医学教育　主要目的在于通过为医学本科生讲授全科医学相关知识，培养医学生对全科医疗的职业兴趣，吸引更多的医学生毕业后从事全科医学，即使毕业后从事其他专科，也能够很好地与全科医生沟通和合作。截至2010年底，我国128所招收临床医学本科专业的高等医学院校中，有63所在医学本科生中开设了全科医学及其相关课程，主要为理论讲授，个别院校有社区实践（实习）。

2. 全科医生的继续医学教育　继续医学教育是一种终生教育，其目的是通过全科医生在执业期间不断地接受新理论、新知识、新技术和新方法，以保持其专业水平的先进性和服务的高水平。全科医生的继续医学教育的形式可以采取学术讲座、专题研讨会、学术会议、短期培训班、自学、进修、撰写论文和专著等。卫生部规定继续医学教育采取学分制，在规定时间内完成规定的学分即认为完成继续教育。

3. 毕业后全科医学教育（全科医生规范化培训、助理全科医生培养、全科医学专业研究生培养）、全科医生转岗培训　上述几种形式是我国全科医生培养的主要途径，详见下述。

（二）我国全科医生培养的主要途径

2011年7月，《国务院关于建立全科医生制度的指导意见》（以下简称"指导意见"）中指出，近期要多渠道培养合格的全科医生，包括：全科医生规范化培训、基层在岗医生转岗培训、助理全科医生培训，但同时"指导意见"中明确提出要规范全科医生的培养模式，将全科医生培养逐步规范为全科医生规范化培训，即"5+3"模式。

1. 全科医生规范化培训　又称为全科专科医师培训，也称为全科医学住院医生规范化培训，即先接受5年的临床医学（含中医学）本科教育，再接受3年的全科医生规范化培训，简称"5+3"模式。全科医生规范化培训是毕业后全科医学教育的一种，是我国全科医学教育体系的核心。

我国卫生部于1999年印发了《全科医师规范化培训试行办法》和《全科医师规范化培训大纲》，随后在北京、上海、浙江等省进行了规范化培训的试点工作。2005年卫生部启动了"建立我国专科医师培养和准入制度的研究"项目，全科医学学科作为临床专科被列入我国大陆第一批次的18个普通专科之一，承认了全科医学的专科地位。2012年卫生部、教育部联合下发了《全科医生规范化培养标准》。

全科医生规范化培训项目具体内容如下：①培训对象：高等医学院校医学专业本科毕业后拟从事社区卫生服务工作的医生；②培训时间：共为3年（实际培训时间不少于33个月）；③培训内容：临床科室轮转与基层实践培训，其中临床轮转27个月，包括内科、儿科、妇产科等，详见表1-3；基层实践培训6个月，培训形式包括在基层带教医师的指导下从事全科医疗和公共卫生实践、集中授课、案例讨论、教学研讨会、社区卫生调查等。截止到2010年底，全国共有21个省份开展了全科医生规范化培训，其中东部9个省份全部开展了全科医生规范化培训。

表1-3　全科医生规范化培训临床轮转内容

具体科室	时间分配（月）
内科	12
神经内科	2
儿科	2
外科	2
妇产科	1
急诊医学科	3.5
皮肤科	0.5
眼科	0.5
耳鼻咽喉科	0.5
传染科	0.5
精神科	1
康复医学科	0.5
中医科	0.5
选修科室	0.5
合计	27

2. 助理全科医生培训　是指临床医学专业3年制专科毕业后，进入2年的助理全科医生培训，又称为全科医生"3+2"培训项目。主要为农村地区培养助理全科医生，提升农村基层卫生人才队伍综合服务能力。2012年卫生部、教育部联合下发了《助理全科医生培训标准》。

助理全科医生培训项目具体包括：①培训对象：临床医学专业三年制专科毕业，拟在或已经在农村基层医疗卫生机构从事全科医疗工作的人员；②培训时间：培训年限为2年（共104周）；③培训内容：由三部分组成，即临床培训、基层实践、全科医学基本理论与职业理念和综合素质课程培训，其中临床培训82周，安排在认定的临床培养基地进行；基层实践16周，安排在认定的基层实践基地进行；理论和综合素质课程采取集中与分散相结合的方式进行，其中集中理论授课2周，临床、基层实践和人文等综合素质课程穿插在临床培训、基层实践过程中进行。

3. 全科医生转岗培训　全科医生转岗培训是2010年12月启动的全科医生培养项目，替代以往的全科医生岗位培训（600学时的培训项目）和全科医生骨干培训（10个月的脱产培训项目）。转岗培训主要针对的是在基本医疗机构从事医疗工作，尚未达到全科医生转岗培训合格要求的临床执业（助理）医师，一般培训时间不少于12个月，其中，理论培训不少于1个月（160学时），临床培训不少于10个月，基层实践培训不少于1个月，全部培训内容在1~2年内完成。本项目是为适应开展社区卫生服务工作、实现"指导意见"提出来的总目标，该类培训在现阶段和今后一段时间内，仍是我国全科医生培训工作的重点之一。

4. 全科医学专业研究生教育　我国全科医学专业研究生培养项目分为科学学位和专业学位两种类型，其培养的时间一般均为3年。科学学位主要注重研究能力的培养；专业学位主要培养学员在社区环境下的临床工作能力，其内容和途径与全科医生规范化培训完全一致，学员需通过研究生主管部门要求的国家统一考试才能进入该培训项目。

（杜　娟）

第五节　全科医疗服务的特点与原则

一、全科医疗的特点

全科医疗是综合性的医疗卫生服务，是对居民提供生命全程的整体性服务，是真正的生物、心理和社会医学模式的体现。强调持续性、综合性、个体化的照顾；强调早期发现并处理疾患；强调预防疾病和维持健康；强调在社区场所对患者提供方便性服务，必要时协调利用家庭和社区内外资源提供服务。因此具有如下特点：

（一）基层医疗

世界公认的比较理想的卫生服务体系包括基层医疗（primary care）、二级医疗及三级医疗。基层医疗是卫生服务体系的底部，要在社区层面能解决人群的大多数健康问题，是一个国家卫生服务体系高效运行的基础。全科医疗是一种以门诊为主体的基层医疗形式，是居民在为其健康问题寻求卫生服务时最先接触、最常利用的医疗保健服务，也称为首诊服务（first-contact care）。1961年White KL，2001年Green A L等学者的研究显示基层医疗能够以安全、简便、经济而有效的手段解决社区居民80%~90%的健康问题，并根据需要将患者及时转诊至二、三级医疗机构或其他机构。全科医疗能使人们在追求健康的同时，提高医疗保健资源利用的成本效益。因此，全科医疗成为世界上大多数国家医疗保健和医疗保险这两种体系的基础与"守门人（gate-keeper）"。

（二）以人为中心的照顾

以人为中心的照顾（person-centered care）又称为人格化照顾或全人照顾。全科医疗重视人胜于重视疾病，因此全科医生在面对患者时，首先要了解的问题是：患者是一个怎样的人？为何在此时来就诊？患者对医生抱有怎样的期望？其次还要了解患者对自己的问题有怎样的看法，他对自己的健康是怎样的态度。只有在此基础上才能真正理解患者主诉的症状和问题的性质，从"整体人"的生活质量的角度全面考虑其生理、心理、社会需求，以便提供适当的服务，并使患者积极参与健康维护和疾病控制的全过程，从而达到良好的服务效果。

（三）可及性照顾

由于全科医疗立足于社区层面，因此体现为患者使用时，地理上比较接近、比较方便和及时、经济上比较实惠，加之医患关系的固定，往往在结果上有效，这是全科医疗可及性照顾（accessible care）特点的具体体现。另外全科医疗除能够提供门诊服务外，还为行动不方便的老年人、伤残人或有特殊需要者提供上门访视、开设家庭病床、安排转诊或住院等服务，从而能够使绝大部分民众感受到全科医疗服务是身边可以利用的卫生服务。

（四）连续性照顾

连续性照顾（continuity of care）是指全科医生和其团队与个人及其家庭建立起一种固定、长期、亲密的关系，为居民提供从出生到死亡的全过程服务，其连续性可以理解为以下几个方面：

第一，沿着人的生命周期提供全方位的照顾。全科医生提供的服务从生命的孕育之前即开始，贯穿了孕产期、新生儿期、婴幼儿期、少儿期、青春期、中年期、老年期、濒死期直至死亡的整个过程中，根据人的不同生命周期各个阶段在生理、心理与社会方面的特点和健康危险因素与疾患特征，对个体服务对象提供针对性医疗保健服务。如，产前保健、婴幼儿生长发育、青少年保健、老年保健与慢性病管理、临终关怀乃至死亡后对家属的支持等。当患者去世后，全科医生还要顾及其家属居丧期的保健、乃至某些遗传危险因素的连续性关照问题。

第二，沿着疾病的周期各个阶段提供照顾。全科医疗对其服务对象负有一、二、三级预防的连续责任，全科医生按疾病发展的不同阶段或时期提供服务：如危险因素的监测、早期症状与症候的观察和判别、疾病诊断的确立、及时正确的治疗、防治与减少并发症、残疾与残障，以及实施必要的康复措施等。

第三，无论何时何地，全科医生始终保持与患者的医患关系，并对其负有提供连续性咨询和服务的责任，如患者转诊至专科医生、接受住院诊治或疾病痊愈之后等不同时期，全科医生对患者的连续性照顾责任都不应间断。

在全科医疗服务中，其连续性一般体现在：医患关系的连续性、服务时间的连续性、服务地点的连续性、临床信息的连续性、患者管理的连续性以及对患者照顾责任的连续性六个方面。而连续性服务则需要受以下条件的制约：①固定的服务关系，即全科医生与患者之间的有一个服务契约关系；②完善的健康档案系统，即健康档案包含了个人的所有医疗保健记录、转诊与会诊记录、全科医生与其他专科医生的联系方式等。一个完善的健康档案系统，实际上是连续性服务得以实现和保证的基础。随着科学技术发展，电子化的健康档案越来越普及，随之带来的就是不同医疗照顾机构之间的信息共享问题，这也是连续性服务面临的最重要的一个挑战。

（五）综合性照顾

综合性照顾（comprehensive care）是指跨学科、跨领域，体现全科医疗服务的"全方位、多角度和立体化"的特点。主要表现为：①就服务对象而言，不分年龄、性别、健康状况和所患疾病类型；②就服务内容而言，包括预防、医疗、保健、康复与健康教育，但需要注意的是这些服务内容的提供是基于全科医生的服务团队；③就服务层次而言，包括生理、心理和社会文化各个方面,要不仅重视患者的生理问题,还要了解其完整的背景,如家庭情况、工作情况、社会背景等,并全面综合考虑这些因素在疾病诊治和健康管理中的作用;④就服务范围而言,涉及个人、家庭和社区,应提供以个人为中心,家庭为单位,社区为基础的全方位照顾,同时注意这三个方面在疾病诊治中的相互关系和作用。

(六)协调性照顾

一般而言,患者通常可能存在多种健康问题,有时即使是单纯一种疾病,也可能需要其他医生或者其他资源,这时全科医生就要提供协调性服务。协调性照顾(coordinated care)的实现保证了全科医疗服务的连续性和综合性服务最终得以实现。协调性服务一方面可体现在全科医疗服务团队内部,另一方面更多地体现为团队外部,如将患者转诊到其他专科医生处或者需要社会工作者的介入等。但是协调性服务的实现需要下列条件:①建立有各级各类专科医疗的信息和转、会诊专家的名单,需要时可为患者提供全过程"无缝式"的转、会诊服务;②了解社区的健康资源,如社区管理人员、健康促进协会、健康俱乐部、患者小组、志愿者队伍、托幼托老机构、营养食堂、护工队伍等,必要时为居民联系有效的社区支持;③熟悉患者及其家庭,能充分调动和利用家庭资源,帮助维护和促进居民及其家庭健康。

(七)团队合作

由于全科医疗为患者及其家庭提供的是集预防、医疗、保健、康复和健康教育一体化的服务,因此全科医生需要与其他工作人员协调配合,形成卓有成效的团队工作模式(team work)。全科医疗团队以全科医生为纽带,以患者的健康问题或疾病为核心,整合社区内或/和社区外的其他医疗保健工作者一起为服务对象提供立体网络式健康照顾,一般由社区护士、公卫护士、康复医师、营养医师、心理医师、口腔医师、中医师、理疗师、接诊员、社会工作者等与全科医生根据不同情况,组成不同的团队,协同工作,以便改善个体与群体健康状况和提高生命质量。比较多见的团队是门诊团队,一般由全科医生、护士和接待员组成,另有一些支持性团队成员,包括口腔医师、营养师、心理医师等。目前我国的全科医疗团队由全科医生、社区护士和公共卫生医师组成,主要服务对象是在社区长期管理的慢性病患者、老年人、出院患者等,服务内容包括家庭访视、家庭护理、患者教育等。另外在目前我国社区无专职社会工作者的情况下,许多社区卫生服务中心将街道工作人员纳入工作团队,使许多以社区为基础开展的服务得以顺利实施。

二、全科医疗服务遵循的基本原则

(一)以生物-心理-社会医学模式为指导

在面对疾病谱和死亡谱以慢性非传染性疾病为主的今天,传统的生物医学模式显示出其局限性,而生物-心理-社会医学模式则以其从生物、心理、社会等多方面去处理健康问题而得到医学界的认可。由于全科医学处理的一方面是早期的、未分化的、自限的以及一些心理社会层面的问题,另一方面处理的是需长期进行管理的慢性病,无论是哪一类问题,都需要全科医生把患者看作社会与自然系统中的一部分,从身体、心理、社会和文化等因素来观察、认识和处理健康问题,即以患者为中心的健康照顾。在为患者提供心理社会照顾时,往往可以使用各种生活压力量表检查和评价患者的心理社会问题,并全面了解其家庭和社会方面的支持力量,从整体上给予协调照顾。因此,生物-心理-社会医学模式已经成为全科医生诊治患者的一套必需的、自然的程序。

(二)以家庭为单位

家庭是全科医疗的服务对象,也是全科医生工作的重要场所和可利用的有效资源,同时将家庭这一要素作为全科医学区别于其他专科医学的学科要素加以强调。随着行为科学和社会科学的发展,已经阐明了行为、心理、社会等因素与疾病发生、发展的关系以及相互作用的机制，这也使全科医学以系统理论为指导，在整体水平上来研究个人及其家庭的健康问题成为可能。全科医学吸收了社会学关于家庭的理论和方法，发展了一整套家庭医疗的知识和技能。以家庭为单位的照顾在实际工作中主要涉及两方面的内容：第一，家庭的结构与功能会直接或间接影响家庭成员的健康，同时家庭成员健康或疾病状况会影响家庭其他成员的健康与整个家庭的功能，因此全科医生在采集患者病史时，特别要注意其家庭背景信息的采集。第二，利用家庭动力学理论与方法，开展家庭结构、家庭功能以及家庭生活周期的评价，发现家庭中可能存在的危险因素和压力事件，有效利用家庭内外资源，通过适当的干预，消除危险因素，维护家庭的结构与功能的良好状态，从而维护家庭成员的健康。

（三）以社区为基础的照顾

全科医生在完成以人为中心、以家庭为单位照顾的同时，还要立足于社区，为社区居民提供相关的照顾，解决社区居民的健康问题。首先，全科医生通过社区诊断确定社区存在的健康问题，并分析问题发生的原因，然后，采取一系列的干预措施减少疾病的发生、延缓病情的进展、延长患者的寿命、提高患者的生存质量，最终达到维护全体居民健康的目的；其次，全科医生应将个体和群体健康照顾紧密结合、互相促进。全科医生在诊疗实践中，既要利用自身对社区背景的熟悉去把握个体患者的相关问题，又要对从个体患者身上反映出来的群体问题有足够的敏感性，必要时通过追踪患者了解其所在单位或所生活社区是否发生重大生活事件，评估对患者的影响，并设法提出合理的社区干预计划。

（四）以预防为导向的照顾

全科医学产生的重要背景之一就是慢性非传染性疾病对民众健康的重要影响，而在慢性非传染性疾病的众多的病因中，生活方式与行为又首当其冲，而不良生活方式与行为又是可以改变的，因此在全科医疗中强调在临床实践的过程中提供预防服务，即"以预防为导向的照顾"。全科医生要根据服务对象所处的生命周期阶段可能存在的危险因素和健康问题，主动提供一、二、三级预防，包括健康教育和咨询、免疫接种、疾病筛查、化学预防等。随着人们生活水平的提高，人们开始主动要求维护健康、追求长寿和提高生活质量，因此预防保健服务已成为公众关心的热点，全科医生在开展以预防为导向服务的时候，应发挥自身的优势，做好疾病预防和保健工作，提高居民的健康水平。

（杜 娟）

第六节 全科医学的学术组织及其学术期刊

一、世界家庭医生组织

世界家庭医生组织（World Organization of National Colleges, Academies and Academic Associations of General Practitioners/Family Physicians, WONCA；又称 World Organization of Family Doctors），是全科/家庭医学的国际学术组织，1972 年在澳大利亚墨尔本正式成立，是全科医生的最高学术组织。

WONCA 的目标和使命是通过提倡和保持家庭医学高水平的服务改善世界人民的生活质量。WONCA 按地区分设亚太、欧洲、北美、非洲等区域组织，各区域组织每年召开一次区域年会。通过每三年一次的 WONCA 世界大会和每年一次的 WONCA 区域会议，为全科医生提供学术交流和知识更新的讲坛，以促进世界各地的全科医生进行教育、科研和服务方面的交流与合作。此外，WONCA 通过其网站（http://www.globalfamilydoctor.com/）免费为世界各地的全科医生提供相关信息服务。1972 年 WONCA 在成立之初仅拥有 18 个国家成员，截至目前，WONCA已经拥有102个国家的126个会员组织，代表着全世界三十余万名全科/家庭医师会员，覆盖了全世界90%的人口。

二、国内全科医学相关学术组织和机构

1. 中华医学会全科医学分会　中华医学会全科医学分会1993年11月在北京正式成立，它是中国大陆第一个全科医学学术组织，也是最大的学术组织。1995年8月10日中华医学会全科医学分会正式成为WONCA会员，并于1996年、2003年分别在上海和北京成功举办了"第一届国际农村全科医学会议"和"第13届WONCA亚太地区会议"。多年来，全科医学分会一直致力于发展国内全科医学事业、开展全科医学人才培训以及开展国际国内全科医学的学术交流工作。

2. 中国医师协会全科医师分会　该分会是由首都医科大学与中国全科医学杂志社共同发起，并于2003年11月正式成立。该分会从成立至今，一直致力于全科专科医师制度建设和全科医生培养工作；于2005年组织全国的专家完成了中国全科专科医师（全科医生规范化）培养方案和基地标准的制定工作；协助卫生部在全国进行全科专科医师培训基地的评审与认定工作。

三、国内外主要全科医学学术期刊

1. 《中华全科医师杂志》　创刊于2002年，由中国科学技术协会主管，是中华医学会主办并编辑出版的全科医学领域的国家级学术期刊，为中国科技核心期刊。主要面向全体医务工作者，重点是各级医疗机构的全科医生、关注全科医学发展的各专科医师、住院医师、社区卫生服务各类技术人员、医学院校学生以及全科医学和社区卫生的科研、教学及管理人员。

2. 《中国全科医学杂志》　创刊于1998年，是由卫生和计划生育委员会（原卫生部）主管、中国医院协会主办的国内首家公开出版发行的全科医学学术期刊，是全科医学学科引入我国以来创办的第一本全科医学专业性学术期刊，为中国科技核心期刊，目前为旬刊。刊物主要面向基层广大医务人员、医学院校广大师生，以及从事全科医学工作的科研人员。

该杂志目前有三个版本，分别为：①红色学术版：以全科医学和社区卫生服务的系列理论研究为主；②蓝色学术版：全科医学领域前沿进展及临床研究原著为主，另设基金论文发表绿色通道，最新研究成果3个月内发表；③黄色读者版：也称医生"读者"版，主要宗旨：淡化理论，突出临床，强调实用，专家指导医生临床技能，以病例为主线，网络与杂志相结合，真正成为临床一线医生工作需要的国家级继续医学教育读物。

3. 《家庭医疗》（Family Practice）　创刊于1977年，是牛津大学出版社旗下系列杂志之一，月刊，目前已被科学引文索引（SCI）收录。办刊宗旨是：为发达国家和发展中国家的全科医生、全科领域的教师和研究者提供最新的医学信息，传播有利于全科医生诊疗实践的循证医学研究成果和其他相关研究成果。杂志主要涉及卫生服务提供、流行病学、公共卫生、医学教育和医学社会学等领域。

4. 《英国全科医学杂志》（The British Journal of General Practice）　创刊于1953年，由英国皇家全科医学院主办，是最早出版的全科医学领域的期刊，月刊，目前已被SCI收录。主要栏目有：全科医学教育、全科医学继续教育、临床研究与方法、卫生服务管理、述评等。

5. 《家庭医学年刊》（Annals of Family Medicine）　创刊于2003年，由美国家庭医师学会主办，月刊，目前已被SCI收录。杂志主要涉及临床医学、生物医学、社会学和卫生服务研究等。

6. 《家庭医学》（Family Medicine）　创刊于1985年，由美国家庭医学教师学会主办，月刊，目前已被SCI收录。杂志主要侧重家庭医学教育研究。

7. 《澳大利亚家庭医生》（Australian Family Physician）　创刊于1974年，由澳大利亚

皇家全科医师院主办，月刊，目前已被SCI收录。办刊宗旨是为澳大利亚全科医生提供有助于其提供优质患者照顾的指南、证据基础、确切的医疗信息，引导全科医生从事全科医疗、研究、教育等工作时均需考虑不同地理和社会背景。

8.《加拿大家庭医师》(*Canadian Family Physician*) 创刊于1967年，由加拿大家庭医师学院主办，月刊，目前已被已被科学引文索引（SCI）收录。办刊宗旨是为家庭医师、研究者、教育者和政策制定者及时了解最新信息、接触家庭医学最新理论，促进家庭医学学科不断发展和患者照顾质量的不断改进。

（杜　娟）

思 考 题

1. 全科医学的定义和学科特点是什么？
2. 全科医疗和专科医疗的区别和联系。
3. 全科医疗的特点和应遵循的基本原则有哪些？
4. 全科医生应具备的素质和能力有哪些？
5. 国外全科医学教育体系是怎样的？
6. 我国目前全科医生的培养有哪些途径？

第二章 以人为中心的全科医疗服务

以人为中心的服务（person-centered care），又称为"以患者为中心的服务（patient-centered care）"或"人格化照顾（personalized care）"，是全科医学的基本理念之一，它与以生物医学模式为指导、以疾病为中心（disease-centered care）的专科医疗服务具有很大区别。以人为中心的全科医疗服务要求全科医生遵循生物-心理-社会医学模式，在尊重、理解和关心患者的基础上去正确认识、分析和评价患者的健康问题，要求医生与患者及其家属共同协商确定处理方案，动员、筹集并充分利用各种资源为患者提供连续性、综合性、整体性、协调性、可及性以及人性化、个体化的全科医疗式服务。为达到以上服务目的，全科医生不仅需要具有崇高的医德修养、深厚的人文艺术素质、精湛的医学科学技术水平以及较强的构建、维持及发展良好和谐医患关系的能力，还应当具备渊博而扎实的"以人为中心全科医疗服务"的基本知识、基本理论和基本技能。

第一节 医学模式与诊疗关注中心的转移

不同的医学模式，导致医生为患者（或健康人）提供不同的照顾与服务模式。以疾病为中心的照顾模式和以人为中心的照顾模式是两种不同的健康照顾模式，前者以生物医学模式为指导，后者以生物-心理-社会医学模式为指导。两者在指导原则、服务内容、服务方式及服务效果上都有所区别。随着医学模式的转变和人们对卫生服务需求的不断增长，以疾病为中心的照顾模式越来越暴露出其不足与缺陷，因难以满足患者的需求，从而被以人为中心的照顾模式所替代。

一、生物医学模式——以疾病为中心

在生物医学模式的影响和指导下建立发展起来的，是"以疾病为中心"的照顾模式，这种照顾模式在医学历史上曾经占据过主导地位。这种模式又被称为专科医疗服务模式，服务范围常局限于医院门诊和病房，医生一般以疾病为思维对象与目标，针对某一特定疾病进行诊断和处理，仅着重于疾病的病理问题的认识和分析。医生往往以疾病为中心来解释患者的健康问题，并且依赖于高度技术化的诊断和治疗手段去处理患者生理上的症状和体征，而对患者心理、社会及情感需要等方面的问题关注不够，忽视了患者的心理和社会方面的需求，是一种"只见疾病，不见患者"的不完善的医疗服务模式。

以疾病为中心的医疗服务模式在医学历史上也曾起到过重要的积极作用，这主要体现在：

1. 这种服务模式接受生物医学模式指导，以处理疾病的症状和体征为主要任务，服务目的比较单纯，效率也较高；

2. 处理疾病问题时所采用的主导方法是以科学还原论为基础的高新技术方法，这些方法与手段简便易学、直观有效，易于操作；

3. 对疾病的处理结果可经过有效的科学方法加以确认；

4. 高度科学化与技术化的诊疗手段使许多急危重症得到有效救治，使许多濒临死亡的生

命得以被挽救。

但是以疾病为中心的医疗服务模式也存在一些重要缺陷，其主要缺陷之一便是这种模式只注重疾病，只关注疾病的病理变化、症状与体征，忽略了健康照顾的连续性、综合性和整体性，对患者的健康照顾，也仅限于处理生理症状和体征为主，忽略了患者心理和社会功能方面问题的处理，缺少对患者的心理抚慰和关怀，难以满足患者的多元化需求，常常导致医疗卫生服务的"失人性化"。而"失人性化"又往往成为医疗卫生领域某些医患纠纷与医患矛盾的重要起因。其次，以疾病为中心的服务模式也忽略了对健康人群和亚健康人群的预防保健照顾。因此，以疾病为中心的照顾模式是一种存在局限性、不能全面满足现代社会人群医疗卫生服务需求的照顾，必然要被"以人为中心的服务模式"替代。

二、生物-心理-社会医学模式——以人为中心

英国精神分析学家 Michael Balint 教授于 20 世纪 50 年代末，首次提出"以患者为中心"的健康服务理念，并阐述了疾病诊断和治疗过程中，分析认识患者心理状况与特点，了解患者的生活方式、社会环境以及疾病产生的原因的必要意义和具体过程，并提出了"整体诊断"概念。"以患者为中心"以及"整体诊断"健康服务理念的提出，促进了医学模式的转变与诊疗关注中心的转移，打破了"以疾病为中心"服务模式的局限，奠定了"以患者为中心"进而发展到"以人为中心"的医疗服务模式的基础。20 世纪 70 年代，"以人为中心"的服务理念已广泛被医疗卫生保健领域所接受，尤其是全科医学服务领域，更是以此理念作为服务宗旨与基本原则，后来的医学实践证明，这种服务理念显著改善了患者的健康状况。

美国国家医学研究所（Institute of Medicine，IOM）对"以人为中心"涵义的解释是："执业医师、患者及其家庭（在适当的时候）之间的一种合作伙伴关系，以确保临床决策尊重患者的愿望、需要和喜好；当需要患者作出决定或参与其自身照顾时，保证患者能够得到相应的教育和支持。"《WONCA 全科医学辞典》认为"以人为中心的照顾"是指："生物-心理-社会医学模式指导下产生的新的卫生服务模式，医护人员在接诊时应将患者看作整体的人，充分尊重每一位患者，正确处理治疗疾病和管理患者的关系，诊断治疗中须同时了解患者的病情、就诊目的、期望、担心、情感状态、文化价值观及有关的就医背景等，并作出整体评价和个体化的干预计划，并与患者协商，获得认可，尽力满足患者的卫生需求。"

20 世纪中末期以后，在生物-心理-社会医学模式指导下，以人为中心的医疗服务模式逐渐建立并得以发展，它与"以疾病为中心"的服务模式一起构成当代社会完整的医疗卫生服务体系，成为当代医学占据主导地位的两种截然不同的健康服务模式。不难看出，以人为中心的服务模式是指一种重视人胜于重视疾病的医疗服务模式，它从生理、心理、社会三方面去完整的认识、评价和处理人的健康问题，它将作为"人"的每一位服务对象看作是一个既具有生理属性又具有社会属性的"完整的"整体人，它坚持人的社会属性为其根本属性的原则，将患者看作是有个性、有情感的社会人，而不仅仅是疾病的载体。这种以人为中心的服务模式，立足于人性的基点，坚持"以人为本"的基本理念，坚持人的健康状况的"社会因素决定论"，使医疗卫生服务的目的绝不仅仅局限于为了要寻找出有病的器官，更重要的是维护服务对象的生理、心理和社会三方面的整体健康，并满足患者生理、心理和社会三方面的需求。这与当今社会现代医学的目标完全吻合。为实现这一目的，医生必须从人的整体性出发，充分认识人的生理、心理和社会特点，全面考虑其生理、心理、社会三方面的需求并加以解决，必须将服务对象视为最重要的合作伙伴，以人格化、高度情感化的服务调动起患者及其家属的主动性，使之积极参与到疾病治疗、疾病控制和自身健康维护的过程中来，只有这样，才能达到良好的服务效果。

第二节 以人为中心照顾的基本原则

全科医生提供的服务是"以人为中心照顾"的全科医疗服务。在"以人为中心照顾"中全科医生所起的作用是重要和广泛的。以人为中心照顾的基本原则主要有以下几方面。

一、理解患者的角色和行为

社会医学认为，人的健康状况主要由其社会属性所决定。医疗服务过程中，了解和掌握服务对象的社会属性是非常重要的。古希腊医药之父希波克拉底曾经说过"了解你的患者是什么样的人，比了解他们患了什么样的病更重要"，这句名言今天依然是医生们应该遵循的信条。著名的加拿大家庭医学教授 Ian R. McWhinney 也曾说过："以患者为中心的方法之基本点，是医生要进入患者的世界，并用患者的眼光看待其疾患。而传统的以医生为中心的方法则是医生试图把患者的疾患拿到医生们自己的世界中来，并以他们自己的病理学参照框架去解释患者的疾患。"这些医学先辈早就认识到了理解患者的角色和行为的重要性。我们的祖国医学自古以来也一直强调服务中要理解尊重患者，提出了"治病、救人、济世"的理念。

理解患者的角色和行为就是指从心理学、社会学和人类学（medical anthropology）等角度加深对患者角色的认识与理解，主动探究并明确断定患者就诊的真正原因和动机，要深刻理解和体会患者的感受，关注患者的患病行为、就医行为和遵医行为并适时加以指导和帮助，要以患者的健康需求和服务需求为导向，营造温馨、安全的就医环境，尽可能满足患者的各种期望。

二、以系统论的观点看待健康与疾病

系统论是20世纪人类思想的重大成果与发现，它的出现改变了人们的思维方式。系统论的核心思想是系统的整体观念，它把所认识与处理的对象看作是一个"系统"，并认为自然界和人类社会就是由大大小小的无数"系统"组成的大系统。系统论认为，任何"系统"都是一个由各组成部分（要素）组成的有机整体。系统作为一个整体，并非各组成部分（要素）的简单相加，其功能是各组成部分（要素）在孤立状态下所不具有的。系统论理论打破了原有人们认识事物只注重局部与要素，忽视事物整体性及事物内部各组成部分之间相互联系、相互作用的传统分析方法，为人类认识自然与社会提供了一种新思路、新方法。全科医生在全科医疗服务过程中，应以系统论的观点看待健康与疾病，应当用系统论的理论去指导全科医疗卫生服务工作，把医疗卫生工作看作是一个系统，注重这一系统的整体性功能。健康同样也是一个系统，是"生理、心理、社会三方面的完满状态，而不仅仅是没有疾病"，这正是体现和强调了健康的整体性。全科医学的主要目的之一便是维护健康的整体性。整体性健康也是患者及服务对象的内在基本需求。在系统论指导下，全科医生将患者看作是有个性、有感情的"整体的"人，而不仅仅是疾病的载体。全科医疗服务的目的绝不仅仅是寻找有病的器官，更重要的是维护服务对象的整体健康。因此，全科医生在全科医疗服务中首先需要向患者提供人文关怀，要关心、了解、尊重和理解患者，不仅要用"科学"的方式方法去诊断治疗疾病，同时还要用"艺术""人性化"的方法去了解患者的心理、健康价值观、疾病对其影响及其感受等。从而提供一种将"预防、治疗、保健、康复、健康教育"整合在一起的整体性照顾，这种"整体性照顾"是全科医疗的本质特征。实际上，认识和处理患者的心理和社会问题，往往比认识和处理客观的疾病更加困难和复杂，这就要求全科医生必须具备深厚的人文素养和"以人为中心全科医疗服务"的基本知识与能力。全科医生与患者之间建立一种从不间断的持续性服务关系，有

利于其运用"生物-心理-社会"的系统、整体的方法来认识和处理患者的问题。

三、提供个体化的健康照顾服务

全科医疗既注重服务的整体性，又注重服务中的个体化。个体化整体服务是以个人为中心照顾的又一重要原则。患者需要的服务是整体性服务基础上的个体化服务，这是由患者个体间差异所决定的。不同的患者具有不同的生理、心理特点，不同的患者也处于不同的家庭环境、社区社会环境之中，对患者的处理就不能千篇一律。全科医疗服务中，全科医生要把握好患者的"普遍性"和"特殊性"的问题，处理好"普遍性"和"特殊性"这一对矛盾。因此，全科医生应根据患者的这种差异性特点提供个体化服务，除此之外，还需要帮助患者协调利用好预防、保健、康复、健康教育及其他各种专科服务。

全科医疗服务活动中，全科医生为患者提供的个体化服务可包括以下七个方面：①提供对患者的生理、心理、社会三方面的整体性服务，这种整体性服务又称全人照顾（whole person care）。全人照顾强调生理、心理、社会三方面服务的整合从而能体现出整体性，而不仅仅是生理、心理、社会三方面服务的简单相加，更不仅仅是单一的对疾病的诊断和治疗。②针对患者的不同的个体特征及背景、健康问题的性质、主要和次要需求等具体情况，适当选择相应的服务内容与服务方式，区分各种服务的先后顺序，并遵循循证医学原则，为患者选择最佳的诊断与治疗方案。③针对患者的个体化特征，对患者施以不同的治疗方法与措施，可能"同病异治"，也可能"异病同治"。④针对不同类型患者的心理特点与人格特征，启发和调动患者的主观能动性，激发患者与疾病作斗争及维护健康的勇气和潜能，树立战胜疾病与康复信心，促使患者形成良好的患病行为和遵医行为。⑤针对患者健康问题的不同原因及其转归特征，对患者及其家庭成员开展不同形式的相关问题的健康教育。⑥注重正确区分和处理患者的长远利益与暂时利益、整体利益与局部利益、公众利益与个体利益之间的关系。⑦全科医生并不一定能够治愈所有的疾病，也并不一定能够解决患者所有的生理、心理及社会问题，但全科医生必须能够给患者提供心理上、精神上的抚慰和照料；最好的医生是能够把有健康问题的人转变为能够解决自身问题的人，这是全科医生为患者提供的个体化服务的最重要体现，也是全科医生与其他医生的区别所在。

四、尊重患者的权利

尊重患者的权利是"以人为本"思想及医学伦理的基本要求。患者的权利是指患者接受医疗服务时所享有的权利，主要包括生命健康权、人格尊严权、人身自由权、病情及临床决策知情权、索赔权、要求惩戒权等。我国现阶段法律法规规定患者享有以下基本权利：①患者享有人格和尊严得到尊重的权利；②患者享有必要的医疗和护理权利；③患者有参与医疗和对疾病认知的权利；④患者享有自主决策和知情同意的权利；⑤患者享有拒绝治疗和试验的权利；⑥患者享有医疗隐私和保密的权利；⑦患者享有免除一定社会责任（如服兵役、上学、高空作业、坑道作业等）和休息的权利；⑧患者享有获得社会支持、帮助和各种社会福利的权利；⑨患者享有监督自己医疗权利实现和对医疗机构批评建议的权利；⑩患者享有对医疗事故所造成损害获得赔偿的权利，包括请求鉴定、请求调解、提起法律诉讼等。

尊重并保障患者的各项权利，是全科医生及其全科医疗机构应尽的责任与法定义务。在全科医疗服务活动中，全科医生除了掌握患者权利的相关知识，提高自己的人文素养之外，还应当学习、熟悉并切实遵守相关法律法规。在服务过程的各个环节，全科医生必须时刻替患者着想，树立全心全意为居民服务的思想，切实尊重和保障患者的各项权利。我国现阶段颁布实施的有关患者权利的主要法律法规有：《中华人民共和国执业医师法》《医疗机构管理条例实施细则》《中华人民共和国母婴保健法》《医疗事故处理条例》《中华人民共和国传染病防治法》《中华人民共和国药品管理法》《突发公共卫生事件应急条例》《医疗器械监督管理条例》等。例如，我国颁布实施的《医疗事故处理条例》中，便规定了患者享有病案资料复印权、共同封存与启封权、共同委托鉴定权、申请再鉴定权、随机抽取专家权、申请回避权、陈述与答辩权、请求调解和处理权、请求赔偿权等各项权利。

五、建立稳定的医患关系

建立、维护并发展稳定的医患关系是全科医疗服务活动中的一个非常重要的问题。稳定而长期的医患关系是全科医疗服务活动的基本前提，也是疾病防治和慢性病管理工作的基础条件。不能建立或不能很好地巩固发展稳定的医患关系也就失去了以人为中心全科医疗服务的核心和优势，这种全科医疗式的照顾也就不复存在了。只有建立了长期、稳定、和谐的医患关系，才能实现全科医疗服务的连续性；只有实现服务的连续性，才能保证服务的综合性、整体性及个体化，才能产生出全科医疗"方便、经济、及时、亲切、有效"的效果。为此，必须设法通过建立各种不同的机制与体制，去建立、巩固并发展长期稳定的医患关系。在维护和保持这种稳定的、平等的、长期的伙伴式医患关系过程中，全科医生要与患者及其家属实现信息共享，及时互通有关诊治疾病、预防疾病、保健康复的信息，并加强对患者及其家庭成员有关健康知识和行为干预的教育。其次，还要努力提高居民们自我管理、自我保健的意识和能力，启发和调动居民维护健康的积极性和主动性，帮助患者及其家庭成员共同营造良好的家庭健康环境与氛围，充分有效地利用各种家庭资源与社区资源，使他们积极地、主动地参与到预防和治疗疾病的行列中来。

六、以患者需求为导向提供预防服务

预防为主是卫生工作的指导方针，也是全科医疗卫生服务应遵循的重要原则。在以人为中心的全科医疗服务中，全科医生应坚持预防为主原则，以患者需求为导向，立足于个人、家庭与社区，为患者及其家属提供预防服务。预防性服务要考虑服务对象的整体性健康维护。服务对象的整体健康结局是否理想是满足患者的需求和评价卫生服务绩效的最终落脚点，也是提供预防性服务的出发点。因此，全科医疗中的各种预防服务都要必须与服务对象的整体健康结局这一总体目标紧密联系起来，力求公平、及时、经济、有效地利用各种资源维护居民健康，减少各种临床危险事件的发生，预防早死，提高生命质量，使患者及其家庭满意。从这一点上来看，以患者需求为导向提供预防服务是以人为中心全科医疗服务的必然要求。

七、注重患者安全

注重患者安全是以人为中心的全科医疗服务的又一重要原则。毋庸置疑，全科医疗服务中每一环节都可能存在一定程度的不安全性。全科医生应全面系统地分析认识全科医疗服务过程中的各种风险，采取各种措施予以规避和控制。及时分析和总结医疗差错及医疗不良事件产生的原因与影响因素，并积极采取有效措施进行预防。保证患者安全不仅是全科医疗的重要原则，也是其他任何医疗卫生工作的基本要求。

八、强调服务的效果

"以人为中心的全科医疗服务"不仅以患者需求为导向提供预防服务，注重患者安全，而且强调服务的效果。服务效果是衡量服务活动质量的"金标准"。优质的服务效果，是服务对象的内在心理需要。强调服务的效果，为患者提供优良的服务并取得最佳效果，既充分体现了"以人为中心的全科医疗服务"的基本理念，也成为全科医疗的一个突出特色，也是这种医疗

服务之所以深受居民欢迎的原因所在。以人为中心的全科医疗服务,其服务效果表现为服务的整体性、综合性、协调性及个性化、人性化等方面,最终集中体现为处理问题的有效性。

第三节 以人为中心应诊的主要任务

全科医疗是一种"以人为中心"的卫生保健服务模式,这种服务模式的应诊任务及其应诊过程都与"以疾病为中心的照顾"有所区别。

一、应诊过程

以人为中心的全科医疗服务模式的应诊过程主要包括四个环节,即全面收集患者的"三维"(即生物、心理、社会三方面)资料、临床判断与评价、医患双方协同制订处置计划及充分利用各种资源提供服务等。

(一)全面收集患者的"三维"(即生物、心理、社会三方面)资料

1. **患者的背景资料** 背景资料主要包括患者的个人背景、家庭背景和社会背景三方面。背景资料是全面了解患者一般情况的基础资料。只有全面收集患者的背景资料,才能把患者作为一个"整体"看待,才能了解患者是什么样的人,才能正确把握和理解患者主诉症状和问题的性质,才能找到问题产生的真正原因,从而从根本上采取措施解决患者的问题。

患者的背景资料又包括以下三方面:

(1)个人背景:主要包括生理、心理和社会三方面。生理背景包括患者的性别、年龄、疾病与健康状况等,这些背景资料可通过询问病史、体格检查、实验室检查及特殊检查等获得。生理背景资料的收集无论是对全科医生还是专科医生都是重要的,医生可以根据这些资料科学准确地分析和判断患者的生理与病理状况。一般而言,全科医生在收集和分析患者的生理背景资料时,更加关注资料的宽度、广度及其资料之间的相互联系与影响,而专科医生则较着重于资料的纵深度。心理背景是指患者的心理状态与特征,主要包括需要与动机、气质与性格、情绪与压力等方面。社会背景是指患者社会层面上和社会功能方面的相关状况,主要由患者的社会环境因素所组成,如经济、文化、宗教、风俗习惯、人际关系等方面。

(2)家庭背景:主要包括家庭结构、家庭功能、家庭资源、家庭压力事件及家庭危机等方面。家庭是影响患者疾病与健康状况的重要因素,家庭各组成要素如家庭结构、家庭关系、家庭资源等均会对患者的健康产生不同程度的影响。例如,原发性高血压患者,常可因家庭关系不和、家庭矛盾等,使其精神长期处于紧张、焦虑甚至愤懑状态,血压会产生较大波动,口服降压药物治疗高血压的效果会大受影响,血压常难以降至正常水平。欲取得理想降压效果,除服用降压药物外,医护人员尚需帮助患者做好患者本人及其家庭成员的心理工作,帮助他们改善家庭关系和氛围,促进各家庭成员之间的团结,找出影响家庭关系和家庭功能的主要问题和存在问题的真正的"患者"。有时真正的患者或病因也许并非就是目前的就诊者或其表现出来的原因。

(3)社区及社会背景:是指患者所居住生存的社区及社会环境背景。社区是社会的缩影,社区背景主要包括患者所居住社区的环境状况、文化习俗、健康意识及健康资源状况、社区服务网络及管理制度等;社会背景则由社会政治制度、经济文化水平、社会支持网络、社会保障制度、人际关系、社会价值观念、风俗习惯、宗教信仰等诸多要素构成。

2. **患者的健康问题** 以人为中心的全科医疗服务要求医生要以解决健康问题为目标,关注并切实有效处理患者的问题,而非仅仅治疗疾病。患者的健康问题可以来自生理、心理、社会等各个方面,种类较多,纷繁复杂,确认并处理健康问题是全科医生应尽的首要职责。

清晰、准确地理解并描述患者的问题,是对全科医生能力的基本要求。为此,医生应充分

掌握疾病、病患和患病这三个词语的不同含义。疾病（disease）是医学术语，指可以判明的人体生物学上的异常情况，这种生物学异常可以通过体格检查、实验室检查或其他检查而得以确认。疾患（illness）是指患者有病的感觉，是患者对患病的认识与体验。患者通过自我感觉和自我判断，认为自己患了病，可能确实有病，也可能仅仅是患者心理或社会方面的失调，因此，医生还需要将疾患置于患者个人的生活、家庭、社区和社会背景中来加以考虑。患病（sickness）是指一种社会地位，指他人（社会）知道此人现处于不健康状态下。"患病"状态下，个体可能确实有病，也可能是没有疾病或"装病"。疾病、病患、患病这三种情况可以同时出现在同一个体身上，也可以单独存在或交替出现。

全科医生要善于运用三种"眼光"来分析处理疾病、病患和患病问题。首先，要以"显微镜"的微观"眼光"检查发现个体器官组织上可能的病灶，了解其疾病；其次，用"肉眼"观察目前的患者，了解其患病的体验与感觉；最后用"望远镜"的宏观眼光观察分析患者的社区与社会背景，以了解其"患病"状况。如此，全科医生就会树立起"全方位"或"立体式"的思维方式，并将这种思维方式紧密地与患者的需求联系在一起，运用到全科医疗卫生服务中去。例如，一位五十多岁的女性患者因"头痛、头晕"这一问题而就诊，全科医生一方面要询问病史，为患者做体格检查、必要的实验室检查以及特殊检查以判断"头痛、头晕"的生物学原因，了解其疾病状况，另一方面，还要了解患者对"头痛、头晕"的感觉和体验，要问清楚患者有什么担心和忧虑，患者也许一直在考虑"我为什么头痛""我会得了严重性疾病吗""我会得了脑炎或高血压病吗""我必须住院吗""我需要手术吗"等问题，这些问题都是患者"患病"的感觉与体验，医生应当让患者充分将这些感觉和体验表达出来，给患者一个提出问题和诉说的机会；此外，医生还应询问该患者的家庭、社区与社会情况，了解家庭成员、同事、朋友及邻居等对患者"头痛、头晕"状况的反应与态度，特别是应充分考虑到"患者的家庭经济状况如何"、"她有什么家人来照顾她"、"她的家人对她的健康状况会有什么担心"等问题，然后有针对性地为患者提供所需要的全科医疗照顾。

3. 患者的患病体验　患病体验（illness experience）是指患者所经历疾患的主观感受，包括不适、痛苦、功能障碍等，特别是患重病后可能会有力不从心、恐惧焦虑、孤独依赖、恋生怕死或厌世轻生等感觉。大多数患者会被患病体验所困扰，造成生活质量下降。患者的患病体验常带有主观和经验色彩，所以，一般健康人难以体验。对医生来说，疾患也许仅是一种医学概念与术语而已，而对患者而言，疾患则是一种深刻的、痛苦难熬的体验。全科医生应具备强烈的同情心和移情能力，及时了解关注患者的患病体验，并给予及时有效的心理抚慰和处理。

患者的患病体验表现常常是很复杂的，虽带有一定的共同性和普遍性，但也常因人、因病、因时而异。一般说来，患病体验主要表现在躯体与精神、心理与社会两个方面。

（1）躯体与精神方面的患病体验：患者常有生理上的感觉和体验，如不适、疼痛、生理功能障碍等；精神和心理上的患病体验，常表现有心情紧张、焦虑、恐惧、失落、烦躁、易怒、性格变化等。这种生理上与精神上的感觉往往互为因果、相互联系、相互影响。由于个体对症状与不适的反应（阈值）及耐受力是不同的，所以患病体验并非一定与疾患的严重性成正比。因此，当尚未发现生理和躯体问题的证据时便盲目否认患者的疾患与痛苦显然是不合适的。例如心源性疾病可以引起一些躯体症状；某些严重性疾病可以使患者丧失理智而出现暴躁易怒表现；某些恶性肿瘤或老年退行性疾病可使患者产生被抛弃感或孤独、与世隔绝感；而性病、艾滋病、癫痫等疾病会使患者有羞耻感等。遇到上述情况时，医生不应一味责怪抱怨他们，而应充分理解同情他们，给予他们更多的关爱和充分的心理抚慰，采取各种措施化解他们的不安与痛苦。

（2）心理与社会方面的患病体验：疾患不仅给患者带来躯体与精神方面的患病体验，还会使个体心理状态发生变化，也会对患者所承担的家庭与社会角色产生影响。例如，很多患者患病后常常会考虑以下问题:"患病后我还能重新回去工作吗""我的病会传染给家人吗""乳腺癌切除术后我丈夫还会爱我吗"等。这些问题若长期困扰患者,会给他们带来心理上的紧张与焦虑,甚至影响到家庭和社会角色的功能。在某些特殊情况下,疾病会给不同的患者带来不同的后果,例如骨折对于在办公室工作的人来说可能算不了什么,但对于一名职业运动员来说,则危害巨大,他的职业运动生涯可能会因此而受到影响。因此,医生了解"疾患对患者意味着什么"是十分重要的。

4. 患者的行为与健康信念模式 全科医生在以人为中心的全科医疗服务中,需要详细了解和掌握患者的行为及其健康信念模式。

患者的行为主要是指患者患病之后表现出来的一系列行为,包括患病行为、就医行为及遵医行为等,这些行为的产生多与患者的健康信念模式密切相关。

患者的患病行为(illness behavior)可分为广义与狭义两种。广义的患病行为是指患者患病后表现出的与疾病有关的所有行为;狭义的患病行为是指患者在就医过程中向医生诉说问题的同时,所表现出的对自身健康状况、医学解释及医疗服务的态度与行为。患者的患病行为与患者的个性特征、生活经历与环境、经济文化背景、健康信念模式、疾病因果观、占主导地位的需要层次和生活目的等因素有关。例如,一个家庭经济拮据、贫穷的人患了癌症,往往表现为不愿意接受费用昂贵的治疗,甚至表现为不再接受任何治疗;一个经济状况好且又享受公费医疗的中年知识分子患了癌症,则意味着其远大抱负及宏伟的人生计划受到重挫,患者可能会希望在剩下的有限生命时间里最大限度地发挥自己的才能,体现自己的人生价值,因而,患者可能会积极配合治疗,同时对工作还会表现出极大的欲望和热情。

当然,疾患对患者的生活也会产生多方面的负面影响,这种负面影响主要包括:①造成了患者个人及家庭的经济拮据;②患者个人的正常活动被限制;③扰乱了患者及其家庭的日常生活规律;④威胁或损害患者机体的完整性;⑤威胁患者的生命;⑥导致某一种关系的紧张或破裂(如恋爱关系、婚姻关系、工作关系等);⑦导致生活意义的丧失;⑧打断了正在执行的重要计划。

健康信念模式是指人们对自己健康的价值观念,反映了人们对自身健康的关心程度。健康信念模式包括以下两层涵义:一是个人对疾病威胁的感受,包括疾病对个人危害的严重性与程度,以及个人被疾病侵害的可能性(易感性);二是对疾病防治和保健行为所带来利益的认识。健康信念模式(图2-1)的基本理论建立在以下假设之上:当认定某一特定疾病对某人威胁很大,而采取就医行为所产生的效益很高时,则该人就可能就医,以获得适当的预防或治疗照顾;反之,则可能不会就医。健康信念模式受个体背景因素的影响,如个体的生理、心理、社会状况等因素,也受到外界环境中提示因素的影响,这些外界提示因素可来自医生、亲友、媒体等。

健康信念模式决定了患者就医行为的价值与可能性。有什么样的健康信念模式就会有什么样的就医行为,有什么样的就医行为就会有什么样的就医结果及健康结局。因此,全科医生应积极主动地了解患者的健康信念模式。要了解患者对自身健康的认知与关心程度,搞清楚患者对相关疾病的严重性和易感性等问题的认识是否正确及认识程度;通过问诊、医患交流等手段了解患者对就医的效益有何考虑,其就医行为是否正确?患者的上述这些认知和态度不仅影响其就医和遵医行为,还会影响到疾病的转归与预后。总之,只有深入了解了患者的健康信念,才能从中发现其中可能存在的问题并予以引导与纠正,帮助患者改变其健康信念模式,从而使患者产生正确的健康行为,减少和杜绝那些因健康信念模式不正确而导致的"过少就医""过度就医"及"不遵医嘱"等不健康行为。

5. 患者对医生的期望 一般来说,患者总是怀抱一定的期望和目的到诊所、医院或其他医疗机构就诊。全科医生在"以人为中心的全科医疗服务"过程中,必须准确了解患者对医生

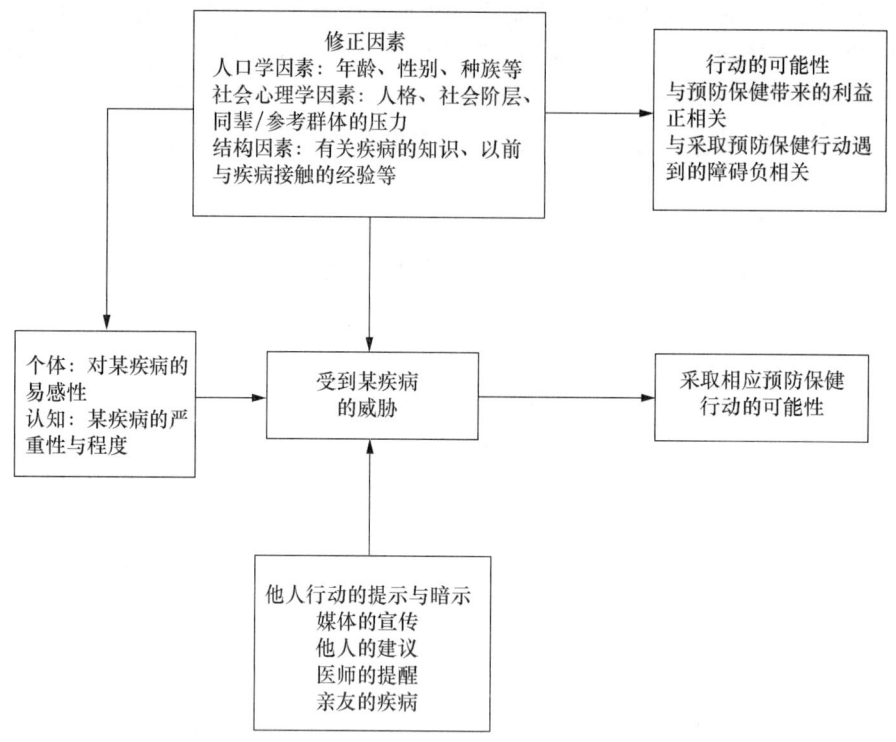

图 2-1　健康信念模式

的期望，满足患者就医目的。患者为什么来就医？患者为什么会在此时此刻来就医？患者的就医目的和期望是什么？这些问题对全科医疗来说都是至关重要的。McWhinney 在《超越诊断》一书中，详细介绍了促使患者就医就诊的以下七方面的主要原因。

（1）躯体方面的不适超过了能够忍受的限度：很多患者之所以就医就诊，去寻求医生的帮助，是因为对疾病引起的不适、疼痛或某些能力的丧失达到了无法忍受的程度。这种情况大多发生在罹患急性或严重的躯体性疾病的患者身上，尽快解除痛苦、挽救生命成为患者的最大需要。

（2）心理方面的焦虑达到了极限：患者对疾病引起的不适、疼痛或某些能力的丧失尚能忍受，但对症状、体征和疾病的意义产生了误解，从而引起严重的心理方面的焦虑反应，迫使其寻求医生帮助从而就医、就诊。患者有时会直接向医生提出自己所焦虑和担忧的问题，希望从医生那里得到解释、帮助和安慰。有些情况下则是患者会过分强调甚至夸大其痛苦的体验及症状、体征的意义，但是缺乏相应的客观表现与证据，这也间接反映了患者心理方面的严重焦虑。

（3）出现了信号行为而就医：患者自认为自身出现的一些信息和征象与某些疾病有关，例如患者出现了症状或体征，希望与医生一起讨论或期望医生对此做出诊断。这种原因的就医可能性既取决于患者的医疗知识，也取决于患者所建立的健康信念模式，同时还和就医是否方便、及时及有效等因素有关。

（4）因为管理方面的原因而就诊：如就业前体检、开具病假条或医疗证明以及提供民事纠纷的有关医疗信息等而就医、就诊。

（5）机会性就医：患者因为其他一些原因到诊所或医院接触到了医生，顺便提及自己的一些症状和体征，称为机会性就医。例如母亲带自己的婴儿到诊所看病，借机向医生诉说自己的症状与体征等。机会性就医往往可以发现一些早期的病征。

（6）出于周期性健康检查或预防、保健的目的而就医，没有不适和症状。

(7) 随访：患者应全科医生的预约而就诊，或是出院或手术后的随访，多数为慢性病患者。

患者就诊时对医生的期望可分为共同的期望和特殊的期望两大类：

(1) 共同的期望：这是大多数患者所怀抱的期望，主要有：①对医生服务态度和品德的期望；②对医生医疗技术水平的期望；③对医生服务技巧、同情心、人文关怀能力的期望；④对就诊结果的期望。

(2) 特殊的期望：是指患者带有个性特征的期望，或在特定背景、特殊情况下的患者期望。例如，患者证明自己健康无病或延长病休时间的期望、打算利用某些卫生资源的期望、对某些医生或医疗机构的特殊要求等均属此类。

6. 适当的交流方式和方法　医生要想完整、准确、客观、及时地收集病史并了解患者相关背景资料，需要掌握和应用适当的交流方式和技巧。

(1) 用心倾听，并适时予以确认和反馈：全科医生接诊患者询问病史时，应当用心倾听患者的诉说。聆听患者的诉说是医生给予患者的良好的最初印象，便于进一步建立和谐的医患关系。同时医生只有聆听患者的诉说，才能从中发现问题，找出患者就诊、就医的症结和原因所在。另外，诉说对患者来说也是一种求助性行为，具有使患者精神放松及治疗的作用。如果医生不在意患者的诉说，表现出不耐烦情绪，甚至无故打断或终止其诉说，不仅会影响到对患者病情的深入了解，而且也会使患者对医生产生不满情绪。

(2) 开放式引导：临床上的问诊有两种方式，即封闭式问诊和开放式问诊。封闭式问诊往往在一开始便有明确的目的和对象，医生把注意力集中于预先假设的疾病、症状或体征上，围绕患者的主诉进行询问，去寻找、证明该种疾病的依据。这种问诊方式患者的回答多为"是"或"否"等，例如医生问患者：你头痛吗？大便好不好？是否有咳嗽？患者的回答往往局限于"是""不好""不咳嗽"等。封闭式问诊遵循了集中式思维方式。开放式问诊是指在问诊时运用开放式引导的方法，让患者把自己要讲的话讲完，使患者充分表述自己对疾病的印象、感觉、体验和担心等，同时，还鼓励患者发表自己的意见和看法。开放式问诊遵循了辐射式思维方式。

开放式引导是开放式问诊的核心方法，而引导问语在其中关键性作用，其主要的引导问语涉及以下几个方面：①问题发生的自然过程：这类问语如"请您告诉我问题是怎样发生的？"②问题所涉及的范围：如"您认为这个问题与哪些因素有关？"③患者的疾病因果观和健康信念模式：如"您认为这一问题严重吗？""您认为这是怎么回事？"④患者对医生的期望和患者的需要："您最担心的是什么？""您希望医生能为您做些什么？""您最希望解决的问题是什么？"等。

开放式问诊是全科医生最常用的问诊方式。通过开放式问诊，全科医生可以收集到较为客观完整的病史及患者背景资料。在开放式问诊中，全科医生还可以留给自己充足的思考与梳理患者病史及背景资料的机会与时间，有助于从患者和疾病这两个范畴构建病患框架并促进患者参与模式的建立，进而有效地、准确地进行诊断分析。

英国的 Kurtz 教授在《卡尔加里-剑桥观察指南》（*Calgary-Cambridge Observation Guide*）里提出了评价医生接诊患者和医患交流能力的指标体系：①启动应诊：A. 初步建立融洽关系。B. 查明患者的就诊原因。②采集信息：A. 患者问题的发现与探索。B. 了解患者的看法。C. 提供应诊框架。③建立医患关系：A. 发展友好互信的和谐关系。B. 患者参与。④解释与计划：A. 提供适当数量和类型的信息。B. 帮助患者准确记忆和理解。C. 取得共同的认识：纳入患者的看法。D. 临床计划方案的制订：医患双方共同决策。⑤结束接诊过程：A. 简要总结此次接诊及医患交流的过程与内容。B. 阐明诊疗计划并征求患者意见。C. 医生与患者共同商定、审核、修改下一步诊疗计划。

第二章 以人为中心的全科医疗服务

Stuart 和 Lieberman 于 1986 年提出了 BATHE 和 SOAP（to BATHE）两种开放式问诊及记录格式。

BATHE 问诊方式：这种开放式问诊强调从患者的背景、情感、烦恼、自我管理能力等 4 个方面收集心理、社会资料，适宜于全科医疗服务，其格式如下：

B（Background）：背景。即了解患者的就医背景、患者的心理状况和社会因素等。医生最常问的问题有："最近您的自我感觉如何？""最近家里情况怎么样？""最近家里有什么事吗？""从您觉得不舒服到现在，您的生活有所变化吗？"等。

A（Affect）：情感。即询问了解患者的情绪、情感及其变化。医生常问的问题及问语主要有："您觉得家庭生活如何？""您对家庭生活有什么感受？""您最近的工作、学习情况怎样？"等。

T（Trouble）：烦恼。即主要了解现患问题对患者带来的影响。医生常提的问题是："您最近的有哪些烦恼？""您最忧虑、最担心的是什么？""您觉得这些问题对您意味着什么？"等。

H（Handling）：处理。是指了解患者的自我管理能力。医生会经常问到以下问题："您打算如何对待和处理这个问题？""您是怎样处理这一问题的？""您的家人在处理这一问题时给了您怎样的支持？""您的同事给了您哪些帮助？"等。

E（Empathy）：换位体验，或叫做同理心，也就是对患者的痛苦和不幸表示理解和同情，从而使患者感觉到医生对他的关心和支持。医生常常对患者表示真心同情和理解，例如医生经常会说："是的，这是可以理解的！""是的，您可真不容易啊！""是的，要那样做的确很难"等。

BATHE 问诊的语言很朴素，但正是通过这些朴实真切的问诊语言，医生可以很快了解患者的心理与社会背景、问题产生的原因，并通过问诊给予患者心灵上的抚慰与支持。BATHE 问诊属于开放式问诊，使患者能充分敞开心扉尽情诉说，利于医患感情交流和沟通，医患交流非常深入，使医疗服务更加亲切、人性化，并使医疗服务更为有效。

SOAP（to BATHE）问诊方式：这种问诊方式是从支持（Support）、客观（Objectivity）、接受（Acceptance）、关注现在（Present Focus）等四个方面了解患者的心理与社会背景，主要用来缓解患者的心理压力和社会压力，最终也能达到 BATHE 问诊的目的。BATHE 问诊和 SOAP（to BATHE）问诊常结合使用，使问诊更体现以人为中心的全科医疗服务的优点。

S（Support）：支持。是指医生把患者的问题尽量普通化、正常化，以免引起患者的过分恐惧或对解决问题丧失信心。例如，医生常会对患者说的话有："其实您这病也算不了什么大病""好多人都会遇到像您这样的麻烦""您打算从何处入手来处理这一问题呢？"等。

O（Objectivity）：客观。所谓客观，是指医生客观地、科学地看待患者的问题。在全科医疗服务的医患交往中，医生须时刻保持适当的职业界限和自我控制，鼓励患者认清问题的现实性，引导患者客观地分析对待现实问题，并充分了解他们对问题的担忧，最终医生要给予患者克服解决问题的希望和信心。医生常会说道："不要紧，我们一起想办法，问题总会解决的！""别担心，法子总会是有的！""最糟糕的结果又会是什么呢？请相信我"等。

A（Acceptance）：接受。是指鼓励患者接受现患问题和其他现实。对这些现患问题或其他问题医生并不做出判断，但医生要帮助患者树立起对自身、对家人的乐观态度。医生常说的话会是："对自己不要太苛刻，你已经做得够好的了！""这我们完全可以理解！""没什么大不了的，办法总比困难多"等。

P（Present Focus）：关注现在。即鼓励患者关注眼前，不要一味悲叹过去，也不要担心将来，要做好现在应该做的每一件事。医生常会说道："如果坚持，会有收获的！""如果换个方式，结果会不会更好些呢？"等。

(二)对就诊者做出临床判断与评价

作为"以人为中心的全科医疗服务",应诊过程中的第二个环节就是医生要对前来就诊的服务对象做出临床判断与评价。在这个过程中,全科医生要根据所收集到的患者的"三维"资料,进行综合分析,科学地进行判断和推理,对患者做出生物医学上的评价,并采取措施着手解决患者的躯体问题。对患者做出临床判断与评价,这是全科医生在全科医疗服务中的一项首要任务。一般而言,全科医生所接诊的患者绝大多数都存在一种或几种躯体性问题,例如头痛、发热、咳嗽、腹痛、腹泻、血压较高以及外伤等。全科医生必须具备科学的、全面的、先进的医学知识和医疗服务技能,才能够及时诊断和治愈患者的躯体性问题,解除患者的躯体性痛苦。及时有效地解决躯体性症状和体征,这是提供"以人为中心全科医疗服务"的基本前提,也是全科医生获得社区居民信任、得以在社区立足的最重要条件。有时患者的躯体症状看上去好像是由"心理因素"或"社会因素"引起的,全科医生也要尽力先解决躯体性问题,再解决"心理和社会问题"。例如,一个诉说"头痛、头晕"的中年男子到全科医生这里来就诊,他看上去很忧郁,精神状态不佳,并且他也提到最近家里和工作单位发生了许多让他烦恼和忧愁的事件,全科医生虽然认为患者的"头痛、头晕"问题很可能与这些压力事件有关,属于心理-社会因素所致,并不一定存在器质性病变,但全科医生此种情况下首先要做的还是为患者做细致的头部、血压等相关检查,以排除脑部等器官的器质性病变。

全科医生完成对患者生物医学的临床判断与评价后,还需要为患者做出进一步的心理和社会方面的评价,并将躯体、心理、社会三方面的判断和评价结合起来,进行综合分析,做出整体性判断和结论。除躯体性问题外,患者的心理、社会状态如焦虑、生活中发生的压力事件、家庭和工作中的问题以及社会的动荡变化等同样对患者有着较大的影响。在全科医生看来,心理-社会因素造成的危害及痛苦与组织器官器质性病变所造成的危害及痛苦同等重要,全科医生对前者同样予以关注与关怀,这是全科医学的服务优势之一,也是"以人为中心"全科医疗服务的一个重要方面。

(三)患者参与临床决策

"患者参与临床决策"是全科医学的一项重要原则,也是循证医学的基本要求。"患者参与临床决策"是指在对患者问题的性质、严重程度、产生原因等进行基本判断与评估的基础上,医患双方需要经过协商与讨论,共同制订处置计划,确定健康目标。这已经成为应诊过程中全科医生必须要做的又一项基本工作。

在生物医学模式指导下,决策者往往是医生,患者很少有参与临床决策的权利和机会,只能被动听从医生的意见和安排,任凭医生处置。以人为中心的全科医疗服务模式则认为,健康具有相对性和渐进性,个人或人群健康目标的设定也应该具有多元选择性。设定健康目标和处理计划时,必须充分考虑患者及其家属的客观需要与主观愿望,因为对某个人来说是最佳的健康目标和处理计划,不一定适合于另外一个人。

随着社会、经济和文化的发展以及健康教育活动的开展与普及,患者的健康意识、相关医学知识及参与临床决策的意识也在不断增长与提高,况且患者也是健康目标与处置计划的唯一体验者与主要执行者,对于健康目标与处置计划应当具有知情权和参与权。如果没有患者的参与和认同,再好的健康目标和处置计划也难以成功实施。

全科医疗服务中,许多患者把全科医生看做是他们的健康代言人和权益维护者,所以全科医生应当把患者的利益放在第一位,做出符合患者及其家属利益的决策。例如,对于一位家境贫寒的患者,医生除考虑治疗方案的科学性、可靠性及先进性之外,还要权衡这种治疗方案对患者和家庭所引起的其他连锁性后果,应力求选择最方便、最可靠、最符合患者经济利益的治疗方案,除此之外,全科医生还要慎重考虑与衡量治疗效果与其不良反应之间的利弊关系。

(四)利用多方资源为患者提供整体性服务

为患者提供的整体性服务主要包括生理、心理、社会三方面。整体性服务涉及学科较多,需要动用多种资源。为此，全科医生仅靠自己的力量尚无法满足患者的需要，此时，应为患者协调利用多方资源，如卫生资源、家庭资源、社区及社会资源等。另外，全科医生还应根据患者整体性服务的需要，建立起自己的整体性照顾服务体系，这一体系应由全科医疗和专科医疗两个团队组成。全科医生首先应依靠全科医疗团队内部的力量，当患者需要专科医疗时，再从整体性照顾服务体系中的专科医疗机构团队中选择适当的专科医生和资源，适时提供转诊服务或其他照顾。

专科医疗服务中的分科愈来愈细，医院的科室也越分越多。许多专科医生的知识面越来越局限于本专业领域，只能在较为狭窄的本专业领域提供服务。过去一段时期，我国许多医院的专科医疗已把医疗服务分解得支离破碎，这些专科各自为阵，学科之间缺少联系与协调，出现各种裂隙甚至鸿沟。由于缺乏健全的、高质量的基层医疗和全科医疗体系，我国居民首诊大多数选择专科医院，由此带来许多困难，例如，患者去医院看病往往不知道应该挂哪个科，找哪位医生，有时在各科室间被推来推去，再加上专科医生知识面单一，不能为患者提供连续性、综合性、整体性服务，以致漏诊、误诊时有发生，卫生服务质量低下，患者满意度不高。因此，健全合理的医疗卫生服务体系应由全科和专科共同构成。

整体性医疗照顾是祖国医学所强调的一个最基本的医学理念，也蕴含着丰富的哲学原理和智慧。中医学不但强调人体组织结构的内在整体性联系和相互作用，还强调人体与自然界的相互联系、和谐适应和良性互动，提出了"天人合一"等哲学观点，这与全科医学中以人为中心的整体性服务理论是相通的。

二、以人为中心的诊疗思维框架

以人为中心的诊疗思维框架是一种整体性诊疗模式（图 2-2），这一模式不同于传统的"以疾病为中心的"专科化诊疗模式。

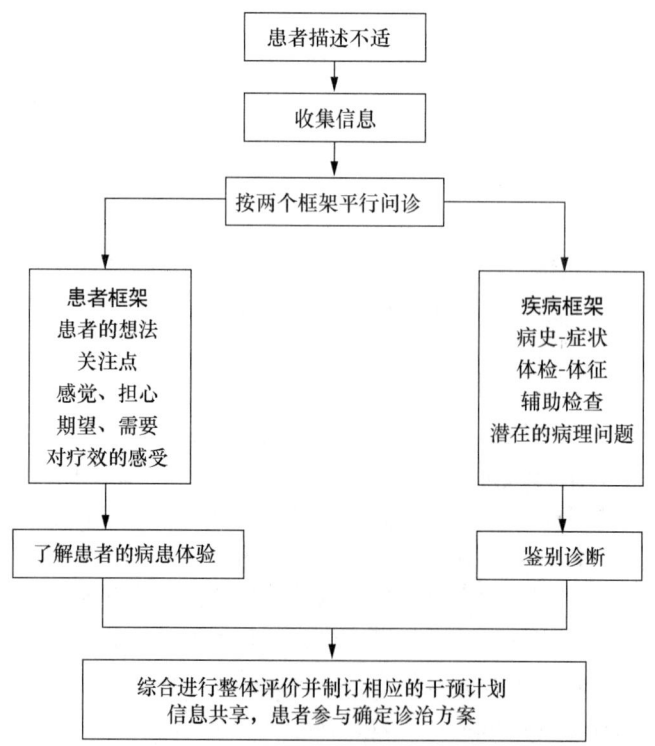

图 2-2 以人为中心的整体性诊疗思维模式

1957 年，英国精神分析学家 Michael Balint 教授提出"以患者为中心"，在疾病的诊断与治疗过程中应为患者做出"整体诊断"的基本理念，之后，以人为中心的整体性诊疗思维模式便逐渐被医生们所接受并开始广泛普及。1977 年，美国纽约州 Rochester 大学精神病学和内科学教授恩格尔（Engel）提出了生物-心理-社会医学模式，使人们的健康观不再仅仅局限于生物学领域，而是扩大到心理、社会领域，处理健康问题的医疗行为模式也从单一的"以疾病为中心"的专科化诊疗模式转向"以疾病为中心"和"以人为中心"的诊疗模式。在生物-心理-社会医学模式指导下，以人为中心的诊疗思维模式重点强调的是，要从传统生物医学模式的关注疾病转变到关注"整体性的人"，从以疾病为中心、以诊断治疗疾病为主要内容转变到以人为中心、以治疗和健康照顾为主要工作内容，并强调要体现出强烈的人文关怀。

"以人为中心"的诊疗思维模式突出以下两个基本特征：一是患者积极参与健康照顾；二是患者的健康照顾要做到个体化。为此必须加强医患交流与沟通，加强对患者及其家属的教育，使患者参与并认同临床决策方案。

一般认为，以人为中心的全科医疗服务应满足以下 8 项基本要求，并以此为根据形成有关服务质量评价的基础指标：

（1）尊重患者的意愿、权利、价值取向和已经表达的需求等。

（2）协调利用不同的卫生机构和资源，为患者提供防治结合的团队式整体服务。

（3）保持医患双方有关病情、诊疗过程及患者自我保健等方面信息交流的畅通并共享这些信息，加强医患沟通和对患者的教育。

（4）为患者提供就近、方便、温馨的服务；减轻患者躯体疼痛。

（5）给予患者情感支持。由于疾病给患者及其家庭带来了许多问题，造成很大影响，应尽力减轻患者对疾病的恐惧和对各种问题的焦虑。

（6）让家庭成员和亲友参与临床决策并照顾患者。

（7）保持服务的连续性并提供转诊服务。

（8）提高服务的可及性。

以人为中心的全科医疗服务模式为社区患者提供了方便式的服务，这种方便式服务应符合和服从患者的根本利益，在这方面所遵循的原则应该是：

（1）着眼于多数居民和患者，不能因满足少数人而影响和牺牲大多数人的利益。

（2）着眼于患者的根本利益和长远利益，不能为取得患者的一时高兴和满足而影响治疗和康复。

（3）着眼于服务质量，不能为满足患者的某些要求而影响医疗质量和效果。

（4）着眼于全局，不能为满足患者的特别要求而大量浪费卫生资源或破坏医疗卫生秩序。

（5）着眼于实效，杜绝形式主义。服务模式和服务措施要因地制宜、从实际出发、扎实可行并能长期坚持。

三、全科医生应诊的主要任务

全科医疗是一种以门诊服务为主的整体性服务模式。具体说来，全科医生在接诊中主要有以下 4 项任务：

（一）确认和处理现患问题

现患问题是指患者近期以来所感觉到的身体不适或怀疑患上了某种疾病。现患问题一般是患者前来就医的主要目的和主要原因。全科医生在接诊中要正确认识、分析和处理患者的现患问题，这是全科医生应诊中的首要任务和核心任务。在确认和处理患者的现患问题时，全科医生不仅要依靠生物医学的知识去确认、诊断患者疾病的性质与严重程度，而且还要从心理、社会等多方面和多角度去解剖、分析患者的就诊原因及就医背景，以充分体现"以人为中心的全科医疗服务"特点，具体说来要做好以下几方面工作：

1. 充分了解患者　全科医生在接诊患者时，应首先了解患者是一个什么样的人，要熟悉和掌握他们的生理、心理和社会等背景资料，如患者的个人生理与心理背景、家庭背景、社区背景、社会背景等。古希腊先哲希波克拉底曾经说过："了解你的患者是什么样的人，比了解他们患了什么样的病要重要得多"。只有全面深入地了解患者是一种什么样的人，并掌握了患者的有关背景资料，才能有效地与患者进行进一步的交流沟通，才能与患者建立起一种朋友式的和谐医患关系，才能有针对性地为患者提供以人为中心的整体性照顾。全科医生在患者来就诊时可先浏览一下患者的健康档案，有助了解患者。

2. 了解患者的就医背景　患者都是在一定的背景下前来就医的，只有了解熟悉患者的就医背景，才能真正理解患者的主诉和现患问题的性质，才能发现产生这些主诉和问题的真正原因，才能找到真正的问题和"真正的患者"。

需要了解的患者的就医背景主要有：①患者的就诊原因。例如，患者为什么来就诊，为什么在这一特定时刻来就诊。患者有了疾患或问题并不一定都去就医就诊，患者是否就医受疾病的性质和严重程度、个人的价值观念与健康信念类型、家庭和社会背景、家庭资源及卫生服务模式等多种因素的影响。对于这些影响患者就医取向的诸多因素，全科医生都应有所了解和掌握。②患者有哪些需要。按照马斯洛的需要层次理论，人的需要是分层次的，按由低级到高级可分为5个层次，即生理需要、安全需要、归属和爱的需要、自尊的需要、自我实现的需要。前来就诊的患者同样也存在这5个方面的需要。全科医生要善于分析认识和理解患者不同层次的需要，并针对性地利用各种资源，采取各种措施和方法给予适宜的最大限度的满足。③患者的期望。即患者期望医生为他做些什么。一般而言，了解了患者的不同层次需要以后，医生就可以在尊重患者意愿的基础上了解患者要求医生为他做些什么。患者前来就诊总是带着一定的期望而来，他们总是希望医生能够最大限度地满足他们的需要。是需要治疗还是需要预防、保健或心理抚慰，抑或是需要对患者进行健康教育……等，这些均需要由医生与患者及其家属共同协商来做出决定。

"以人为中心的全科医疗服务"主张要交替运用封闭式问诊和开放式问诊两种方式进行问诊，以根据实际情况收集全面而准确的诊疗信息。当需要确定患者疾病的性质和严重程度等生物学问题时，可以运用封闭式问诊；当需要确定患者的心理、社会等问题，或需要了解患者的就医背景资料时，应该使用开放式问诊。

开放式问诊常用于以下几种情况：①了解和掌握患者疾患或问题的产生过程。②了解疾患或问题所涉及的范围。③了解患者的价值观、健康观及疾病因果观等思想观念。④了解患者的需要、需求及对医生的期望。前面所述的 BATHE 和 SOAP（to BATHE）两种问诊方式均属开放式问诊。

3. 分析现患问题的性质　全科医生在充分了解患者及其就医背景的基础上，就可以分析确定患者现患问题的性质了。全科医生要从系统论、整体论角度去分析认识患者的现患问题，即从患者的生物、心理和社会三方面全方位地考虑判断现患问题。患者的现患问题主要根据生物医学、医学心理学、社会医学及社会学等知识去判断认定。全科医生确认患者现患问题时的思维方式应以生物-心理-社会医学模式为指导，如图2-3所示。

4. 处理现患问题　全科医生在确认现患问题的性质及有关心理社会背景之后，要依据患者的具体情况和现患问题的特性制订出一个科学合理的处理方案与计划。现患问题的处理同样要以生物-心理-社会医学模式为指导，从系统论、整体论角度出发完整地处理现患问题。所以，全科医生所制订的现患问题处理方案与计划，既要包括生物医学疾病方面的治疗、预防措施，也要包括心理抚慰、社会功能矫治与康复等措施。除此之外，全科医生制订处理措施时还应注意在以下几方面加强与患者的沟通：①向患者详细说明并解释病情，并对患者的痛苦表示

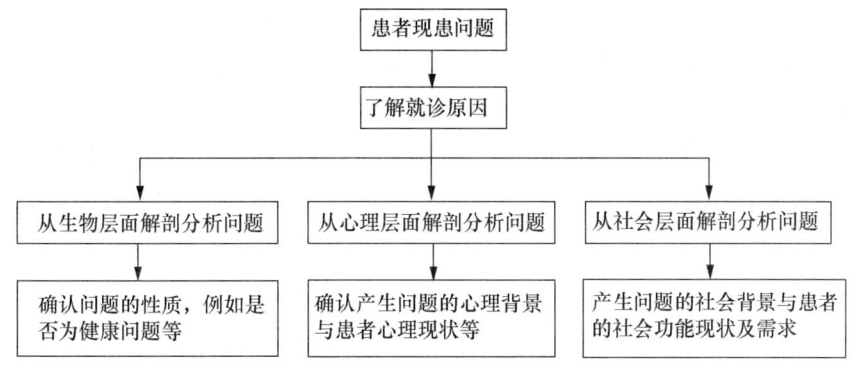

图 2-3 全科医生确认现患问题的思维模式

理解,向患者表示同情,并给予心理抚慰;②向患者详细说明并解释所制订的处理方案,了解患者对处理方案的态度,征求患者对处理方案的意见和看法,并对患者的意见和看法表示极度的尊重;③当医患双方对处理方案存在分歧时,医生要与患者加强沟通,交换意见,必要时作深入细致的解释说服工作,最终与患者达成共识,并根据具体情况及患者的态度适当调整处理方案;④启发患者的主观能动性,提高和保护患者的自主性,鼓励患者承担起健康自我管理的责任,让患者充分参与处理方案的制订、修改与实施过程。

由于全科医生对现患问题的处理是整体性的、系统性的,并不是单纯从疾病角度出发,没有忽略患者的心理需求和社会功能方面的照顾,所以在确认和处理现患问题时,患者的顺从性、遵医率及对全科医生的信任度和满意度都是非常高的。

(二)对服务对象实施连续性管理

实施连续性管理既是"以人为中心健康照顾"的突出特征之一,也是其与"以疾病为中心"诊疗模式的区别之所在。所谓连续性管理就是指在时间上的长期的、不间断性管理,甚至是对服务对象从生到死的一生的管理。连续性管理的任务与内容既包括对现患问题的管理,也包括对人的心理、社会各方面的管理,概括说来即是对服务对象生物、心理、社会三方面的管理。其中以对现患问题的管理最为重要。

在确认现患问题并制订实施处理方案之后,全科医生应对现患问题实施长期的连续性管理。现患问题的连续性管理的内容主要体现在以下几方面:一是对患者行为生活方式的管理,尤其是对与现患问题关系密切的行为生活方式的管理,例如现患问题以原发性高血压病为主的患者,全科医生在及时地完成高血压诊断与治疗的同时,应教育劝解患者及其家人控制或减少对食盐的摄入等;二是患者心理状态的管理,不良心理状态常常是构成现患问题的重要因素,也是长期连续性管理的主要内容,例如原发性高血压患者,在进行管理时,应教育患者保持愉快、轻松、和谐的心态;三是注重社会功能方面的长期管理,例如因现患问题引起的患者的休工或休学、社会或家庭角色功能的缺失等方面的管理。

其次,有些现患问题尤其是慢性疾病并非一次短暂的诊治或处理即能解决所有问题,而是需要长期的、连续性的管理。这种连续性的管理可以覆盖患者的各个生活时期,也可以贯穿于患者的一生。

另外,慢性病非传染性疾病(本文后称"慢性病")是社区的常见健康问题,这些疾病也必须得到连续性照顾管理。所谓慢性病是指由于长期的、低强度(浓度)的暴露造成累积作用,使机体发生持久性、甚至不能逆转的病理损害,一般病程在三个月以上的疾病。许多慢性病潜伏期较长,多发于中老年人,一般无法根治,致使患者大多终生带病。2005 年 WHO 在《慢性病创新照护》中将慢性病分为以下四类:①非传染病。主要包括恶性肿瘤;高血压病、冠心病、风湿性心脏病;慢性阻塞性肺病(COPD)、哮喘;糖尿病、骨质疏松症、痛风、甲状腺功能亢进症；尿毒症、类风湿性关节炎、系统性红斑狼疮、再生障碍性贫血；股骨头坏死；帕金森综合征、痴呆；遗传性疾病等。②迁延性传染病。包括慢性病毒性肝炎、肺结核、艾滋病、血吸虫病等。③长期的精神疾患。包括抑郁症、精神分裂症等。④进行性的身体/结构损伤。包括失明、截肢等身体残疾；多种原因造成的持续疼痛；慢性职业病如矽肺、化学中毒等。

全科医生应着重于努力控制慢性病患者的症状和疾病进程，尽力提高患者的生命质量，维护其躯体、精神和社会交往各方面相对的最佳功能状态。在慢性病、老年病的连续性管理过程中，强调居民的健康教育和不良行为生活方式的干预和纠正，强调患者在管理中参与的主动性和积极性，还要求全科医生能够全面、有效地对社区慢性病、老年病管理质量和效果做出科学客观的评价。一般而言，连续性管理过程中应该明确以下问题：①慢性病、老年病是否得到了有效规范的管理和控制，本社区一些主要慢性病、老年病的管理率、控制率、再住院率、危险事件发生率、复发率以及死亡率、致残率等管理指标是否有所改善。②处理暂时性问题时，应充分考虑到暂时性问题和慢性病、老年病等长期连续性问题之间的双向性影响，并采取相应的防范和处理措施。③强调并切实加强临终关怀和姑息疗法在慢性病、老年病管理工作中的运用。

（三）适时提供预防性照顾

提供预防性照顾是"以人为中心的健康照顾"又一项重要任务。"预防为主"是我国医疗卫生工作的重要指导方针，也是人们与疾病作斗争的最为明智的策略。将临床预防服务与临床治疗有机结合从而提高服务质量是全科医疗的基本要求和重大特色。全科医生在诊治患者、为患者提供服务的各个环节都应以"预防为导向"，体现"预防为主"观念，利用各种与患者接触的机会提供预防服务。尤其是一些慢性病，如高血压、心、脑血管疾病、恶性肿瘤及意外伤害等疾病，其预防的意义更为重大，预防效果也更为理想。全科医生应发挥自身在疾病预防方面的优势，将疾病的预防工作贯穿渗透并整合到健康照顾的整个过程。

（四）改善患者的求医、遵医行为

全科医生对服务对象现患问题的处理、连续性管理及预防性照顾，都是在患者适当求医、遵医的基础上实施并产生效果的。如果医生为患者制订了科学合理的处理实施方案，但由于患者求医和遵医行为不当，不能与医生协调配合，那么医生与患者对健康的共同期望同样会成为泡影。因此，"以人为中心的健康照顾"对于患者的求医行为、遵医行为格外关注，全科医生应想方设法提高患者的遵医率，纠正其不良求医行为，以保证医疗服务的质量。

求医行为是指人们感到不适或觉察到自己可能有某种疾患时，寻求医疗帮助的行为。一般而言，患者为满足自己的生理需要、心理需要、社会需要而产生求医行为。根据求医行为主体和客体的情况不同，可将求医行为分为三类：一是主动求医行为，是由患者自己主动做出的；二是被动求医行为，如幼儿患者、处于休克或昏迷中的患者等，其求医行为多是由别人代替做出的；三是强制求医行为，多指由法律、法规、卫生管理条例等强制执行的求医行为。

一般情况下，人们感到有病就会求医，但在现实生活中，由于受到自然和社会多种因素的影响和干扰，事实并非如此。常见的影响求医行为的因素主要有以下几方面：①患者的思想意识、价值观，尤其是健康观、健康因果观。处于不同社会、经济、文化环境中的患者对健康、疾病的看法不尽相同，因而造成求医行为上的明显差异。②患者的心理状态。例如患者对疾病症状的轻重、出现的频度格外敏感，则促使患者产生求医行为。③患者的经济条件与经济能力。社会地位高、经济收入多的人更加关心自己的健康，也更有经济条件求医就医，因而卫生服务利用率高。④当地医疗服务资源的多少、服务模式与水平。有无医疗保障系统、患者承担费用的多少、服务模式与水平是否能满足患者需要等均可影响求医行为。

遵医行为又称依从性（compliance），是指患者对医护人员的医嘱、建议、要求等遵守的程度，包括按时按量服药、按照预约复诊、执行推荐的预防干预措施等行为。提高患者遵医率是保证全科医疗服务质量的重要条件。在临床实践中，由于种种原因经常出现患者不遵医嘱的行为。WHO的有关报告指出，20%~50%的患者并不遵照医嘱定期复诊，25%~60%的患者不按时按量服药。全科医生应了解导致患者不遵医嘱的原因，并采取相应措施改进患者的遵医行为。

常见的影响患者遵医行为的因素主要有：①患者健康信念不正确。这部分患者因健康信念问题而使遵守医嘱的动力不足，缺乏遵守医嘱的积极性和主动性。医生应对这部分患者加强说服教育，帮助患者改变不正确的健康信念，激发患者遵守医嘱和治疗计划的动机，并充分征求患者意见，和患者一起设定治疗目标，明确患者自己应该承担的责任。②患者知识不足。这部分患者往往文化水平不高，缺乏相应的健康知识，不理解甚至误解医生的治疗方案或措施而导致不遵守医嘱。医生应针对医疗方案、医疗措施及药物等方面向患者做出耐心细致的说明和解释。③药物处方的特性。若处方上的药物种类、服药次数过多过杂，药物毒副作用过大，服药方法过于复杂而使患者难以接受等，皆可使遵医率下降。医生开具处方时，应书写认真，字迹清楚，便于患者辨认记忆；在选择药物的种类、剂型、剂量和服用方法时，要根据患者个人实际情况进行调剂，确需患者忍受一定痛苦时要耐心说明其重要意义和有关对策。

第四节 以个人为中心的服务提供

全科医生在全科医疗服务中要做到"以人为中心"，而非仅仅"以疾病为中心"。以人为中心的全科医疗，服务面广，涉及内容多，实施起来并非易事。为保证服务质量，全科医生除具备渊博的医学、心理学及相关社会科学的知识与技能外，还必须牢固树立以人为中心的全科医疗服务理念并不断积累丰富的临床经验。

一、以人为中心服务的能力要求

全科医生提供"以人为中心的服务"时，需要具备相应的服务能力。英国皇家全科医师学院（RCGP）全科医学毕业后教育课程设置方案中提出了"以人为中心服务"的相关能力与要求：

1. 在面对患者和处理他们的问题时，要以患者所处的环境为背景，采用"以人为本"的方法。这需要做到：

(1) 具备基本的科学知识和对患者个人的理解能力，并能够结合患者（他/她）的生活目标和期望一并考虑与处理他们的问题。

(2) 根据患者的态度、价值观和健康信念建立一个认识和处理问题的参考框架，来了解和处理患者相应的家庭、社区、社会及文化方面的问题。

(3) 能够准确掌握和理解患者不适（illness）和疾病（disease）的概念。

(4) 将上述要求熟练运用于实践中的技能与态度。

2. 尊重患者的自主性，通过全科医疗应诊服务建立起有效的、和谐的医患关系。这需要做到：

(1) 运用"以人为中心"的应诊模式，询问了解患者的想法、关注的问题和对医生的期望，医生将临床处理方案整合到患者、家属共同的思想基础上，并与患者及其家属共同协商制订出下一步诊疗计划。

(2) 以易于理解的方式与患者交流沟通各种检查结果，帮助患者以自己的方式进行思考，与患者在进一步的临床决策方面达成共识。

(3) 临床决策时能够尊重患者的自主性。

(4) 能够从患者方面（感受、价值观和偏好等）和医生方面（自我价值、态度及感受等），了解和掌握医患交往及医患关系中存在的医患双方各自的主观性因素。

3. 医患沟通、确认问题的优先级和以伙伴式的方式行动。这需要：

(1) 具备建立伙伴式关系的技能与态度。

(2) 具备在情感上与患者保持适度疏近、保持平衡的技能与态度。

4. 根据患者的需求，为患者提供长期的连续性的照顾，体现持续性与协调性服务管理的能力与要求。这需要做到：

(1) 理解和掌握可持续性照顾的三层含义：人的连续性（始终由一位全科医生提供服务）、服务阶段的连续性（当接管患者或转诊时确保信息一直是可以获得的）；时间上的持续性（即24小时全天候和一年365天不间断的服务）。

(2) 具备帮助患者领会和做到平衡处理生活与工作关系的能力。

(3) 能够有效地利用疾病登记和数据记录模版等方式，来暂时性地和有计划地监控长期的患者管理状况，以确保不同医疗保健提供者之间服务上的连续性。

二、健康状态评价工具

根据世界卫生组织（WHO）宪章中的定义，健康是身体、心理和社会适应三方面的良好状态。因此，在评价个体或群体健康状况时，应该包括身体、心理和社会适应能力三方面的综合评价。目前，一般采用生存质量量表作为健康状态评价的工具。

(一) 评价内容

不同生存质量量表的测量与评价内容，因受多种因素的影响而有所不同。其主要影响因素有：被评价人群的差异、疾患的差异，评价者对生存质量概念理解的差异、量表测量方式与研究目的的不同等。不同的人群，由于居住环境、文化传统、风俗习惯、宗教信仰、生活方式等的差别，其所用量表的评价内容就有所不同；罹患不同疾病的患者，其生存质量本身存在差异，量表的评价内容也就不同。生命质量量表测量和评价的方式，可以是访问、信访或问卷法；其评价目的可以是对个人或人群的健康状态的专题研究评价或综合研究、临床研究或社区研究等，不同的评价方式、不同的评价目的，各有其所适用的评价内容。

一般而言，生存质量的核心内容和指标应该包括：①躯体的感觉（即与疾病、治疗有关的症状或体征），包括影响生存质量的不适感觉；②生理功能（即精力、体力、生活自理能力等）；③日常生活能力；④精神、心理状态；⑤适应社会的能力，包括家庭关系（如夫妻关系、父母职能等）、与亲友或同事的交往，以及疾病对工作、学习和社会活动的影响程度等；⑥职业承受能力；⑦健康的自我认知。

此外，某些心理学指标如性欲、性及身体印象（sexuality and body image）、认知衰退（cognitive impairment）等，也常作为某些特定人群生存质量的测定与评价内容。

(二) 常用评价量表

1. 疾病影响量表（sickness impact profile，SIP） 主要用于测定身体、心理、社会健康状况、健康受损程度、健康的自我意识等。该表共分为12个方面共136个问题，包括活动能力、自立能力、社会交往、情绪行为、警觉行为、饮食、工作、睡眠和休息、家务管理、文娱活动等。每个问题均经过专家论证，并赋予一定权重。

2. 癌症患者生活功能指标量表（functional living index cancer scale，FLIC） 该表包括22个条目，能够较全面地描述患者的活动能力、执行角色功能的能力、社会交往能力、情绪状态、症状和主观感受等，适用于预后较好的癌症患者生存质量的自我测定与评价。该量表测定内容包含5个领域：躯体良好和能力、心理良好、因癌症造成的困难、社会良好、恶心。目前该表已有正式的中文版出版发行。

3. 36条目简明健康量表（SF-36） 该表是由美国医学结局研究组开发的一个普适性测定量表，其简化版SF-36的不同语种版本于1990—1992年相继出版，被采用较多的是英国发展版和美国标准版。各种 SF-36 均包含躯体功能、躯体角色、机体疼痛、总的健康状况、活力、社会功能、情绪角色和心理卫生 8 个领域，共计 36 个条目。

4. 世界卫生组织生命质量量表简表（WHOQOL-BREF） 该表是由 WHO 组织二十余个国家和地区共同研制的跨国家、跨文化并适用于一般人群的普适性量表。从 1991 年开始，其条目从 236 条减少到 1995 年的 100 条，此即 WHOQOL-100。WHOQOL-100 主要从生理、心理、独立性、社会关系、环境和精神或宗教信仰 6 个领域 24 个方面对评价对象进行评价，每个方面又由 4 个条目构成，分别从强度、频度、能力、评价四个角度进行测量与评价，另外还包含 4 个有关总体健康和总体生存质量的问题条目；WHOQOL-BREF 则将 WHOQOL-100 表简化为生理、心理、社会关系、环境 4 个领域。我国方积乾教授领导的课题组受世界卫生组织和中华人民共和国卫生部的委托，在 WHOQOL-100 英文版的基础上，结合中国国情，遵照世界卫生组织推荐的程序，制定了上述量表的中文版，并被我国政府列为卫生行业标准（编号 WS/T119—1999）。

5. COOP/WONCA 功能状态量表 为便于衡量和评价个体健康或功能状态，使医疗照顾更加完善、有效，世界家庭医生组织（WONCA）分类委员会与科研委员会合作，在美国 Dartmouth 医学院研制的 COOP 量表基础上，于 1988 年提出了 COOP/WONCA 功能状态量表（表 2-1）。

表 2-1 COOP/WONCA 功能状态量表

体能	你能承受下列何种运动量并持续 2 分钟以上？ 很大运动量：快跑　　大运动量：慢跑　　中等运动量：快步行走 小运动量：中速行走　　很小运动量：慢走或不能行走
情绪	你有没有受情绪的困扰，如焦虑、烦躁、抑郁、消沉或悲哀？ 完全没有　轻微　中度　严重　非常严重
日常活动	你的身心健康问题对日常生活或工作造成了多大困难？ 无困难　轻微困难　有些困难　很困难　做不了
社交活动	你的身心健康问题有没有限制你和家人、朋友、邻居和团体间的交往活动？ 无限制　轻微限制　有些限制　很大限制　极其严重
健康状况	和 2 周前相比，你现在的健康状况是： 好得多　好一点　大致一样　稍差一点　差很多
整体健康	你的整体健康状况是： 非常好　很好　还好　不太好　很差
疼痛	在过去 4 周内，你常感到身体上有多大程度的疼痛？ 无　很轻微　轻微　中度　严重

COOP/WONCA 功能状态量表从 7 个方面由患者对过去 2 周内（其中疼痛为过去 4 周内）的功能和健康状况进行自我测量与评价。该表的 7 个方面包含有 7 个问题，每个问题的答案分为 5 个等级，得分从 1~5 分。患者只能选择其中一个答案，累积得分越高，评价结果越差。该表设计简便，易于操作，反映了个人整体的实际健康状态和在日常环境中生活及做事的能力。COOP/WONCA 功能状态量表的评价结果应记录于患者的健康档案或病历，全科医生可从评价结果中获得了解和评价患者的第一手材料，同时也有助于医生有针对性地与患者加强医患交流，改进医患关系。

三、临床实务——以人为中心的诊疗

（一）以人为中心的全科医疗服务中急症病例的诊疗

全科医生在社区中遇到的大多是少量的、分散的急症病例。主要包括：社区常见急性病症

（如昏迷、高热、晕厥、呼吸困难、猝死等）、创伤、中毒、烧烫伤、冻伤、异物吸入等。如果这些急症发生于社区或家庭，全科医生则需要迅速到达现场，对急症加以识别和处理，这对于挽救患者的生命十分重要。

社区中的急症患者，有的可以在社区处理，有的则需要及时送往医院进行紧急救治。全科医生到达急症发生现场后，需要对急症患者病情的轻重缓急和生命指征迅速做出准确的判断，并在第一时间作出是否需要送往医院进行紧急救治的决定。无论是可在社区处理的还是需转运到医院治疗的患者，快速有效地实施初步院前急救都是十分必要的，这对于使人员伤亡降低到最低程度具有重要意义。

【例 2-1】 患者，男性，61岁。某日早晨，家属发现患者在家中昏迷。该患者为退休职工，患高血压7年，平时未规律口服降压药物。喜大量饮酒，每日饮酒量6～7两。吸烟，每日两包。昏迷前一夜，患者曾大量饮酒并剧烈呕吐。今晨家属发现患者昏迷，手足湿凉，随即拨打电话给全科医生，全科医生迅速出诊赶往现场进行抢救。

【案例分析】 全科医生应争分夺秒迅速赶往现场。赶赴现场后首先要对该患者的"健康问题"进行快速准确定位。患者的主要健康问题是"昏迷"，当然，还存在"高血压""大量饮酒""吸烟"等其他问题，但此时"昏迷"是主要问题，其他问题是次要问题，医生要着重于处理和解决主要问题；其次，医生要迅速判断出"问题"的急缓，显然，"昏迷"是急症，对患者生命威胁较大，鉴别诊断也较为复杂，需紧急送往医院急救。因此，在此种情况下，医生在迅速判断出患者的生命指征情况并施以适当的院前急救措施的同时，及时迅速将患者转运至医院进行急救是十分必要的。

（二）明确诊断后门诊病例的全科医学处理

明确诊断后的门诊病例，其"问题"可为暂时性问题，也可以是长期性问题。在实际全科医疗服务工作中，这种病例的全科医学处理应当坚持"以问题为导向"健康照顾的理念，可遵循以下原则和实施步骤进行处理：①收集患者临床资料，准确掌握患者"问题"之所在，分析认识患者"问题"的性质、严重程度及发生频率。②理清"问题"的主次关系，分清哪些是"主要问题"，哪些是"次要问题"，哪些问题需要优先解决等。③确认"问题"是否已经解决并评价解决效果如何。④对慢性长期性问题进行长期连续性管理。

【例 2-2】 某男，33岁，未婚，某公司职员，大学本科毕业。主诉是头晕、疲劳、睡眠不好。测血压160/110mmHg，患者有高血压史已1年多。一年前患过肺结核。半年多来因工作业绩不佳经常受到公司领导的点名批评，感觉压力很大。一个月前，相处两年多的女朋友提出要分手，现在他正处于失恋的痛苦中；半月前，母亲突然患脑出血去世，对他刺激很大。他是北方人，喜食咸食，并且烟瘾很大，每天吸烟近3包；父亲有高血压史。

【案例分析】该案例诊断较为明确，主要问题是"高血压"，另外，还存在心理与社会问题，如压抑、悲伤、失恋等。全科医生应当针对患者的各种问题，给患者提供一种"以人为中心"的整体性全科医疗服务，从而维护和提高患者的健康水平。显然，患者既存在"躯体性问题"，也存在"心理问题"和"社会问题"，并且这三种问题相互影响、相互作用，交织在一起。对于"躯体性问题"，医生首先要处理治疗的是患者的"高血压"。如果患者的血压控制住了，"头晕、疲劳、睡眠不好"等问题也会有所改善和好转；针对"心理性问题"，医生应着重于解决患者的"压抑、悲伤、痛苦"等问题，而这些问题又与患者的"社会问题"如工作问题、恋爱问题等紧密联系在一起，这些问题处理起来也许比躯体性问题要复杂得多，医生可动用多方资源去解决。另外，患者还存在"行为生活方式问题"，如喜食咸食，并且烟瘾很大，这对患者的血压非常不利，需要通过健康教育或其他手段予以解决。

（赵拥军）

思 考 题

1. 什么是"以人为中心的全科医疗服务"?
2. 全科医生如何才能为居民提供"以人为中心的全科医疗服务"?
3. 全科医生应诊中的主要任务是什么?
4. 全科医生的"开放式问诊"与"封闭式问诊"有何异同?
5. 以人为中心服务的能力要求包括哪些方面?
6. 常用的评价个人或群体健康状况的工具有哪些?

第三章 以家庭为单位的全科医疗服务

随着都市化和工业化的发展，随着我国生育水平不断下降、人口流动增加、年轻人婚后独立居住等因素影响，家庭结构日趋简单，家庭规模不断缩小，大家庭明显减少，"两代家庭"已成为主体。传统的家庭观念受到猛烈冲击，家庭结构的简单化导致家庭因资源缺乏而削弱了应付紧张事件的能力，家庭为其成员提供躯体和精神方面照顾的能力也明显减弱，家庭的一些功能逐渐转向社会。与家庭有关的健康问题也日益增多，家庭及其成员越来越需要得到全科医生的指导和帮助。因此，开展"以家庭为单位的照顾"是全科医学的一项重要原则，需要大量的全科医生走进家庭来提供照顾和服务。

第一节 家庭对健康和疾病的影响

一、家庭的定义

随着社会变迁及人们观念的变化，家庭结构也在相应变化，总的发展趋势是从过去的传统家庭演变出了形形色色的多样的家庭形式。由于家庭没有固定不变的模式，目前还没有一个关于家庭的统一定义。

传统意义上的家庭是指在同一处居住的，由具有婚姻、血缘或收养关系的人们组成的共同群体。传统家庭既包括一夫一妻制组成的单元，也涵盖了居住在一起的各种家庭利益集团即家族。传统的家庭定义强调了法律的重要性，突出了血缘维持的一个家庭的终身性。

在社会发展过程中，同居者、同性恋者等团体开始出现，这些团体具备了家庭的功能，但并不符合传统定义。为了强化家庭的功能性，Smilkstein 于 1980 年将家庭定义为："能提供社会支持，其成员在遭遇躯体或情感危机时能向其寻求帮助的，一些亲密者所组成的团体。"此家庭定义包括了社会变迁过程中出现的诸多类型的家庭，但并没有关注到传统家庭所强调的法律性和血缘性。

为涵盖以上两方面的定义内容，出现了现代的家庭定义：通过情感关系或法律关系或生物学关系连接在一起的一个群体。此定义最大限度地囊括了目前社会上存在的各种类型的家庭形式。在现代家庭定义中，明确了家庭应具备的三大特性：情感性、终身性及相似性。

随着家庭的规模、结构、职能和生活周期等发生显著的变化，对家庭成员的健康影响也产生了重要的改变，家庭已成为家庭成员健康保健的重要场所。

二、家庭的结构

家庭结构（structure of family）是指家庭成员的组成和类型及其成员之间的相互关系，包括外部结构和内在结构两部分，外部结构也称家庭的类型。家庭的类型分为核心家庭、扩展家庭（包括主干家庭和联合家庭）和其他类型的家庭等；家庭的内在结构包括权力结构、家庭角色、沟通类型和价值观等方面。全科医生需要熟悉不同服务对象的家庭类型和内在结构资料，了解家庭成员相互作用的关系和规律,以便于对个人及家庭提供更有针对性的基层医疗保健服务。

(一) 家庭的类型

1. 核心家庭 (nuclear family)　指由父母及其未婚子女组成的家庭,包括无子女夫妇 (DINK 家庭) 和养父母及养子女组成的家庭。图 3-1 表示的是一对夫妇生有一个儿子,并且生活在一起的核心家庭。中国典型的核心家庭是计划生育实施下独生子女构成的三口之家。现代社会中核心家庭已成为主要类型,中国的二人及三人户的家庭已达到 53.7% (中国统计年鉴,2010)。核心家庭的特征主要表现为:规模小、人数少、结构简单、关系单纯,家庭内部只一个权力和活动中心,便于

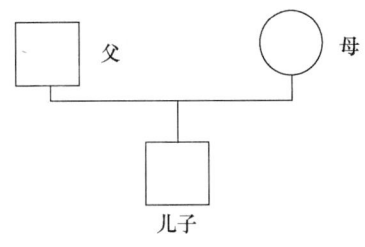

图 3-1　核心家庭示意图

做出决定等。缺点是核心家庭的家庭资源较少,对社会资源依赖程度较大,家庭关系中亲密性与脆弱性并重,一旦家庭出现情感危机,便会难以自拔,常导致家庭解体。

2. 扩展家庭 (extended family)　指由两对或两对以上夫妇及其未婚子女组成的家庭,分为主干家庭和扩展家庭两种。

(1) 主干家庭 (stem family):又称直系家庭,是由一对已婚子女同其父母、未婚子女或未婚兄弟姐妹构成的家庭,每代只有一对夫妇,包括一方去世或离婚者。主干家庭包括以下几种情况:父母与一对已婚子女组成的家庭;父母与一对已婚子女及若干未婚子女组成的家庭;父母与一对已婚子女及孙子女组成的家庭;父亲或母亲 (一方去世或离异) 与一对已婚子女及孙子女组成的家庭等。在我国的传统家庭中,主干家庭仍旧是一种主要的家庭形式。图 3-2 是其中的一种主干家庭形式。

(2) 联合家庭 (joint family):又称复式家庭,由至少两对或两对以上同代夫妇及其未婚子女组成的家庭,包括由父母同几对已婚子女及孙子女构成的家庭,两对以上已婚兄弟姐妹组成的家庭等。这种家庭类型的家庭结构相对松散、不稳定,家庭内存在多个权利和活动中心,多种关系和利益交织,决策过程复杂,该类型家庭在中国内地已成为一种为数很少的家庭类型。图 3-3 是其中的一种联合家庭形式。

与核心家庭相比,扩展家庭人口众多,家庭结构复杂,家庭功能受到多方面影响,其优点是家庭内、外资源丰富,有利于家庭遇到压力事件或危机时通过调整回到平衡状态。

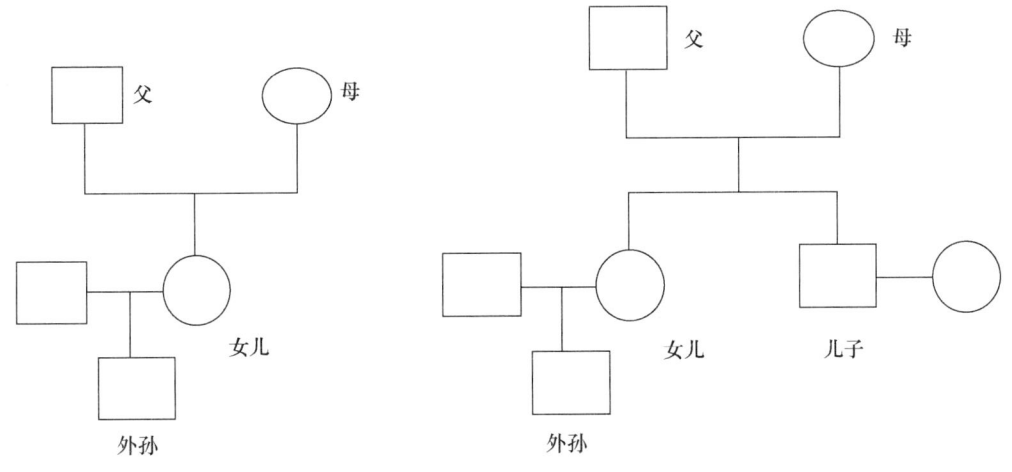

图 3-2　主干家庭示意图　　　　图 3-3　联合家庭示意图

3. 其他类型家庭 (other families)　家庭组合有别于上述传统家庭的形式,但执行的家庭功能类似,包括单亲家庭、单身家庭、同居家庭、同性恋家庭等。在我国,单身家庭和单亲家

庭也呈增多趋势，2011年单身家庭在我国已达到14%（中国统计年鉴，2010）。有研究显示，非传统家庭与传统家庭相比，身心问题的发病率更高，更需要来自外部的医疗保健照顾。

（二）家庭的内部结构

家庭的内部结构是指家庭内部运作机制，是对内部运作关系的描述，反映家庭成员之间的相互作用及相互关系。家庭的内部结构主要包括四方面：家庭角色、权力结构、沟通方式和价值观。

1. **家庭角色**　指人们在家庭中的特定身份和与其他成员之间的相互关系。家庭中人口越多，人们在家庭中充当的角色就越多，执行的职能也就越多。

一个人的一生中，需要扮演很多种角色，甚至在同一个时期，也需扮演多重角色。如何合格地扮演及变换各种角色，需要不停进行不同角色的学习、达到他人对其所扮演的角色的期待及角色认知、了解角色冲突的产生原因，最终能够成功扮演所需角色。

（1）角色期待：家庭角色属于社会角色的一种，人们需要按照社会和家庭为其规定的特定模式来规范其角色行为，称为角色期待。如家长对孩子的角色期待是希望孩子孝敬长辈、服从决定、学有所成、实现父母对其的愿望等。随着社会的发展，家庭中的角色期待也在发生着改变，如以往传统中对男女主人的家庭角色期待，定位于"男主外、女主内"的模式；但现在大多数家庭变成了男女共同外出工作、共同打理家务的现状。相应的，相关的角色期待也会随着实际角色承担的任务不同而相应调整。

（2）角色学习：家庭成员为实现角色期待，需要通过学习来完成相应的角色行为，这个学习过程称为角色学习。包括学习角色的责任、特权、态度和情感。角色学习是一种综合性的学习，是在与其他家庭成员互动和角色互补中进行的，符合社会学习的机制和规律。角色学习随着社会文化背景的改变需要不断适应角色的转变。

（3）角色认知：指对家庭各种角色的认识、态度和理解。包括对他人角色扮演的认同和对自己扮演角色的认识等。如丈夫会评价妻子是否是合格的，自己是否胜任了丈夫的角色等。

（4）角色冲突：当家庭成员实现不了其他人对其的角色期待，或适应不了角色转变时，便会在内心产生矛盾、冲突的心理，称角色冲突。角色冲突可由自身、他人或环境对角色期待的差异而引起。如父亲希望孩子能够培养自己独立的思考问题的能力，凡事尽量自己解决，母亲却希望孩子听话、顺从大人意愿，由此产生的矛盾让孩子无所适从，从而引发角色冲突。角色冲突常会导致个人身心产生问题，严重时甚至会影响家庭正常的功能。避免和解决家庭产生角色冲突是全科医生的主要工作内容之一。

家庭成员扮演家庭角色的好坏是影响家庭功能的重要因素之一，全科医生提供以家庭为单位的照顾中，应考虑到家庭角色的问题。全科医生一般依据以下五个指标来判断家庭角色的功能：①家庭对某一角色的期望是否一致；②各个家庭成员是否都能适应自己的角色模式；③家庭的角色模式是否符合社会规范，能否被社会接受；④家庭成员的角色能否满足成员的心理需要；⑤家庭角色是否具有一定的弹性，能否适应角色转换并承担各种不同的角色。如果对以上各指标做出了肯定的回答，则可以认为该家庭成员的家庭角色功能是充分的。

2. **家庭的权力结构**　家庭的权力结构是全科医生开展家庭照顾时的重要评估内容之一，它能够反映出谁是家庭事件的决策者，以及做出决定时家庭成员之间的相互作用方式。家庭的权力结构分为四种类型：

（1）传统权威型：以社会传统"规定"家庭的权威。如我国的封建社会，父亲常是一家之主，家庭成员认可其权威，并不考虑其社会地位、职业、收入、健康等方面。

（2）工具权威型：负责供养家庭、掌管家庭经济大权的人，被认为是家庭的权威人物。如妻子是家庭的主要经济来源，则妻子被认为是家庭的权威人物。

（3）分享权威型：家庭成员分享权力，共同决策做出决定，共同承担家庭义务。现代社会比较推崇这一类型。

（4）感情权威型：由家庭感情生活中起决定作用的人担当决策者，其他成员因对其感情而承认其权威。如中国家庭中，年幼者获得"至尊"地位，而至尊的年长者"俯首甘为孺子牛"。

家庭权力结构并非一成不变，它会随着家庭发展的各个阶段变化、家庭变故、社会价值观的变迁而变化，全科医生在进行家庭评估时应考虑这一特点。

3. 家庭成员的沟通方式　沟通是家庭成员之间交换信息、维护情感、调控行为的有效手段，是评价家庭功能是否正常的一个重要指标。沟通通过三个要素来实现，即信息的发送者（S）、发送的信息（M）和信息的接受者（R），即 S-M-R 传递。任何一个环节出现差错，都会导致沟通不良，家庭都会出现相应的问题。

Epstein 等根据家庭不同的沟通内容和方式，将沟通分成三个方面：

（1）沟通内容：分为情感式沟通与机械式沟通。沟通内容与情感有关时，称为情感式沟通，如"因为有你，我很幸福"；沟通内容是一般信息或与居家活动有关时，称为机械式沟通，如"上班去了"。

（2）信息表达：分为清晰的信息表达和经过掩饰的信息表达两种情况。前者如"过生日时你送我条水晶项链吧"，明确清晰提出了自己的生日要求；后者如"今天逛街我看到一条水晶项链，很适合作为生日礼物送人"，隐晦地表达了自己想要生日礼物的愿望。

（3）信息指向：信息若直接指向接受者，称为直接沟通，如"今天你把屋子收拾一下吧"；若是间接的，通过第三方传递的，称为间接性沟通，如母亲对孩子说"问问你爸晚上回不回来吃饭"。

一个功能正常的家庭，其家庭成员能够善于使用沟通的技巧，情感性的话语在这种家庭中出现的频率较高，家庭成员在表达其观点进行交流时，也往往能够清晰明了地和其他家庭成员进行直接有效的沟通。相反，当一个家庭已缺乏情感性沟通，机械性交流和间接性沟通都寥寥可数的情况下，显示其家庭功能已出现较为严重的障碍。

4. 家庭价值观　家庭价值观是指家庭判断是非的标准和对某件事情价值所持的态度。价值观常常在潜移默化中影响着家庭每个成员的意识和行为，其形成深受传统、宗教、社会文化环境等因素影响，在相同的社会环境中是很难改变的。

全科医生必须了解一个家庭的价值观，特别是家庭的疾病观和健康观，以便于确认健康问题在家庭中受重视的程度，进而与家庭一起制订出控制健康问题的具体计划。

三、家庭的功能

家庭的功能是满足家庭成员生理、心理及社会各方面的最基本需要，包括以下几个方面：

1. 满足情感需要的功能　在现代社会，家庭规模日趋缩小，新婚夫妇多数选择单独居住，促使家庭成员在情感和陪伴上彼此深深依赖，提供情感和陪伴已成为家庭的核心功能。

2. 满足性生活和生殖需要的功能　生育后代是一个家庭所特有的功能，同时满足了人们的性欲需要，来增进夫妻间的情感稳定性。

3. 抚养和赡养功能　抚养是指夫妻之间或家庭同辈人之间以及对下辈人的供养和照顾，体现了同辈人应尽的家庭责任和义务。赡养是指子女对家中长辈的供养和照顾，体现了下一代人对上一代人应尽的家庭责任和义务。随着我国的老龄化不断严重及子女数目的减少，社会的养老及福利制度还未完善，子女在老年人日常生活的照顾及精神上的慰藉方面负担日趋加重。

4. 经济的功能　家庭是社会经济分配和消费的最基本单元。家庭需要具备充足的经济资源，来满足家庭成员各种需要，特别是医疗保健的需要。

5. 社会化功能　家庭是最基本的社会单元，具备社会功能。家庭有责任担负起教育孩子的重任，培养下一代养成符合社会规范的行为，胜任自己的社会角色并使之适应社会。

6. 赋予成员地位的功能　美满和谐的家庭是家庭成员合法地位的保障。为家庭成员合法享有在经济、教育、社会、工作等方面的权利,家庭需要付出许多努力;在家庭生活当中,给予每位家庭成员相应的地位和权利,是其正常发挥社会功能的前提和保障。

四、家庭对健康和疾病的影响

(一) 遗传的影响

在一个家庭中,遗传因素不仅表现在外貌体态方面,更重要的是对家庭成员健康的影响。一些疾病与遗传因素息息相关。全科医生需要掌握识别一个家庭是否存在某种疾病的遗传倾向的相关知识技能,通过健康教育等手段提供预防措施,以及将此类家庭转介给遗传专家,帮助家庭得到及时诊治。

(二) 对儿童发育的影响

儿童身心发展的关键阶段多数是在家庭中发生。研究显示,功能不良的家庭中,儿童的身心发育更易出现问题。如生活在社会底层、住房条件拥挤、孕产妇保健不良、单亲家庭、父母忽视照顾孩子等家庭的儿童,相较于正常家庭而言,更易发生呼吸道疾病、肠道疾病、意外事故、行为情感障碍、慢性疾病等健康问题。

(三) 对疾病传播的影响

家庭是传染性疾病传播的主要场所。如结核病、病毒感染、肠道感染、性病及皮肤感染等,多为病毒性、细菌性及寄生虫疾病。社区卫生专业人员应当及时识别家庭中传染性疾病的发生发展状态,及时上报患者病情,协助进行家庭成员的隔离、诊治及环境消毒等工作,并在日常工作中做好家庭疾病传播的预防宣传工作。

(四) 对成人发病率和死亡率的影响

完整及和谐的家庭对于成年人的健康有重要的维护作用。有研究显示,在亲人去世的前一两年里,鳏夫和寡妇的死亡率有明显增加;对于孤寡、离异及单身的家庭,大多数疾病的死亡率远高于已婚家庭。Kraus 和 Lilienfeld(1959)研究发现年轻的鳏夫多种疾病的死亡率远高于正常家庭的男性。上述死亡率的增加导致了这些家庭更多地寻求咨询和利用医疗卫生保健服务。Medalie 和 Goldbourt(1976)指出有严重家庭问题的男性与家庭问题较少的男性相比,心绞痛的患病率要高出后者三倍。

家庭因素不仅影响家庭成员的疾病状态,也导致了医疗服务的利用增加。全科医生实施家访可能是解决家庭问题的一个重要手段。

(五) 对疾病恢复的影响

家庭支持是慢性病及残疾良好恢复的一个重要因素。Pless 和 Satterwhite(1973)发现,功能良好家庭成长的儿童,其慢性病恢复情况要远好于家庭功能不良的患病儿童。

(六) 家庭对求医行为、生活习惯与方式的影响

由于家庭形成了相同的价值观或健康观,家庭成员对疾病的求医行为及生活习惯往往也会相互影响。父母是否喜欢在身体不适时寻求医生咨询和指导,常常会影响到孩子在这方面的选择倾向。而不良的生活习惯如同传染病一样会影响到家庭的其他成员,进而明显影响到每个成员的健康。

第二节 家庭生活周期及其常见健康问题

一、家庭生活周期的概念

家庭生活周期(family life cycle)是指家庭遵循社会与自然规律而经历的产生、发展与消

亡的过程。通常由恋爱开始，逐步经历结婚、怀孕、抚养孩子、孩子离家、孩子成家、空巢、退休、丧偶独居等阶段。1997 年 Duvall 根据家庭在各个发展时期的结构和功能特点将家庭生活周期分为 8 个阶段，即：新婚期、第一个孩子出生、有学龄前儿童、学龄儿童、有青少年、孩子离家创业、空巢期和老化期。对各阶段的划分和每个阶段持续的时间及可能面临的家庭问题及特点见表 3-1。

表 3-1 家庭生活周期划分及各阶段面临的主要问题

阶段划分	持续时间	可能面临的家庭问题与特点
新婚	男女结合；持续约 2 年	各种家庭角色的学习与适应；性生活协调和计划生育；遗传问题等
第一个孩子出生	最大孩子介于 0～30 个月	婴幼儿健康照顾；父母角色的适应；养育和照顾孩子的经济和精神压力；哺乳期及围生期照顾；母亲的产后康复等
有学龄前儿童	最大孩子介于 30 个月～6 岁	儿童的身心发展；孩子主要需求和兴趣；孩子的教育；孩子的安全保护
有学龄儿童	最大孩子介于 6～13 岁	儿童的身心发展；上学与学业；鼓励教育；与其他学龄儿童家庭的融入和互动；营养与运动
有青少年	最大孩子介于 13～20 岁	青少年的教育与沟通；青少年的性教育；与异性的交往问题与引导；自由与责任
孩子离家创业	最大孩子离家至最小孩子离家；8 年	父母与子女的关系改变；亲子分离的适应；孩子结婚；父母孤独感；慢性病到来
空巢期	父母独处至退休；持续约 15 年	家庭关系重新调整和适应；空巢期父母自我兴趣发展；与孩子沟通；计划退休后的生活以及老化带来的一系列健康问题
家庭老化期	退休→死亡；持续约 10～15 年	社会角色的转变及适应；应对老化与各种健康；面对老伴和亲友死亡；经济与赡养

实际上并非每个家庭都要经历这 8 个阶段，家庭可在任何一个阶段开始或结束。由于这 8 个阶段是家庭发生身心健康问题比较突出的时期，进行人为划分，有利于全科医生对于要照顾的家庭处于哪一阶段有一个比较明确的定位，对该阶段常出现的健康问题有一个准确的把握和了解，以便于更具针对性地开展家庭保健服务。

全科医生在其服务中熟悉家庭生活周期及其所处阶段的意义在于：可帮助全科医生辨别患者家庭是否处于正常发展状态；全科医生可以根据家庭不同的发展阶段，预测和识别所服务的家庭在特定阶段可能或已经出现的问题，及时地进行健康教育和提供咨询，以采取必要的预防和干预措施。

二、家庭生活周期各阶段常见健康问题

（一）新婚期

新婚期常面临以下一些问题，处理不好常常会影响到家庭成员的身心健康：

1. 相互适应问题 新婚夫妇双方来自不同的家庭，有着不同的生活习惯、文化理念、价值观、健康观、疾病观及个性，双方需要互相迁就包容，良好合作，避免产生摩擦，影响正常的家庭生活及身心健康。

2. 人际关系问题 两个人的结合，实际是两个人背后两个大家庭的结合，需要接纳对方的家人亲友，处理并适应好新的人际关系。

3. 性生活与计划生育问题 和谐的性生活是维系夫妻情感的重要手段。对于新婚夫妻来

说,性生活的协调、计划生育儿女及遗传性疾病的检查和预防是家庭开始几年内的主题。

(二) 第一个孩子出生期

在第一个孩子出生期,一个家庭面临的主要问题表现在婴幼儿和父母两个群体。

1. 婴儿方面　主要面临的问题包括预防接种的实施、先天性疾病的发生、身心发育状况、营养状况、意外伤害等方面。

2. 父母双亲方面　包括父母亲角色的适应、养育和照顾孩子的经济和精神压力、哺乳期及围生期的照顾、母亲的产后康复与照顾、产后心理问题、产后与家庭其他成员的人际关系问题等。

(三) 学龄前儿童期

意外伤害与感染是这个时期儿童的主要健康问题。智力和人格发育在这个时期加速,父母的思想、性格和行为对这个时期的儿童具有重要意义,应该为儿童提供一个好的榜样和环境。孩子主要需求和兴趣的培养也是这个时期考虑的重要问题。

(四) 学龄儿童期

上学及学业问题、社会化形成、意外事故、感染、身体发育、营养、智力发育等是这个时期面临的主要问题。

(五) 青少年期

这个时期存在的主要问题包括:青少年自我认同和独立自主观念的形成与家庭要求的冲突、青少年与家庭其他成员的沟通问题、教育问题、性征发育引起的行为与性教育问题、青少年的自由和责任问题。

(六) 子女离家期

此期因孩子离家导致子女与父母关系重新调整与适应;父母开始感到孤独,但同时培养自我兴趣,并为将来退休养老进行计划;同时身体出现老化表现,慢性疾病开始出现。

(七) 空巢期

此期的父母角色内容与生活重心发生转移,从多口之家真正回到夫妻二人世界,需要重新适应新的家庭关系,建立新的生活目标,培养新的兴趣,常带来心理、精神方面的压力和疾病;夫妻性生活常出现新的危机,家庭成员身体出现明显老化过程,慢性病发生率增高。

(八) 老化家庭期

退休导致的收入下降、社会地位改变及社会关系变窄;祖父母的角色扮演;退行性变、疾病、依赖、失落、丧偶与孤独等是这一阶段主要问题。

第三节　以家庭为单位的全科医疗服务

在家庭生活周期的各个阶段,总会遇到各种问题、压力和困难,全科医生需要利用评估工具来了解家庭存在哪些压力事件,家庭成员身心受影响状况,熟悉家庭拥有内外部资源的丰富及利用程度,以便对家庭成员展开针对性的多方位医疗保健照顾。

一、家庭生活压力事件及其评估

(一) 家庭生活压力事件

家庭是释放情感、提供资源的重要场所,同时也是各种压力事件的主要来源。家庭压力主要来源于生活压力事件,包括家庭生活事件(离婚、丧偶、新成员加入等)、个人生活事件(伤病、生活环境改变等)、工作生活事件(退休、失业、工作调动等)和经济生活事件(大额贷款等)四类。有研究显示绝大部分生活压力事件来源于家庭生活事件。生活压力事件不仅仅是由负面事件导致，令人高兴的事件同样会引起较大的压力；因抗压能力的不同，同样的生活事件对不同的家庭或个人会产生不同的压力。

全科医生在其实际的诊疗过程中，应考虑患者的个体差异，并观察重要生活事件对患者的影响及其在疾病发生、发展中的作用，来评估压力作用的程度。

（二）家庭危机

1. 家庭危机产生过程　对压力事件的认知程度及应对压力事件所需家庭资源的多寡，决定了家庭应对压力的调适能力。若家庭资源充足，经过良好的调适，家庭可恢复到原有平衡状态，或达到新的平衡状态；若家庭内、外资源都不足，家庭成员对压力事件的认知不够，时间一久，家庭可陷于危机状态，即家庭危机（family crisis）。家庭出现危机后，通过一定的病态调适，会暂时处于一种病态平衡状态。当一些慢性的压力事件逐渐堆积，其所造成的压力超过个人和家庭所能承受的限度时，家庭便出现耗竭性危机，家庭功能最终会进入彻底失衡状态。

2. 引起家庭危机的常见原因　家庭危机引发的因素因家庭情况不同而各异，可大致分为以下四种类型：

（1）家庭成员增加：如结婚、意外怀孕、孩子出生、收养孩子等。

（2）家庭成员减少：如孩子离家、家中成员去世或意外死亡、离婚、分居等。

（3）不道德事件发生：违反社会或家庭道德规范的行为如家庭暴力、冲突、弃养、少年犯罪、酗酒、吸毒、对配偶不忠等。

（4）社会或家庭地位改变：如失业失学、家庭经济危机、政治上失意、患严重疾病、突然暴富或出名、职位提升等。

（5）家庭生活进入新的周期：如新婚、第一个孩子出生、有学龄儿童、有青春期少年、孩子离家、空巢期、退休、丧偶、独居等。家庭生活从一个周期过渡到另一个周期是一种紧张刺激，需要家庭成员重新适应，如果适应不良，就会出现家庭危机。

一般来说，家庭危机大致分为两种：耗竭性危机（exhaustive crisis）和急性危机（acute crisis）。当一些慢性的压力事件逐渐堆积到超过个人和家庭所能召集和动用的资源限度时，家庭便出现耗竭性危机。当一种突发而强烈的紧张事件迅速破坏了家庭的平衡时，即使能及时地得到新的资源，家庭也不可避免地要出现急性危机。核心家庭因内外资源有限，常受各种危机影响。

二、家庭资源及其在患者照顾中的作用

家庭在各个发展周期，总会发生各种压力事件和困难，严重时会导致家庭危机发生。为避免家庭危机的发生，解决好压力事件和困难，需要充分利用家庭资源。

（一）概念

家庭资源（family resource）是指家庭为维持其基本功能，应付紧张事件和危机状态所需要的物质和精神上的支持。家庭资源充足与否，直接关系到家庭及其成员对压力及危机的适应和处理能力。

（二）家庭资源的类型

家庭资源可分为家庭内资源和家庭外资源。

1. 家庭内资源——FAMLIS

（1）经济支持（financial support）：指家庭对成员提供的各种金钱和财物的支持。

（2）维护支持（advocacy）：指家庭对其成员名誉、地位、权利和健康的维护和支持。

（3）医疗处理（medical management）：指为家人提供及安排医疗照顾。

（4）情感支持（love support）：指家人对成员的关怀及精神支持，以满足家人的感情需要。

(5) 信息和教育支持（information and education support）：指为家人提供接受教育的各种支持，提供医疗咨询和建议，以及家庭内部的健康教育。

(6) 结构支持（structural support）：指家庭住所或设施的改变，以及家庭成员分工的转换和互补，以适应患病成员需求。

2. 家庭外资源——SCREEEM

(1) 社会资源（social resources）：指亲朋好友及社会团体的关怀与支持。

(2) 文化资源（cultural resources）：指文化、传统、习俗教育等方面的支持。

(3) 宗教资源（religious resources）：指来自宗教信仰、宗教团体的支持。

(4) 经济资源（economic resources）：指来自家庭之外的收入、赞助、保险、福利等。

(5) 教育资源（educational resources）：指教育制度、教育方式、获取教育资源的渠道和水平等。

(6) 环境资源（environmental resources）：指居所的环境、社区设施、公共环境等。

(7) 医疗资源（medical resources）：指医疗保健机构、卫生保健制度及卫生服务的可及性、可用性。

（三）家庭资源在患者照顾中的作用

全科医生可通过与患者及其家庭成员实施家庭访谈、绘制家系图等方式，了解患者家庭资源的状况，评估可利用的家庭内、外资源状况及丰富程度。当家庭内资源不足时，全科医生应当发挥协调者作用，帮助患者和家庭寻找可利用的外部资源，来应对患者家庭压力事件或度过危机，最终维护患者及其家庭成员的身心健康。

三、家庭评估的概念与工具

（一）家庭评估的概念

家庭评估（family assessment）是家庭照顾的重要组成部分，是使用一些评估工具，结合家庭有关资料，对家庭结构、功能、生活周期、家庭资源等方面进行判断，以了解家庭因素对家庭成员健康及疾病的影响，分析家庭哪些资源可供用于健康照顾。家庭评估有客观评估、主观评估、分析评估和工具评估等几种类型。客观评估是指对家庭的环境、背景、条件、结构和功能进行客观了解和评价。主观评估是指用自我报告或主观测验等方法了解家庭成员对家庭的主观感受、愿望和反应。分析评估是指利用家庭学原理、家庭系统理论和家庭发展的一般规律来分析家庭的结构和功能状况。工具评估是指利用预先设计好的家庭评估工具来评价家庭结构和功能的状况。

全科/家庭医疗中常用的家庭评估方法有：家庭基本资料的收集、家系图、家庭圈、家庭关怀度指数（APGAR 量表）、家庭适应度及凝聚度评估量表、P. R. A. C. T. I. C. E. 评估模型、ECO-MAP 图等，分别介绍如下。

（二）家庭评估常用方法和评估内容

1. 家庭基本资料　包括家庭环境、家庭各成员基本情况、家庭经济状况、家庭生活周期、家庭生活事件、家庭角色、家庭沟通、家庭资源及家庭价值观等。了解和收集家庭基本资料是全科医生做家庭评估最为常用、最为简便的方法。由于全科医生与患者及其家庭成员有着良好的医患关系和长期的照顾关系，对家庭基本资料的收集十分准确和完整。

(1) 家庭环境：包括家庭在小区的地理位置，距离社区机构的远近；家庭周围环境（空气、绿化、噪音、辐射等）；居家条件（居住面积、空间分配、居住设施、卫生条件、潜在危害、食物及饮用水安全等）；邻居关系（亲密或疏远）；社区服务状况（社区提供的服务项目、服务设施、可获得情况等）。

(2) 家庭各成员基本情况：包括每位成员的姓名、性别、年龄、受教育程度、职业、爱好、家庭角色及健康状况等。

(3) 家庭经济状况：家庭主要经济来源、收入及支出状况、消费理念及经济目标等。

(4) 家庭生活周期：家庭处于哪一个生活周期阶段。

(5) 家庭生活事件：包括已发生的和正在发生的家庭生活事件有哪些，未来可能发生的家庭生活事件是什么。

(6) 家庭角色：家庭每位成员扮演的家庭角色种类及胜任程度。

(7) 家庭沟通：家庭成员之间的各种沟通情况。

(8) 家庭资源：家庭有什么内外资源，丰富程度如何及原因，利用情况如何及原因等。

(9) 家庭价值观：家庭具备的健康观和认识观如何，是否具备或实施家庭保健及自我保健的行为等。

2. 家系图

(1) 概念：家系图（genogram，family tree）是描述家庭结构及家庭成员之间关系的结构图，反映一个家庭的结构形式、家庭成员的疾病史、家庭成员疾病间有无遗传的联系、家庭关系及家庭重要事件等，是使医生能在短时间内客观掌握一个家庭综合信息的家庭评估工具。家系图一般在10～15分钟内完成，相对比较稳定，变化不会太大，可作为家庭的基本资料存于健康档案中，为全科医生更好开展以家庭为单位的照顾提供了实用有价值的信息资料。

(2) 家系图的制作：标准的家系图有3代或3代以上的家人，包括夫妇双方的所有家庭成员。具体画法应遵循以下原则：①一般包含至少三代人；②可以从最年轻的一代开始向上追溯，也可以从患者这一代开始分别向上下展开；③夫妻之间，男在左，女在右；④同代人中年龄大的排在左边，年龄小的排在右边，并在每个人的符号旁边注上年龄、出生或死亡日期、遗传病或慢性病等资料。还可以根据需要，在家系图上标明家庭成员的基本情况和家庭中重要的事件、结婚和离婚日期等；⑤用虚线圈出在同一处居住的成员；⑥使用简明扼要的符号，并说明所使用的所有符号。

(3) 家系图中的符号：家系图绘制中经常使用的符号，详见图3-4。家系图绘制范例见下图3-5。对家系图绘制和相关信息的记录是一个连续过程，随着全科医生对患者及其家庭照顾的延续，还会在原有家系图上记录更多的家庭相关信息。

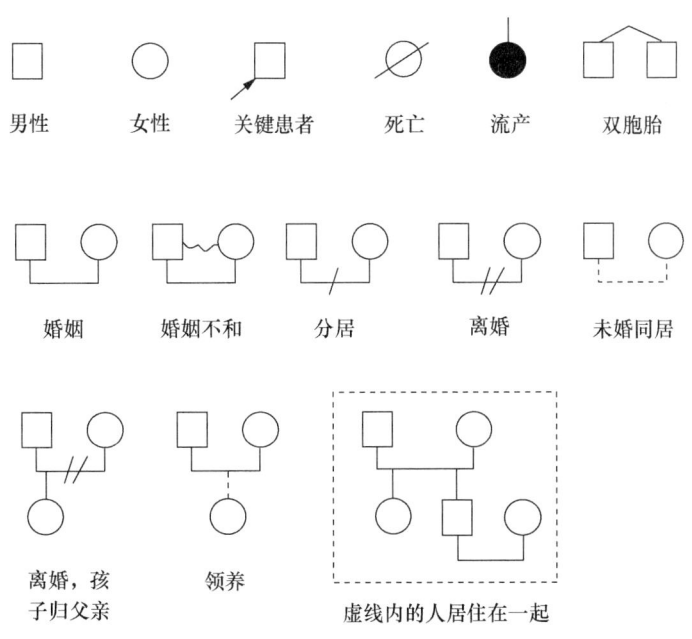

图3-4 家系图常用符号

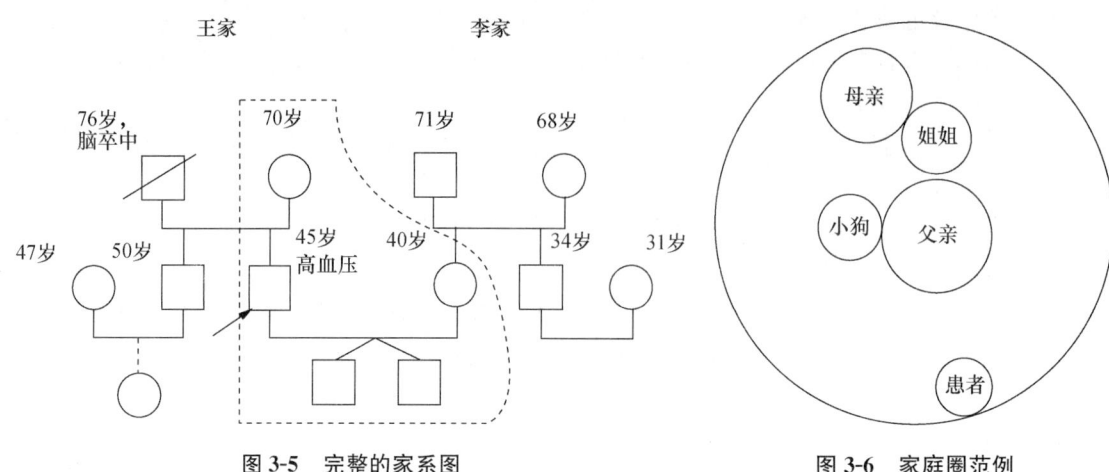

图 3-5　完整的家系图　　　　图 3-6　家庭圈范例

3. 家庭圈　家庭圈（family circle）是由患者描述其家庭内情感关系疏远程度的一种主观评价方法。家庭圈的做法是：先让患者画一个大圈代表家庭，再在大圈内画上若干小圈，分别代表患者自己和其认为重要的家庭成员。由于文化背景的差异，患者也可以在大圈内画出他认为对他很重要的"家庭"的其他部分，如家庭中的宠物等。小圈本身的大小代表权威或重要性的大小，圈与圈之间的距离代表关系亲密的程度，小圈在大圈内的位置代表其家庭地位。患者完成后在医生引导下向医生解释图的含义，从而使医生了解患者的家庭情况，家庭圈只反映患者当时看病时的主观心理状态，需要持续修正，并不像家系图稳定。家庭圈范例见图 3-6。图中反映的是一名患者的家庭关系，他认为父亲是家庭中的核心人物和权力中心，在患者心中占有重要的地位；母亲其次，母亲和姐姐比较亲密，家里的宠物受到父亲的宠爱，而患者自认为在家里受到冷落，没有地位，处在家庭边缘。

4. 家庭关怀度指数（APGAR 量表）　APGAR 量表是 1978 年由 Smilkstein 设计的测量家庭功能的简易问卷，主要是用来了解家庭成员对家庭功能的主观满意度。因问题较少、评分容易而广为基层医疗工作中采用。其内容有五项指标：适应度（Adaptation）、合作度（Partnership）、成熟度（Growth）、情感度（Affection）和亲密度（Resolve），称为 APGAR 家庭评估量表。每项指标含义详见表 3-2。在实施测量时，常将量表转化成问卷形式，由受测者作答，详见表 3-3。

表 3-2　APGAR 评估量表的名称和含义

名称	含义
1. 适应度（Adaptation）	家庭遭遇危机时，利用家庭内、外资源解决问题的能力
2. 合作度（Partnership）	家庭成员分担责任和共同做出决定的程度
3. 成熟度（Growth）	家庭成员通过互相支持所达到的身心成熟程度和自我实现的程度
4. 情感度（Affection）	家庭成员间相爱的程度
5. 亲密度（Resolve）	家庭成员间共享相聚时光、金钱和空间的程度

表 3-3　家庭功能 APGAR 评估问卷

内容	经常	有时	很少
1. 当我遇到问题时，可以从家人得到满意的帮助	□	□	□
2. 我很满意家人与我讨论各种事情以及分担问题的方式	□	□	□
3. 当我希望从事新的活动或发展时，家人都能接受且给予支持	□	□	□
4. 我很满意家人对我表达感情的方式及对我的情绪的反应	□	□	□
5. 我很满意家人与我共度时光的方式	□	□	□

该问卷共分两部分。第一部分：测量个人对家庭功能的整体满意度，共 5 个题目，每个题目代表一项家庭功能。这 5 个问题有 3 个答案可供选择，若答"经常"得 2 分，"有时"得 1 分，"很少"得 0 分。将 5 个问题得分相加，总分 7~10 分表示家庭功能良好，4~6 分表示家庭功能中度障碍，0~3 分表示家庭功能严重障碍。另外，通过分析每个问题得分情况，可以粗略了解家庭功能障碍的基本原因，即哪一方面的家庭功能出了问题。第二部分：了解受测者与家庭其他成员间的个别关系，分良好、较差、恶劣 3 种程度。

5. 家庭适应度及凝聚度评估量表（Family Adaptability and Cohesion Evaluation Scale，FACES 量表） FACES 量表用于判断出所评估家庭的适应度及凝聚度。家庭凝聚度是指家庭成员之间相互的感情联系；反映了成员与其家庭之间联系或分离的程度。FACES 量表分为三种，分别用于成人家庭、有青少年的家庭和年轻夫妇双人家庭。每种问卷都由 30 个问题组成，以成人家庭问卷（FACESII 成人问卷）为例，详见表 3-4。每一问题都有相对应的 5 分制分数。评估步骤为：先将受试者所答各题的分数用表 3-5 的方法算出凝聚度和适应度的得分；然后，根据表 3-6 找出得分所对应的凝聚度和适应度的性质；最后，可以按照 Circumplex 模型（详见图 3-7）判断该家庭所处的家庭类型。

表 3-4 FACESII 成人问卷

		从不 1	很少 2	有时 3	经常 4	总是 5
1	遇到困难时，家人能互相帮助	1.☐	☐	☐	☐	☐
2	在家里，每个人能自由发表意见	2.☐	☐	☐	☐	☐
3	同外人讨论问题比同家人容易	3.☐	☐	☐	☐	☐
4	做出重大的家庭决定时，每个家庭成员都能参与	4.☐	☐	☐	☐	☐
5	家庭成员能融洽地相聚在一起	5.☐	☐	☐	☐	☐
6	在为孩子定规矩时，孩子也有发言权	6.☐	☐	☐	☐	☐
7	家人能一起做事	7.☐	☐	☐	☐	☐
8	家人能一起讨论问题，并对做出的决定感到满意	8.☐	☐	☐	☐	☐
9	在家里，每个人都各行其事	9.☐	☐	☐	☐	☐
10	家务活由各家庭成员轮流承担	10.☐	☐	☐	☐	☐
11	家庭成员互相了解各自的好友	11.☐	☐	☐	☐	☐
12	不清楚家里有哪些家规	12.☐	☐	☐	☐	☐
13	家庭成员在做决定时同其他家人商量	13.☐	☐	☐	☐	☐
14	家庭成员能畅所欲言	14.☐	☐	☐	☐	☐
15	我们不太容易像一家人那样共同做事	15.☐	☐	☐	☐	☐
16	解决问题时，孩子的建议也予以考虑	16.☐	☐	☐	☐	☐
17	家人觉得互相很亲密	17.☐	☐	☐	☐	☐
18	家规很公正	18.☐	☐	☐	☐	☐
19	家庭成员觉得同外人比同家人更亲密	19.☐	☐	☐	☐	☐
20	解决问题时，家庭成员愿意尝试新途径	20.☐	☐	☐	☐	☐
21	各家庭成员都尊重全家共同做出的决定	21.☐	☐	☐	☐	☐
22	在家里，家人一同分担责任	22.☐	☐	☐	☐	☐
23	家人愿意共同度过业余时间	23.☐	☐	☐	☐	☐
24	要改变某项家规极其困难	24.☐	☐	☐	☐	☐
25	在家里，各家庭成员之间互相回避	25.☐	☐	☐	☐	☐
26	出现问题时，我们彼此让步	26.☐	☐	☐	☐	☐
27	我们认同各自的朋友	27.☐	☐	☐	☐	☐
28	家庭成员害怕说出心里的想法	28.☐	☐	☐	☐	☐
29	做事时，家人喜欢结对而不是形成一个家庭群体	29.☐	☐	☐	☐	☐
30	家庭成员有共同的兴趣和爱好	30.☐	☐	☐	☐	☐

表 3-5 计算凝聚度和适应度的方法

凝聚度	适应度
① 第 3、9、15、19、25、29 题得分之和	① 第 24、28 题得分之和
② 用数字 36 减去步骤①的结果	② 用数字 12 减去步骤①的结果
③ 其余所有奇数题及第 30 题得分之和	③ 其余偶数题得分之和（除外第 30 题）
④ 步骤②和③的结果之和	④ 步骤②和③的结果之和

表 3-6 凝聚度和适应度得分的转换表

凝聚度	0～50	51～59	60～70	71～80
	破碎	分离	联结	缠结
适应度	0～39	40～45	46～54	55～70
	僵硬	有序	灵活	混乱

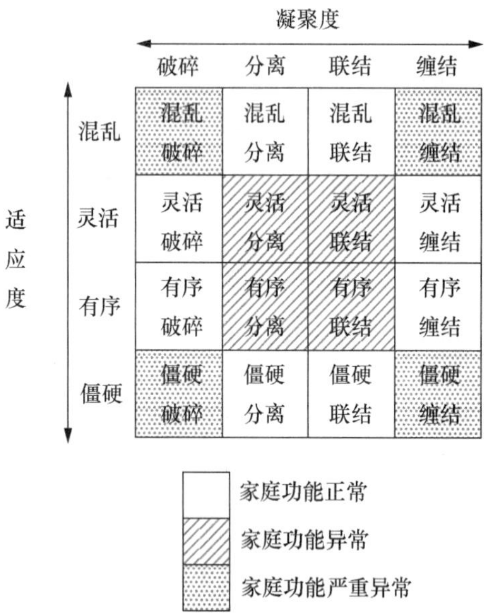

图 3-7 Circumplex 模型（将家庭分成 16 种类型）

6. P. R. A. C. T. I. C. E. 评估模型 是以问题为中心的家庭评估工具。字母分别代表评估中一项独立的内容，为全科医生进行家庭评估时组织和记录家庭资料提供一个基本结构性框架。此工具常用于评估医疗、行为和人际关系等相关问题，在一些国家的全科医学住院医师培训应用较多。

展现问题（Presenting Problem）：描述家庭中存在的问题，如与家庭成员所患健康问题或疾病，及管理中的相关问题。

家庭结构和家庭角色（Role and Structure）：家庭成员各自在家庭中扮演的角色以及其在成员健康问题/疾病控制中的角色。

影响（Affect）：家庭成员所患健康问题/疾病对家庭的影响，家庭成员对患病成员的健康问题/疾病影响与感受。

交流（Communication）：家庭成员间的语言表达和相互交流状况。

家庭生活周期（Time in Life Cycle）：家庭所处家庭生活周期的阶段。

家族的疾病史（Illness in Family, Past and Present）：家族疾病史、家庭成员的患病状况、家庭成员对患病成员健康状况的理解和担心情况。

应对压力（Coping with Stress）：家庭成员适应婚姻、家庭以及所患健康问题/疾病等带来的压力的情况。

生态学（Ecology）：家庭生态学情况，如家庭内外资源的情况，家庭的支持度等。

在基层医疗服务中，全科医生经常会到患者家里进行访视或会谈，了解家庭中与健康照顾相关的情况，在此过程中如果能够较好地运用 P. R.. A. C. T. I. C. E. 评估资料模型收集资料，将更有利于全科医生对患者及其家庭进行系统的干预和健康照顾。

7. ECO-MAP 图 通过 ECO-MAP 图描述家庭外部资源的丰富程度及利用程度，进行归纳分析，对家庭进行评估。各外部资源圈的大小表示资源的多少，不同的连线表示联系的强度。全科医生通过 ECO-MAP 图可以掌握所要照顾的家庭外部资源的实际情况，进而充分发挥协调者的作用，调配家庭外部资源，为患者及家庭提供有效干预。图 3-8 中以空巢家庭为例，可以看出医疗资源、文化资源、环境资源和社会资源是这个家庭比较丰富的外部资源，并且利用程度也较高。

四、家庭生活周期的照顾

全科医生通过了解家庭生活压力事件、评估家庭功能状态及家庭资源的多寡，有针对性地对处于各期的家庭提供相应的医疗保健服务及照顾。

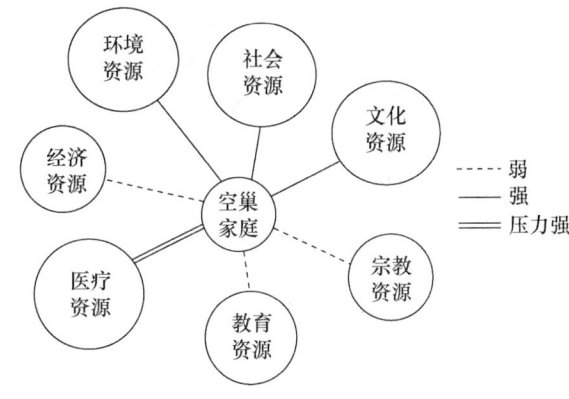

图 3-8 ECO-MAP 图

（一）新婚时期

此期的预防保健应从婚前健康检查开始，开展性生活知识和遗传性疾病的咨询与教育；进行性生活指导和计划生育指导；实施婚后家庭功能评估。

（二）第一个孩子出生期

1. 婴儿方面 提供新生儿的预防保健服务，包括预防接种、体检防止先天性疾病、观察心身发育情况、营养评估、预防意外伤害发生、维护心理正常发育。

2. 父母亲方面 帮助夫妻适应父母亲角色；为父母亲照顾婴儿而产生的经济及精神压力提供解决方案的咨询和支持；对母亲产后身体恢复与照顾的实施；减轻母亲产后的抑郁焦虑、缓解母亲与其他成员关系紧张等心理家庭方面的问题。

（三）学龄前儿童期

全科医生应以一级预防为主，帮助家长促进孩子的成长发育；以家庭环境的安全、营养的均衡调配和良好习惯的建立为工作的重点。要让父母了解孩子发展的基本状况，并提供有关孩子的行为问题、情绪问题、个性问题等方面的咨询。

（四）学龄儿童期

全科医生进一步协助家长促进儿童的身心发展；学龄儿童进入学校，与家庭之外的环境、个人开始接触，学习与适应社会规范、道德观念，与别人沟通，建立父母、家人之外的人际关系，家庭医生要帮助家长了解孩子的主要需求，引导建立良好的学习兴趣。并且在保护儿童安全方面提供咨询和指导。

（五）青少年期

此期是青少年身心发展变化最显著的阶段，第二性征及性功能开始出现。心理方面，青少年自认为已长大成人，开始追求独立自主，常常表现出叛逆行为；而此时在父母眼里，青少年仍旧是未长大的孩子，仍旧用原有方式与孩子沟通，常常导致冲突发生。全科医生需要以对待成人的方式来和青少年进行沟通并提供性教育和指导；同时给予父母帮助，让他们理解与孩子之间平等自由沟通的重要性，帮助家庭解决青少年的行为问题及协调青少年与家庭间的冲突，增进青少年和家庭的健康。

（六）子女离家期

此期的一个特征是父母与孩子之间已经完全转变成成人之间的关系。全科医生需要及时向父母提供咨询和帮助，让其理解成人式沟通的必要性，以及孩子离家后夫妻双方需要适应二人世界生活，协助家庭调整生活的重心，处理因不良适应而产生的心理症状；并在躯体疾病的发生方面负起更多的责任。

（七）空巢期

全科医生要兼顾此期家庭成员的身体及心理照顾。在身体方面，慢性病发病率开始增高，医疗资源利用也在增加。除了诊治疾病，全科医生还要为这种家庭的成员提供针对性的临床预防服务,并特别关注一些与年龄有关的疾病,如心血管疾病、关节炎、骨质疏松、前列腺肥大等。在心理社会方面,由于孩子彻底离家,家庭关系重新调整,夫妻关系会出现新的问题,全科医生需要帮助夫妻度过这种危机,并且为夫妻自身兴趣的发展提供指导,避免孤独。此阶段经济方面的储备也是必不可少的。

(八)家庭老化期

此期的家庭成员已步入老年期,躯体疾病接踵而来,需要家庭医生提供定期上门随访、指导用药、检查家庭环境安全、营养指导等服务;老化期的老年人,由于多数子女不在身边,经济方面依赖性较高,常常感到失落和孤独,抑郁症和焦虑症发生率较高,需要家庭医生为主的社区卫生团队提供全面贴心的养护服务,政府需要健全社会养老网络,让处于家庭生活周期末端的老年人安度晚年。

五、家庭咨询

咨询(counseling)是通过人际交往和人际关系而实施的一种帮助、教育和增长过程,是一种面对面的交往过程。咨询者不是要代替人们做出明智的决定,而是帮助他们做出明智的决定。在一种互相信任、平等相处的环境下,咨询者通过运用自己的交往技巧和专业知识来帮助人们认识问题,做出正确的决定并有效解决问题。

全科医生实施家庭咨询的对象是整个家庭,而不是家庭中的某个或某些人。每次实施咨询时,全科医生要面对的是家庭中的几个或所有成员。家庭咨询的内容是所有成员共同面临的家庭问题,常常是一种家庭关系问题。紧张的家庭关系是由多方面因素综合造成的结果,往往会引发家庭冲突。如扩展家庭中的婆媳关系存在不睦,此时身兼儿子和丈夫角色的男性的作用尤显重要,如果扮演不当,在父母面前呵斥甚至打骂妻子,或者在母亲面前无原则袒护妻子,则很容易造成家庭关系紧张或者恶化,导致感情出现危机。一个功能良好的家庭,往往在出现紧张的家庭关系时,能够通过丰富的家庭内部资源有效化解问题,如大度睿智的公公能够在紧张的婆媳关系中起到润滑缓和效果。但若家庭处于功能障碍的状态或者外部的干扰超出了家庭本身的应付能力,如突如其来的丧子之痛引发的家庭危机,很有必要由全科医生实施家庭咨询及家庭治疗来提供必要专业的帮助,以解决问题。

常见的家庭咨询主要针对以下内容:家庭遗传学咨询、婚姻咨询、家庭关系问题、家庭生活问题、子女教育和父母与子女的关系问题、患病成员的家庭照顾问题、严重的家庭功能障碍。要有效提供以上咨询服务,需要全科医生具备扎实的多专业、多角度的知识和技能,和服务对象保持融洽和睦的医患关系,以及高情商娴熟的交流技能和充满热情的工作态度。

六、家庭治疗

家庭治疗是一种综合性的、广泛的家庭关系治疗,治疗者通过采取有效的干预措施,影响家庭动力学的各个方面,从而使家庭建立新型的相互作用方式,改善家庭关系,最终维护家庭的整体功能。家庭治疗包括了家庭咨询的所有内容,但比家庭咨询更广泛、全面。当家庭功能发生障碍、家庭关系产生危机,家庭咨询仍旧无法处理时,则需要实施家庭治疗来解决相关问题。家庭治疗的过程可归结为以下5个基本的方面:会谈、观察、家庭评估、干预和效果评价。实施家庭治疗时,以上内容交替进行,逐渐达到改善家庭功能之目的。

全科医生要提供家庭治疗服务,必须接受专门的训练。有些国家在全科医学继续教育或会员资格(fellowship)项目中设有专门的关于该方面训练项目,项目时限一般为1~2年;真正合格的家庭治疗师,应接受规范的家庭治疗师训练项目,训练时限较长。从多数国家所实施的全科医学培训项目看,家庭治疗并未成为全科医生的训练必需内容。而全科医生在诊疗中遇到比较复杂的家庭问题,常将患者转诊给家庭治疗师进行照顾。但是全科医生需要掌握家庭治疗的基本框架和基本原理，是构建家庭咨询服务的重要基础。

七、家庭访视

由于疾病谱的转变，老年人口比例的快速上升，住院困难及费用的迅速攀升，大量的慢性病患者及残疾人群需要在家庭中完成疾病后期或恢复期的治疗和康复。以全科医生为主的社区卫生工作者提供的家庭访视（home visit）服务成为解决以上问题的重要手段之一。全科医生实施家庭访视，一方面是患者及其家庭的需求所致，另一方面也是社区卫生服务机构主动提供的上门服务内容之一。

（一）家庭访视的意义

1. 家庭是个人健康和疾患的重要背景　只有通过家访了解到完整的家庭背景资料，才能客观、真实地评价个人的健康问题，分析家庭与个人健康的相互作用，找到问题的真正原因，发现真正的患者，做出正确的诊断，最终有效解决个人的健康问题。

2. 家庭是解决个人健康问题的最佳场所和有效资源　只有通过家访，才能鼓励家庭对个人的疾患做出恰当的反应，才能动员家庭的内、外资源，帮助患病的成员获得康复。

3. 家庭是全面评估个人健康危险因素的主要环节　只有通过家访，全科医生才能接触到没有就诊的患者和健康的家庭成员，才能接触早期的健康问题或全面评价个人的健康危险因素，有利于全科医生做出早期诊断并提供综合性的预防保健服务。家访扩大了全科医生的服务范围，提高了全科医生的服务效率和效益，有利于降低医疗费用。

4. 家庭是解决家庭问题、维护家庭健康的必由之路　只有通过家访，才能建立系统、完整的家庭健康档案，从而全面评价家庭功能，发现功能障碍的家庭或处于危机状态的家庭，并找出家庭问题的根源；家庭咨询或家庭治疗也必须通过家访来实施，维护家庭的健康，最终维护个人的健康。

5. 家庭是促进医患关系和谐发展的重要场所　只有通过家访，才能对每一个家庭成员及整个家庭获得深刻的了解，才能与个人及其家庭建立朋友式的医患关系。对个人及其家庭的深刻了解和朋友式的医患关系是全科医生在社区中解决个人及其家庭健康问题的重要的基础。

6. 家庭是特殊患者医疗保健的根据地　通过家访，可以满足一些特殊患者（如老年人、残疾人、长期卧床的患者、不愿住院的患者、临终患者等）及其家庭对医疗保健服务的需求，方便了群众，降低了医疗费用，而且往往能取得比住院更理想的效果。

7. 家庭是全科医生积累实践经验的重要场地　家访有利于观察患者对治疗的反应、患者真正执行医嘱的情况，有利于评价家庭照顾的质量，有利于指导患者在家庭中获得康复，而以上活动可以丰富全科医生的实践经验。

8. 家庭是开展全科医学研究的重要途径和全科医学教育的重要环节　通过家访，研究人员能够实地掌握第一手资料，为开展科学研究提供真实数据；医学生通过家访实践，才能切实掌握以家庭为单位的服务技能。

（二）家庭访视的种类

根据家庭访视目的的不同，可将家庭访视分为三个类别：

1. 评估性家庭访视　目的是对照顾对象的家庭进行评估，通常是一次性的，常用于有家庭问题或心理问题的患者，以及年老体弱患者的家庭环境考察。

2. 连续照顾性家庭访视　目的是为患者提供连续性的照顾，常定期进行，主要用于患有慢性病或行动受限的家庭病床患者，以及临终的患者。

3. 急诊性家庭访视　目的是临时处理患者或家庭的紧急情况，多为随机性的。

（三）家庭访视的适应范围

1. 初次接诊的新患者。

2. 新生儿的家庭。
3. 行动不便者。
4. 不明原因不遵医嘱的患者。
5. 患多种慢性病的老人：许多慢性病患者特别是老年患者的活动范围常常局限于家庭之中，如类风湿性关节炎、充血性心力衰竭、多发性硬化症、脑卒中偏瘫等。医生的定期家访不仅有利于慢性病患者的治疗和康复，也减轻了家庭的负担。
6. 有心理社会问题的患者。
7. 某些急症患者：一过性的严重疾患如重感冒；搬动会加重疼痛的疾患如坐骨神经痛；活动有加剧病情的危险且患者有这方面的严重焦虑如急性哮喘发作、心肌梗死；转诊到医院之前需要进行一些治疗的患者，如减轻疼痛、复苏、心源性哮喘的处理；传染病患者等。
8. 临终患者及其家庭：临终患者在自己熟悉的家庭环境中面对死亡会显得很平静。全科医生可以在家访时为临终患者提供必要的医疗服务和临终关怀服务，还可以为处于悲伤、混乱中的家庭成员和处于危机中的整个家庭提供必要的指导、援助和保健。
9. 需要做家庭结构和功能评价者：在诊所中评价家庭的功能常常不如在家庭中评价那样准确和全面。患者在家庭中能更轻松地表达他们的感情，会揭示出一些深层的感情矛盾和家庭危机。只有通过家访，全科医生才能发现另一个人的存在和患者尚未注意到的问题。
10. 需要实施家庭咨询与治疗者：系统的家庭咨询和家庭治疗常涉及家庭的每一个成员，只有在全体成员共同参与的情况下才能取得理想的效果。家庭咨询和家庭治疗在家庭原有的环境中进行最理想。因此，家访是实施家庭咨询和治疗的最有效手段。
11. 出院患者的持续治疗和康复：需要全科医生通过家访正确评价患者的适应或恢复情况以及所遇到的问题、对医嘱的顺从性、对药物的反应情况等，以便及时调整治疗方案。

（四）家庭访视的程序

1. 评价家访的必要性；
2. 确定家访的目的；
3. 填写家访卡，制订家访计划；
4. 通知将要家访的家庭；
5. 携带家访工具和资料，实施家访；
6. 确定和预约下一次家访；
7. 家访记录和报告撰写。

八、家庭病床

（一）概念

家庭病床（hospital bed at home）是以家庭作为护理场所，选择适宜在家庭环境下进行医疗或康复的病种，让患者在熟悉的环境中接受医疗和护理，既有利于促进病员的康复，又可减轻家庭经济和人力负担。家庭病床的建立使医务人员走出医院大门，最大限度地满足社会医疗护理要求，服务的内容也日益扩大，包括疾病普查，健康教育与咨询，预防和控制疾病发生发展；从治疗扩大到预防，从医院内扩大到医院外，形成了一个综合的医疗护理体系；家庭病床是顺应社会发展而出现的一种新的医疗护理形式，其根本目的是为个体提供高质量、及时的、符合成本-效益的卫生服务，从而使患者能维持高度的生活自主性和生命质量。

（二）全科医疗服务中家庭病床的发展

家庭病床服务是社区卫生服务的一种重要形式，是适应人口老龄化形势需求、方便社区患者获得连续性卫生服务、提高基本医疗服务可及性的有效手段。

在国外全科医疗服务中家庭病床服务是家庭访视的内容之一。在我国，20世纪50年代，天津等城市曾推行过家庭病床，在一定程度上解决了看病难、看病贵的问题，被认为是行之有效的医疗服务方式。之后为了满足患者及家庭的医疗服务需求，而作为一种独立的医疗照顾模式在各级医院中以家庭病床科的形式开展。1984年，卫生部制定了《家庭病床暂行工作条例》，将家庭病床服务纳入规范化管理轨道，多年来医疗服务机构一直遵循该条例的规定与要求。

由于家庭病床弥补了专业医疗机构病床的相对不足，适应了以人为本的卫生服务模式，控制了医疗费用的过快增长，也避免了医院住院中的交叉感染。患者在其所熟悉的环境中接受治疗，满足了心理需求，得到了更多的家庭支持，有利于患者的康复。在20世纪90年代，家庭病床的服务内容和工作模式深受患者和家属的欢迎。

随着全科医学人才的不断培养和社区卫生服务队伍的不断壮大，社区卫生服务的可及性得到进一步发展，家庭病床作为社区卫生/全科医疗服务的重要形式之一受到社区居民的重视。在社区卫生服务机构提供的家庭病床服务中，强调遵循生物-心理-社会医学模式来提供六位一体的卫生服务，大大改善了医患关系，更有利于病患的康复。患者和家庭对全科医疗中家庭病床服务的要求也较其他专科医疗服务更加细致。而通过对家庭病床患者的系统、整体、连续的观察和诊治，也提高了家庭病床医生的技术水平等诊疗质量。

各地卫生行政部门对家庭病床服务给予了足够的重视，将家庭病床作为该地区社区卫生服务的重要组成部分，很多地区都规定了社区卫生服务中患者申请建立家庭病床的标准和收费标准。全科医疗中的家庭病床服务进一步走向规范。

（三）家庭病床的主要任务

1. 做好对建床患者的医疗服务，如静脉点滴、肌内和静脉注射、针灸和按摩、外科换药、取化验标本、化疗、心电图检查、小型理疗、灌肠治疗、喷雾吸入治疗、B超检查、胃肠检查、心理咨询和健康咨询等。
2. 扩大预防，开展健康体检、疾病普查、防治疾病。
3. 开展家庭条件下的康复医疗。
4. 宣传、普及防治疾病、全科医学保健知识。
5. 选择适当病种，进行疗效观察，研究治疗、预防和康复措施，不断加以总结。

（四）家庭病床的收治对象

家庭病床的收治对象是诊断明确、病情稳定、适合在家庭条件下进行检查、治疗和护理的患者。一般包括：

1. 诊断明确、病情稳定、适合在家庭医疗的老年病、常见病、多发病患者。
2. 出院后恢复期仍需治疗、康复的患者。
3. 老弱病残到医院连续就诊困难的患者。
4. 适合家庭病床治疗的部分妇产科、传染病、职业病、精神病患者。
5. 晚期肿瘤需要支持治疗和减轻痛苦的患者。

（五）家庭病床的管理

1. **家庭病床的建立**　通常由患者或其家属提出建立家庭病床的申请，由所在社区卫生服务中心或站的全科医生到患者家中对其进行初步评估，确定是否达到建立家庭病床的标准。明确家庭病床管理的责任医师和上级医生。上级医生一般由资深经验丰富的全科医生承担。

2. **制订详细的家庭病床管理方案**　全科医生要全面评价患者的病情、家庭环境、家庭资源等情况，为患者制订详细具体的家庭病床管理方案，包括健康问题的治疗方案、查房的频率、患者在家庭中接受照顾的注意事项、家庭及时寻求医疗照顾和自行转诊指征、家庭成员在健康问题照顾中的责任和义务等。该计划在执行前务必得到患者家庭成员的认同。

3. **定期的查房和评估**　根据所制订的家庭病床管理方案，对患者家庭进行规律的家庭访视、观察病情变化、组织积极的治疗和照顾，并根据病情变化和综合评估的结果调整管理方案。

对于低年资医生负责管理的家庭病床，应考虑制定上级医生定期的查房制度。对于病情较重和病情变化不稳定的患者可以及时地转诊和请专科医生来会诊。

4. 对家庭病床的综合评价　为提高家庭病床服务的质量，对家庭病床进行科学化的管理，探索家庭病床管理的有效模式，全科医生在管理家庭病床患者的过程中除了应注意过程性评价外，还应注意对家庭病床的服务效果进行综合性评价。一般来说，家庭病床的综合评价分主观和客观评价，前者包括病床患者满意度、患者家属满意度、医护人员满意度、社区卫生服务团队的支持度等内容；后者包括家庭病床患者社会心理功能、生理功能以及经济学评价，此外还包括家庭病床的效果和效益评价。

5. 签订必要的知情同意书　在家庭病床的管理中会存在各种潜在的医疗风险，全科医生在提供照顾的过程中尽量坚持有利的原则，趋利避害。在保护患者的同时，也应注意保护自己在医学伦理与法律上的各种权利。在某些医疗操作执行前，须注意跟患者家庭中处于权利中心地位者交代医疗操作的潜在风险，并请其签订知情同意书，以减少或避免伦理纠纷。

（赵亚利）

思 考 题

1. 家庭的定义是什么？
2. 家庭的类型有哪些？
3. 家庭生活周期的划分及其意义是什么？
4. 家系图的绘制与阅读。
5. 家庭照顾有关内容。

第四章　以社区为基础的基层医疗

社区是个人及家庭日常生活、社会活动和维护自身健康的重要场所和可用资源，也是影响个人与家庭健康的重要因素，以社区为基础的基层医疗（community-oriented primary care, COPC）是全科医学的一项基本特征。社区在全科医疗服务中对于全科医生来说更重要，提供以社区为范围的医疗保健服务是全科医生的基本职责。以社区为基础的健康照顾理论指导着全科医生在为患者提供服务的过程中，不仅着眼于个体患者健康问题的医疗照顾，还要考虑社区人群整体健康状况和医疗保健问题。

第一节　社区及社区常见健康问题

一、社区的定义与要素

（一）社区的概念

"社区"（community）一词来源于拉丁语，原意是"亲密的关系和共同的东西"。在现代社会学中，社区是指居住在一个地区内共同生活的社会群体。世界卫生组织1978年在初级卫生保健国际会议的报告中指出："所谓社区，它是以某种经济的、文化的、种族的或社会的凝聚力，使人们生活在一起的一种社会组织"。我国社会学家费孝通教授给社区下的定义是："社区是若干社会群体（家庭、氏族）或社会组织（机关、团体）聚集在某一地域里所形成的一个生活上相互关联的大集体"。社区包含了社会有机体的最基本内容，也是宏观社会的一个缩影。从社区的结构上看，社区内的人们组成一定的社会组织和社会群体，并有自己的管理结构和管理组织；在社区中不仅包括人们的政治生活，而且包括经济生活、文化生活；因此社区中不仅包括经济关系，而且包括地缘、血缘等其他社会关系；社区具有一定的地域性，而且包括人们赖以进行社会活动的生活资料和生产资料。总之，社区是以地理范围、人群分布等为依据而划分的区域，由社会群体、社会组织聚集在一起，形成的一个相互关联的集体。

（二）社区的要素

1. 一定数量的人群　社区是一种特定的人类群体，由一定数量的人构成。通常意义上，社区是比家庭、初级群体等更复杂、更庞大的一个人类体系，包含更多数量的人口。构成社区的人口数量和结构的不同，将极大地影响社区的具体特点与类型。

2. 一定的生活制度和管理机构　相当数量的人进行社会交往和互动，并不意味着他们组成为了一个社区。社区不仅是一群人的集合，而且是这些人构成的一个"社会生活共同体"，它具有相应的管理机构和制度，用来协调和控制各种社会关系，能够促进社区的发展。

3. 特有的文化背景和认同意识　社区文化是社区发展过程中的一种必然现象，包括规章制度与法律、社区道德素质、传统习俗、宗教、教育、科技与艺术等。一个特定的人群要能够称之为"社区"，不可缺少的是人们之间具有心理上的纽带联系。这种心理的纽带联系表现为群体的成员间彼此认同，即相互认同感，也表现为成员把自己的身份同这个群体相联系，即对群体的归属感，还表现为某些时候对群体及对群体中其他成员的某种担当意识，即共同责任感。心理纽带的强弱及种类，也是影响社区具体类型和特点的重要因素。

4. 一定的地域条件　社区所处的一定的地域范围和地域基础构成特定的地域社区。这个地域的自然地理状况、位置、特点，对整个社区有着重要的含义，是社区成员的活动场所，为社区成员提供了自然环境资源。

5. 共享的服务设施　是社区的物质要素，也是社区成熟度的重要标志。社区拥有一些基本的共同文化、商业、生活设施，以满足人们共同生活和活动的需要。在这个意义上，社区区别于正规工作场所的日常生活空间，它必须有基本的供社区成员共用的生活设施，而这种设施的条件和状况，也是影响社区其他许多特点的一个方面。

构成社区的各种要素之间相互独立，又互相联系、互相作用，形成了不同社区各自特定的结构和整体特征。生活在同一社区的居民大多数具有相同的文化背景、归属感、相同的自然环境、社区卫生服务资源、相似的生活方式等，所以，个体和家庭的健康问题大多具有特定的社区背景，即同一个社区居民有着相似的健康问题，不同社区的常见健康问题也是有差异的。

二、社区与健康

人们居住在社区里，有很多影响社区居民健康的因素，如社区的经济资源、文化资源、机构资源和人口资源等，主要有以下几种因素：

1. 自然环境因素　社区是居民生活的场所，因此社区环境与人群的健康有着非常密切的关系。如生活用水是否安全、空气质量、噪声、排污设施是否健全等，都可直接或间接地影响社区居民健康。所以，环境中的物理、化学和生物因素均是影响健康的重要因素。全科医生考虑患者生活的社区是否有各种环境污染、是否有地方病；考虑患者的职业环境，以判断其是否有与特定职业相关的健康问题。

2. 社会环境因素　社区是社会的一个缩影，影响健康的社会因素包括社会制度、文化、人口、经济、社会心理因素等方面：

(1) 社会制度：社会制度包括政治制度、经济制度、家庭婚姻制度、思想文化制度、医疗保健制度等。社会制度关系到社会对公众健康的经济投入、关心程度以及社会对健康维护活动的参与程度，也是影响医疗保健体制和社区卫生服务的组织形式。

(2) 社区经济：社区的经济资源是搞好社区健康教育与健康促进的重要因素之一。经济发达，可以提高公共卫生设施和卫生保健服务水平，有利于提高人们对健康的认识水平，改变人们的思想观念，进而改变人们的行为。

(3) 社区文化：每个社区都有其特征性的文化背景，这种文化背景在某种程度上决定着人群对健康和疾病的信念、对健康维护的态度及就医行为，也影响人群的行为方式、自我保护能力和生活习惯。

(4) 社区人口：社区人口的基本构成直接影响社区居民的健康状况。没有人群也就无所谓社区，人口过剩或人口老龄化、被赡养人口比例增大、对医疗服务需要量增多所致的卫生资源分配不均衡、人际关系紧张、家庭问题增多等都可引起社区的健康问题。

(5) 社会心理因素：社会心理因素包括社会角色、社会竞争等，社会心理因素是导致心理疾病和躯体疾病的重要原因，对人群健康至关重要。全科医生应对心理因素导致健康的影响有深刻透彻的认识，从而促使社区居民树立积极的人生观，保持良好的心态，具有较强的心理承受能力，获得真正的健康。

3. 行为与生活方式　就行为与健康的关系而言，行为影响健康，健康又反作用于个体的行为。人类的行为是一种复杂的现象，其发生与发展除取决于生物特性外，还受人类需要、性格、经验、动机和民族、宗教信仰、文化、地理等因素制约，这就是不同的人行为特征各异的原因。据 WHO（1992 年）调查，人类 40%~50% 的死亡是由不良行为生活方式引起的，其中影响较大的有吸烟、酗酒、饮食不当、缺乏运动、赌博、性行为紊乱等，在我国 60% 的死亡是由不良行为生活方式引起的。

4.社区组织机构　包括政府和非政府组织的社区内各种组织机构，它们提供多种社区服务，以满足人们日常生活和社会化等方面的需要。其服务的数量、质量和方式等直接或间接影响社区居民的健康。社区内的医院、社区卫生服务中心（站）等都是卫生保健系统的基础，是维护社区居民健康的主要资源。社区卫生服务为社区居民提供公共卫生和基本医疗服务，如慢性病筛查和管理。居民对疾病的知晓率、治愈率和控制率与全科医生的服务质量密切相关。社区卫生保健机构所提供卫生服务活动的可及性和有效性，对社区居民健康有显著影响。

三、社区常见健康问题及其特点

随着社会和经济的发展，生活和医疗保健水平的提高，人群疾病死亡率和发病率大幅度下降，疾病谱和死因谱发生了很大的改变。我国在人口老龄化问题上面临严峻考验，不良生活习惯、环境压力及慢性病带来了新的健康问题。医疗手段的高科技化、不规范的药物营销和使用使医药费用上升过快，产生了经济方面的压力；绝大多数社区核心家庭占社区家庭类型的60%以上，核心家庭规模小，对社区化、家庭化卫生服务的需求较迫切，社区常见的健康问题也具有了时代特征，因此带来了社区健康服务方式的变化。

（一）社区中健康问题的流行病学特征

根据我国2008年国家卫生服务调查结果显示，城乡居民两周患病率排在前十位的疾病是：高血压、急性上呼吸道感染、急性鼻咽炎、胃肠炎、类风湿性关节炎、椎间盘疾病、糖尿病、脑血管病、流行性感冒、慢性阻塞性肺疾病。社区健康的问题种类繁多，但常见的健康问题相对集中，据统计，一个全科医生工作量的60%左右是用来解决常见的15种健康问题，包括腿部不适、咽喉痛、腰痛、咳嗽、要求进行体格检查、关于药物的咨询、感冒、手臂问题、腹痛、妊娠检查、头痛、疲劳、血压高、体重增加、创伤等。

White KL和Green LA等分别在1961年和2001年对卫生服务生态学进行了调查研究，得出相似的结果，均表明社区医疗服务能覆盖到80%~90%的居民健康问题，综合性医院侧重解决需应用高精尖诊疗技术的疑难重症。White KL等调查的对象为16岁以上居民，Green LA等调查的对象为所有年龄段的居民，结果表明，平均1000名社区居民在1个月期间，分别有33.3%（250/750）和40.9%（327/800）有自觉症状的人到医疗机构就医，有5人转诊，8人住院，只有1人需要转到综合医院住院治疗。值得关注的是，有60%左右有自觉症状的人没有利用任何卫生服务，依靠自我保健或亲人朋友的帮助得以康复，自我保健在维护个人健康中是非常重要的。

全科医生对社区常见健康问题的构成及其顺位的研究，对于了解患者的主要就诊原因及社区疾病谱的基本特征有帮助，也可使全科医生了解本社区全科医疗服务的主要范围。全科医生还可根据社区健康问题的流行病学特征来确定社区人群和个体化预防保健的重点，以及全科医疗服务团队的专业技能提高和改进的方向。此外，全科医生应该了解社区健康问题/疾病的流行特征不是一成不变的，其会随着社会经济发展、医疗技术水平、社区环境等因素的变化而变化，因此，全科医生应该不断根据社区健康问题的变化特点，来调整卫生服务的重点和方式。

（二）社区常见健康问题的特点

由于不同社区影响健康的因素分布不同，所以不同社区的常见健康问题也存在差异。全科医生必须清楚其所在社区人群的健康问题，有针对性地开展工作，才能满足社区居民不同的需求。例如第三次国家卫生服务调查显示，城市地区疾病顺位高血压病排在首位，而在农村地区高血压病排在第四位，城乡社区差异明显，在全科医生提供社区卫生服务时就要满足不同的需求。

1.社区常见健康问题多处于早期未分化阶段　社区居民在出现健康问题的早期阶段，只有一些轻微的、不典型的、非特异性的症状或体征，很难在疾病与临床表现之间建立明确的逻辑联系，如：性情暴躁、情绪低落、记忆力减退等；或个人只是在整体上自己感觉病了；或仅表现出夫妻关系紧张等生活方面的问题，可能会因为社区就医方便或者和全科医生关系密切而就诊。这些早期未分化的疾患症状，很难与相应疾病建立逻辑关系，即使就诊于综合性医院的专科医生，也很可能到最后也无法明确诊断或其问题无法用疾病的概念来定义，而被忽略或疏于处理。所以，社区全科医生应着重掌握认识和处理早期未分化的健康问题的基本技能，一是在疾病早期阶段将严重的、威胁生命的疾病从一过性的、轻微的疾病中鉴别出来；二是鉴定健康问题的性质是心理和社会源性，还是生物源性的，以达到早期诊断、早期治疗的目的。

2. 患有慢性疾病，但处于稳定期者居多　慢性疾病在社区出现的频率最高，常占据社区疾病谱的前几位，是社区卫生服务的重点。在社区，慢性病以稳定期为主，就诊频繁，不以治愈为目的，而是重在控制疾病的发展。患者可以带病生活，涉及广泛的心理、社会问题，需要连续性、综合性的医疗保健服务，而社区、家庭是其治疗、康复的最佳场所，所以这些患者是全科医生日常服务的主要对象。

3. 患者经常是多种疾病共存　社区患者的健康问题往往涉及多个器官、系统，与多种因素有关，诊疗和照顾多涉及多个专业学科领域的知识和技能，需要多学科合作来处理。全科医生多通过转诊、会诊或组成多学科照顾团队来应对此种情况。

4. 患有健康问题但不主动就医　社区居民中患有健康问题且主动来就诊的患者只占所有真正患病者的三分之一，还有更多的患者因种种原因未能就医，这些患者需要全科医生主动去发现。有时，来就诊的可能不是真正的患者，真正的患者是家庭的其他成员或这个家庭；患者提供的线索可能不是真正的原因，而与问题的性质有关的重要线索却始终未被提及；问题可能不像表面上所表现的那样，关键性的问题可能隐藏在更深的层次之中；心理、社会问题常常通过躯体化以躯体症状表现出来；同时，患者常习惯性否认有心理、社会方面的问题，这不仅具有很大的变异性，而且具有明显的隐蔽性。

5. 疾病的分科不明确，需要全面整体的诊疗服务　全科医生接触的问题多处于未分化阶段，难以确定症状或问题的性质及所属的专科。患者的问题往往涉及身体的多个器官、系统，并与多种因素有关，需要全科医生整合多个专科和领域的知识与技能才能为患者提供理想的服务。

6. 健康问题的原因和影响因素通常是多维和复杂的　社区中健康问题的原因和影响因素可能涉及生物、心理、个人、家庭、人际关系、社区、社会、政治、经济、文化、医生和医疗保健水平等多种因素和多个方面，以上因素之间又存在错综复杂的相互作用。全科医生在社区中提供医疗服务能够接触到问题的所有方面，对于把握问题的整体性极为有利，但要掌握相应的技能来解决这些健康问题。

第二节　社区卫生诊断

一、社区卫生诊断的概念

社区卫生诊断（community health diagnosis），又称社区诊断（community diagnosis）是社区卫生工作者运用社区调查资料，对社区卫生状况、社区居民的健康危险因素、人群对卫生服务的需求与利用等情况进行的分析、判断，找出社区存在的主要健康问题，明确社区可利用资源，为实施以社区为基础的卫生服务提供依据。

二、社区卫生诊断的目的与意义

(一) 社区卫生诊断的目的

1. 发现社区的主要卫生问题，确定社区的需要和需求及优先顺序。

2. 判断造成社区健康问题的原因及影响因素。

3. 了解和发掘社区资源，评价社区解决问题的程度和能力。

4. 根据社区居民的意愿、资源的可用状况和社区关心的程度，确定解决问题的优先顺序。

5. 提供符合社区需求的卫生计划资料。

（二）社区卫生诊断的意义

社区卫生诊断是制订社区卫生计划的基础，通过实施卫生服务计划，不断推动社区卫生服务工作的开展。社区卫生诊断的意义可以概括为：

1. 为卫生行政管理部门及有关部门编制卫生计划和决策提供科学依据。

2. 有利于有针对性地开展社区防治和自我保健。

3. 有利于评价卫生工作的成效，寻找今后工作重点。

4. 有助于将有限的卫生资源用于解决主要的卫生问题，提高卫生资源的利用效益。

5. 有助于树立大卫生观，推进医学模式的转变。

三、社区卫生诊断的主要内容

（一）社区的自然环境状况

社区的地理位置、范围、地貌、地质矿藏、地震等自然灾害发生情况、江河湖泊、绿化、耕地、一般气候、生活水源、具有传染性的动物密度、人口居住情况、自来水普及率、环境污染（空气、水、土壤、噪声、射线）、生活环境和工作环境、卫生设施和卫生条件等。

（二）社区人口学的特征

总人口数，年龄及性别分布（人口金字塔）、出生率、死亡率、人口自然增长率、平均寿命、种族特征、遗传危险、智力发育情况、计划生育实施情况、老百姓的生育观念等。

（三）社区人文、社会环境状况

当地的传统习俗、宗教、迷信、文化遗产、思想渊源、教育水平；社区的管理机构及模式、领导观念及威信；当地的经济产业结构、主要的经济来源、消费水平、经济水平、消费意识、发展潜力；其他社会团体的发展情况、作用、影响；文化活动、娱乐场所、公众的精神面貌、精神文明建设；家庭结构、婚姻状况、家庭功能、家庭文明建设；民事纠纷、刑事犯罪、公共秩序、社会治安等情况。

（四）社区健康状况

1. 健康问题的分布及严重程度　各种疾患或疾病的发病率和患病率、社区疾病谱、年龄、性别、职业构成比；各种疾患或疾病的死亡率、死因、社区死因谱、年龄、性别、职业构成比，婴儿死亡率、孕产妇死亡率、两周发病率、总的发病率和患病率、病残率、因病缺勤率、就诊率和医疗费用支出情况。因病致贫率和因贫致病率。

2. 健康危险因素　营养发育状况、吸烟、酗酒、高盐饮食、肥胖、消瘦、高脂饮食、药物成瘾、缺乏体育锻炼、缺乏定期健康检查、延误就医、免疫接种率低、紧张的工作环境、生活事件、不良的防御机制、不戴安全帽、违章作业、违章开车、居住空间拥挤、人际关系紧张、行为类型、性功能障碍、性变态、获得卫生服务障碍、人格障碍。

（五）社区资源

1. 机构资源　①医疗机构：医院、医学院校、私人诊所、村卫生室、医疗站、乡镇卫生院、疗养院、爱卫会等；②非医疗机构：政府机构、工厂、学校、宗教团体、妇联、社会福利机构、养老院、幼儿园、文化娱乐场所等。应了解机构的可用程度和可得性，必要时要建立密切的联系。

2. 经济资源 政府对卫生事业的投入、占国民生产总值的比例；个人对卫生经费的投入、占个人收入的比例；集体或企业对卫生事业的投入、其他公共福利基金、合作医疗基金等，应考虑这些资金的到位情况和可用程度。

3. 人力资源 包括社区内、外医疗和非医疗人力资源，如专家、领导人员、组织人员、实施人员、参与人员、备用力量等。

4. 社区动员潜力 指社区内可动员来为医疗卫生保健服务的所有人、财、物、信息、技术等资源。包括居民的社区意识、社区组织的活动、社区居民对卫生事业的关心程度、社区人口的素质与经济能力等。

5. 争取有关组织和机构的支持 社区卫生服务工作不仅是卫生部门的事，还应是全社区的责任。卫生工作者应善于开发领导层，积极争取社区有关组织和机构的理解与支持；建立必要的机制，使"健康为人人，人人为健康"的目标成为现实。

四、社区卫生诊断的步骤

（一）确定社区卫生诊断的目标

社区卫生诊断的目标可以是诊断社区的卫生需要或需求，也可以是较特异的目标如促进新生儿的健康或预防治疗高血压等。

（二）确定所需要的信息

社区卫生诊断所需信息应包括社会人口学、流行病学、环境与行为、教育与组织、管理与政策等。

（三）信息的收集

社区资料是进行社区卫生诊断的基础。只有在完整、可靠的信息基础上才能发现社区的卫生问题，做出正确诊断。

1. 现有资料的收集 现有资料包括统计报表、经常性工作记录和既往做过的调查。如从卫生行政部门和政府机构可以得到许多统计资料，如免疫接种卡、儿童保健卡、妇女保健卡、传染病报告卡、死亡证明或登记表、人口普查资料等。从派出所可以得到与人口有关的资料，从政府机构可得到社会、文化、经济等方面的资料，归纳如表4-1所示。这些资料方便、易得，适用于初期的社区诊断，但比较肤浅，无针对性。利用现有资料应首先对其进行资料质量评价，经确定为可靠、可用资料后再进行进一步的数据分析。

表4-1 社区现有资料来源

内容	来源途径	注意事项
生命统计资料	防疫站	标准的一致性
人口学资料	公安局、统计局	标准化与可比性
健康体检记录	企事业单位、学校	诊断标准
出生、死亡资料	公安局	死因诊断依据
疾病监测资料	防疫站	覆盖人口面和代表性
疾病现患率资料	卫生局或医院	分母的定义与范围
疾病现患及危险因素的研究结果	科研院所	标准的统一
交通事故登记资料	交通管理局	分类与标准
有关政策、组织、机构文件	政府行政部门	日期、有效期、保密与否

2. 现场资料的收集 现场资料是进行社区卫生诊断的基础，它是根据一定的调查目的，选择合适的调查方法，收集有关社区卫生的资料，并进行统计分析。资料收集的主要方法包括观察法、访谈、专题小组讨论、问卷调查等。

(四) 分析所获信息

对收集到的社区卫生诊断资料,在开始分析之前应先完成资料的质量评价工作。即评价收集到数据的可靠性,并通过数据的整理、逻辑检错、垃圾数据处理等手段,把数据变为可供分析的数据库。数据收集的来源不同,质量评价的内容也各异。

1. 现有资料应用时应注意评价:①不同年代的资料所选择的诊断标准是否一致;②原来收集资料的目的是什么,与本次社区卫生诊断目的是否一致,收集资料有无先天缺陷,如缺失指标或缺失数据;③现有资料的完整性;④数据覆盖人口面和代表性等。

2. 定量资料在应用时应从调查表设计、调查员质控、被调查者应答态度和调查环境控制四个方面进行评价,以确定收集到的数据质量是否合格、可靠。

3. 定性资料的评价比较简单,重点看访谈对象的态度与合作程度、访谈环境、主持人访谈技巧及记录的质量,以此来评价访谈资料的质量。在数据质量评价的基础上,就可以进行数据分析了。

对收集的资料的分析包括卫生统计分析、流行病学分析、归纳综合分析等。

(五) 撰写社区卫生诊断报告

社区卫生诊断内容包括社区优先卫生问题、社区重点干预对象、社区重点干预因素、社区综合防治策略与措施。社区在同一时期所面临的卫生问题往往是众多的。研究者应从中决定优先解决的问题,只有这样才能集中资源和精力达到预期目标。

利用社区卫生诊断所获得的资料发现本社区的主要健康问题,包括:①引起大量死亡的疾病或死亡顺位中的前几位;②潜在寿命损失的主要原因和疾病;③本社区发病、死亡情况严重于全国平均水平的疾病;④与这些疾病和死亡相关的主要危险因素,包括行为和非行为危险因素。

例如,某社区有人口187 520人,男性、女性各占51.8%和48.2%。居民前五位死因为脑血管疾病、恶性肿瘤、呼吸系统疾病、损伤和中毒、心血管疾病。社区35岁以上人群高血压发病率为28.2%,管理率51.0%;糖尿病患病率为25.0%,管理率42.0%,社区主要健康问题是高血压、糖尿病。影响社区居民整体健康水平的主要因素是:居民对高血压、糖尿病知识的知晓率低,不参加体育锻炼,不吃或少吃奶及奶制品,吸烟,口味偏咸。

(六) 考虑干预的可行性

社区卫生诊断一旦确定,就应制订目标,确定从哪些方面着手改善卫生服务,最应该受到卫生服务单位照顾的对象是谁,何时提供这些服务等。制订和实施目标计划,要考虑可供利用的资源——人力、物力、财力,并进行效果评价,了解所制订的计划是否有效,是否已达到了预期目标,然后再回到社区卫生诊断,再一次寻找出新的卫生问题,重复上述流程,如此往复来推动社区卫生服务工作的开展。

五、社区卫生诊断的基本方法

(一) 定性研究

1. 访谈 又称记者采访法。就是调查人员带着问题去征求某些人的意见和看法。访谈对象可以是社区领导者、医务人员和(或)专家等。

调查对象选择标准:①本社区行政领导中的关键人物;②本社区卫生事业的主管领导;③本社区医疗卫生事业的专家与学者;④在本社区享有声望,能在疾病综合防治中起关键作用的人员;⑤热心支持社区活动的居民。

调查内容:①您认为社区中主要的疾病和健康问题是什么?②您认为造成这些问题的主要原因是什么?③您认为怎样才能减少这些问题?④您认为这些问题中应首先解决哪几个问题?⑤在解决这些问题中,社区中的关键人物和关键部门是哪些?⑥您是否支持和参加社区慢性病综合防治工作？

记录内容：①被调查者的年龄、性别、职务；②被调查者回答问题时的态度（积极热情、一般、消极应付）；③被调查者在社区中的角色；④被调查者在本社区已工作的年限；⑤被调查者的主要意见和建议。

访谈步骤：①确定访谈名单；②列出访谈提纲；③采用开放式问卷方式；④认真做好记录。

2. 专题小组讨论　根据调查目的确定讨论主题，小组调查对象在一个主持人的带领下，用1.0~1.5个小时围绕主题进行讨论并由记录员现场记录，这种形式的调查就是专题小组讨论。

调查对象：①本社区医疗、卫生工作人员；②本社区的居民代表；③本社区的行政管理工作人员；④一般8~10人一组。

调查内容：①与访谈内容基本相同；②您认为改善现状需开展哪些工作，提供哪些服务？③您个人或家庭中常见的健康问题是什么？④您认为社区疾病防治中最大的困难和负担是什么？

主持人：①受过专门的人际交流技能训练，并有一定的经验；②熟悉本项工作，了解当地的基本情况；③能鼓励和启发大家讨论；④能随时调整和控制讨论的内容与进度；⑤善于发现重要信息，并深入探索；⑥能认真倾听，不妄加评议；⑦善于运用非语言性行为（如目光、点头、微笑等）。

记录内容：①参加人数及人口学特征；②座谈会的时间与地点；③座谈对象参与讨论的态度；④讨论中提出的主要问题和建议；⑤必要时进行录音。

3. 选题小组讨论　选题小组讨论作为一种确定优先权的方法，主要解决组织在面对复杂问题时存在达到一致性决定的困难，它为团队决策提供了一种框架。群体讨论和信息交流是其主要特征，但相对普通群体会议方法，它达成一致意见要更快些，并且每个人提出意见的机会均等。

(1) 确定决策群体结构：这一阶段主要解决两个问题：群体规模有多大？群体应分为几个子群？

这主要跟要解决问题的复杂程度、广度有关。如果一个主题下有若干具体问题，针对每一具体问题所确定的访谈群体即子群也需确定。

选题小组讨论群体规模最小是6~10人，但决策群体规模要大些。当参与者人数增加，最终结果也会得到改进，但所花费时间和过程的复杂性也增加。

(2) 界定问题大小：由协调人主持群体专题讨论，他负责解释整个过程和陈述问题。每个参与者都要独立填写一份描述问题的"选题小组任务陈述表"（Nominal Group Task Statement Form）。多个表单有助于对问题达成总的一致意见然后由协调人汇总一份总表单，包含所有问题/解决方法指标。

(3) 任务表中条目的讨论：所有条目记录完毕后，协调人主持对陈述问题、建议、指标的讨论。讨论的目的是明确描述辩护现有条目内容。条目的贡献者不一定要进行解释或辩论，成员中的任何一人都有可能承担此任务。在这个过程中，条目有可能增加或删除。

(4) 方案和评价：所有任务表单讨论完成后，要求每位参与者根据给定标准评价问题/方法，参与者的评价过程必须独立完成。

(5) 问题/方法排序：每个参与者依次列出10个（主要根据解决方法的总数而定）重要的解决方法，每个方法单独记录在索引卡上（index card），包括解决方法名称和排序次序（以10分制计算，最重要方法分值是10，以此类推）。当所有参与者完成各自排序后，在点数单（tally sheet）上记录票数，每种方法的总票数反映了各自的相对重要性。

(6) 排序讨论：一旦票数记录和统计完成后，协调人要引导对排序结果的讨论。在此过程中，参与者可以再次确定阐述或辩论这些初步结果。

(7) 最终排序：对排序讨论完成后，协调人允许参与者在自己索引卡上调整优先顺序。参与者以百分制来进行打分，最重要的解决方法为 100 分，其余 9 张索引卡以 0～99 分来评定。协调人对修改后的排序结果进行整理，有着最高分值的解决方案就是在解决组织目标时群体的一致选择。

(二) 定量研究

1. 社区卫生调查　社区卫生调查的任务是为社区卫生诊断收集资料，提供科学的依据。调查范围包括人群健康状况、社区环境状况、资源的可动员潜力及居民的健康意识和行为、对卫生事业的关心程度、居民素质、政策倾向等。

(1) 社区调查的基本内容

①社区健康状况：人口学特征、社区经济状况、居民健康状况及其影响因素、居民卫生条件等。

②社区卫生资源：卫生机构数量、结构和分布，卫生人员数量、结构和分布，卫生经费来源和使用情况，医疗技术和服务能力、医疗设备数量以及利用情况等。

③社区卫生服务情况：卫生服务数量与质量、卫生服务效果、效益和效率。

(2) 社区调查基本步骤

①提出问题：问题要明确、问题范围要适当，依据主客观条件，先提出最急需解决、最可能解决的问题，对所提出的问题进行详细的剖析和说明。

②调查设计与调查计划：调查设计包括确定调查对象、调查范围、调查内容、调查项目、调查方式和方法等。调查计划包括人员配备、实施步骤、进度以及经费预算等。

③实施调查：开展预调查、调查中开展复查、互查和补漏工作。

④统计分析和总结报告：对收集数据进行统计分析，完成社区调查报告。

(3) 社区调查方式和方法

①确定调查对象和范围：根据确定调查对象和范围的方法不同，社区调查分为以下类型：

A. 典型调查或个案调查：是针对个别发生的典型事例进行的专门调查，这种类型的调查应用于偶发事件或罕见病例。

B. 爆发调查：调查对象是针对一个局部地区中，在短时间内连续发生多例同种疾病的事件或性质相似事件的调查。调查对象包括所有或大部分有关的人员，调查重点是这一类事件的共同特征和规律。

C. 专题调查或抽样调查：是针对某一问题的专门调查，旨在了解这一问题在社区中的发生情况、严重程度、规律性和解决这个问题的有效措施。

D. 普查：是针对社区中所有人口进行的调查。目的是全面了解社区的各种特征。

②获取原始资料的方法：采用观察法、访问法和填表法收集原始资料。

A. 观察法：调查人员对被调查对象进行直接观察、感知与记录。

B. 访问法：调查人员分别拜访有关单位和人员，通过有组织的交谈收集资料。

C. 填表法：调查人员将事先设计好的调查表发给被调查对象，填好后寄回研究单位。

2. 社区筛检　社区筛检（screening）是在社区中运用快速简便的实验检查或其他手段，自表面健康的人群中去发现那些未被识别的可疑患者或有缺陷者。筛检试验不是诊断试验，仅是一个初步检查，对筛检试验阳性和可疑阳性的人必须进行确诊检查，对确诊后的患者进行治疗。

(1) 社区筛检的主要用途

①早期发现那些处于临床前期或临床初期的可疑患者，以进行早诊断、早治疗，提高治愈

率或延缓疾病的发展，改善预后。

②及时发现某些疾病的高危人群，以预防疾病的发生。

③开展流行病学监测，了解疾病的患病率及其趋势，为公共卫生决策提供科学依据。

（2）社区筛检的方法：筛检的方法应简单易行，灵敏价廉，安全有效。筛检的形式可因研究目的而异，根据筛检对象的范围分类，可分为整群筛检（mass screening）和选择筛检（selective screening）。整群筛检是指当疾病的患病率较高时，需要从社区的整个人群中将患该病可能性较大的个体筛检出来的一种方法。选择筛检是指在社区内重点选择高危人群进行筛检，最大限度地发现那些无临床症状的病例，以取得最大的筛检效益。

筛检又可根据所用筛检方法的数量分为单项筛检（single screening）和多项筛检（multiple screening），后者是指采用几种方法筛检同一疾病。

（3）社区筛检的评价指标：筛检方法应在保证可行性的前提下，尽量提高其科学性。从方法学上评价一项筛检试验时要考虑到其真实性、可靠性和收益等方面。

①真实性：筛检真实性（validity），又称效度，是指筛检结果反映真实情况的程度。与研究的人群特点、研究内容、诊断标准、测量方法、测量仪器、研究人员素质因素有关。筛检真实性可用灵敏度与假阴性率（漏诊率）、特异度与假阳性率（误诊率）、正确指数、似然比和符合率等表示。

②可靠性：筛检可靠性（reliability），又称信度，是指筛检方法在相同条件下重复测量同一受试者时，所获结果的一致性。可靠性与个体本身的差异、测量仪器、检测技术和测量员等因素有关。

③收益：收益即收获量（yield），是指经筛检后能使多少原来未发现的患者及时得到诊断和治疗。与收益有关的因素是：某病的患病率、筛检试验的灵敏度、以前筛检的次数。早期发现的病例导致的治愈率、转阴率、生存率的提高或死亡率的下降等，可作为评价筛检效果的依据。

为了使一项社区筛检工作取得明显的效果，所要筛检的疾病应该是社区患病率较高的疾病。而且应准备必要的条件为筛检阳性者做进一步诊断试验，对确诊者应及时安排治疗。

开展社区筛检工作是要耗费不少人力、物力和资源的，当地卫生管理机构要充分考虑将有限的资源放在对社区群众有益的工作中。

第三节 以社区为基础基层医疗的提供

一、以社区为基础基层医疗（COPC）的起源

以社区为基础基层医疗（Community Oriented Primary Care，COPC）起源于 20 世纪 50 年代，主要在印度、以色列、南非等国家进行，80 年代在北美的一些国家流行，并逐渐成为一种比较理想的基层医疗服务模式。70 年代初，Sindney Krak 与他的同事陆续报道了他们在南非和以色列的社区医疗实践情况，而且提出 COPC 的概念。Krak 等在实践中发现，社区的健康问题与社区的社会性、生物性、文化性等特征密切相关，基层医疗不应局限在疾病和患者上，也应注重行为和社会环境的管理。Sindney Krak 认为初级保健医生应把着眼点从传统临床方面扩大到社区和流行病学方面。到了 20 世纪 80 年代，Fizhuangh Mullan 报道了以社区为基础的基层医疗在美国实施的情况。美国的实践表明 COPC 的特征是传统公共卫生与临床医学实践的结合。迄今为止，有许多国家的基层医疗单位，例如全科医疗中心/诊所、健康维护组织、群体医疗中心、政府或是基金会支持的医疗机构等都广泛实施了 COPC 模式。

二、COPC 的定义与基本要素

COPC 又称以社区为导向的基层医疗，是一种将社区和个人的健康保健结合在一起的系统策略，旨在基层医疗中，重视社区、行为、环境等因素与个人健康的关系，将服务范围从狭小的临床医疗扩大到流行病学和社区的观点来提供健康照顾。将社区中以个人为单位的基层医疗和以整个社区为范围的社区医疗有机地结合到协调性的基层医疗实践中。

COPC 是随着社会经济的发展在传统基层医疗实践中产生的，是基层医疗实践和社区医学、流行病学的有机结合，这个模式扩大了基层医疗的范围，成为一种以社区为基础，以预防为导向的，为社区居民提供综合性、连续性和协调性服务的新型基层医疗模式。COPC 模式一般包括三个基本要素：①基层医疗单位，例如社区卫生服务中心（站）、乡卫生院或者村卫生室；②特定的人群；③确定及解决社区主要健康问题的实施过程。

三、COPC 的实施步骤

COPC 的实施是从个人疾病的诊疗服务扩大到社区医学服务的过程。一是在服务的社区中确定主要的健康问题，并找出影响这些健康问题的各种因素。二是设计合适的具有可操作性的方案，利用社区内的各种资源实施、追踪、评价及改进方案，以此提高社区人群的健康水平，提高社区居民的生命质量。

1. 确定社区以及社区人群　实施 COPC 时首先要确定社区的范围，如确定某个街道或几个村为一个社区。

2. 确定一个主要负责的基层医疗单位　基层医疗单位是 COPC 的基本要素，是 COPC 的主要执行者，是必不可少的。如确定由北京市宣武区槐柏树街道的一个社区卫生服务中心为负责实施 COPC 的基层医疗单位。

3. 通过社区卫生诊断确定社区主要的健康问题　社区卫生诊断过程采用流行病学、人口统计学的方法评价社区人群的健康状态与特征，找出存在的主要的健康问题。根据确定的社区、人群和一定的步骤，基层医疗单位进行社区卫生诊断，确定社区里存在的主要健康问题，按优先原则确定优先解决的问题，然后制订解决问题的计划，并要不断地评估修订计划，实施初步计划，并评估。

4. 确定应优先解决的问题并制订解决方案　在同一时期、一个社区或人群，所面临的卫生问题往往是众多的。因为大多数社区都不具有同时解决社区居民所有健康问题的人力、物力和财力，因此应根据具体情况确定优先解决的问题并制订解决方案。在制订方案时应同时考虑居民的需求和社区的客观需要及社区现有的和潜在的资源，并结合相关部门和社区居民的意见。在确定优先解决的问题时，应遵循以下五个原则：一是普遍性，即所要优先解决的健康问题在社区的居民中普遍存在，而不仅仅存在于某一区域或人群；二是严重性，即该健康问题对社区内人群的健康状况影响很大，所造成的后果较为严重；三是可干预性，即该健康问题能够通过某些特定的活动或措施加以解决或得到改善；四是紧迫性，即该健康问题已经引起了政府的强烈关注，国家有相应的政策支持，要求必须在近期内解决的问题；五是效益性，即在相对固定的资源条件下，解决该健康问题所取得的社会效益与经济效益均为最佳，也就是具有较高的成本效益。如给新生儿接种乙肝疫苗可预防乙型肝炎的发生，降低乙肝的发病率，这一干预措施被公认为具有较高的成本效益。

5. 执行所制订的解决问题的方案并进行评价　方案或项目的实施评价是指根据预先确定的目标，对整个项目的各项策略活动的发展和实施、适合程度、效率和效益等进行分析比较，来判断目标是否达到以及达到的程度，为方案制订者提供有价值的反馈信息，以进一步改进和调整方案的实施。

四、COPC 的实施阶段

从单纯的医疗服务发展到 COPC 模式，需要有一个过程，尤其需要医生和社区转变观念，更新知识和服务技能。根据 COPC 实施的情况，一般把它分成 5 个实施阶段或等级：

0 级：还是原来的传统医疗模式，无社区的概念，不了解所在社区的健康问题，只对就医的患者提供非连续性的照顾。

1 级：对所在社区的健康统计资料有所了解，缺乏社区内个人健康问题的资料，根据医生个人的主观印象来确定健康问题的优先顺序以及解决方案。

2 级：对所在社区的健康问题有一定的了解，有间接调查得到的社区资料，具备制订计划和评价的能力。

3 级：通过社区调查或建立的个人健康问题档案资料掌握所在社区居民的个人健康状况，针对社区内的健康问题采取对策，但缺乏有效的预防策略。

4 级：对社区内每一居民都能建立个人健康档案，掌握居民个人的健康问题，建立家庭健康档案和社区健康档案，采取有效的疾病治疗和预防保健措施，建立社区内健康问题资料的收集渠道和评价系统，并具备解决社区健康问题的能力和协调管理能力。

0 级是 COPC 的原始阶段，4 级是 COPC 实施的理想阶段，也是 COPC 的目标。我国目前大部分医疗单位处于 0 级和 1 级阶段。

五、COPC 实施中的困难与障碍

COPC 模式作为改善基层医疗服务质量的一种较理想的方法，在全科医学发展、研究和实践中不断发展，但也遇到很多困难和障碍，主要体现在资金、知识和技能及合作上：

1. 筹资问题　COPC 模式是以社区为基础的基层医疗服务，实施中一般需要提供外部资金，主要需要来自政府、基金会或个人所投放的项目资金支持。

2. 在社区范围内不同利益方对 COPC 模式缺乏认同感　近年来我国医药卫生事业改革的不断深化和社区卫生服务的进一步发展，为 COPC 模式的教育和应用带来了新的机遇。

3. 观念问题　在 COPC 模式实施者和教育者中，对它的认识仍然存在概念不清或理解不到位和实施过程问题，提供基层医疗服务能力不足。应该对全科医生积极开展 COPC 模式的教育和培训，并有足够的时间保证。

4. 有一定的学术力量支持　COPC 模式的实施不同于一般的流行病学研究，它需要评估或做其他与健康有关的调查，因此应有一定学术力量支持。要具有知识结构合理、能够开展 COPC 的社区医疗服务团队。所以开展 COPC 的工作需要全科医生的协作，作为一名全科医生至少应具备如下能力：

①理解 COPC 模式的核心内容和过程；
②掌握流行病学等方法，识别和明确社区主要健康问题和需优先解决的问题；
③掌握社区人群的健康促进和干预技术，解决社区健康问题；
④能组建 COPC 工作团队；
⑤能通过评价说明 COPC 实施的价值；
⑥能建立和使用电子健康档案；
⑦具备检索相关卫生资料和信息的能力。

六、COPC 与全科医疗的关系

（一）COPC 与全科医疗的联系

1. COPC 与全科医疗产生于相同的历史背景，它们的理论和方法有许多重叠之处。COPC

与全科医疗都是在疾病谱和医学模式发生改变之后产生的,都强调在社区场所对患者提供服务,以保证服务对象的方便性和可及性,重视利用全科、专科等医疗卫生资源,以及社区内外的其他资源。COPC与全科医疗都处于卫生服务体系的金字塔底层,是最基层的卫生服务,处理的大多数问题是常见健康问题。

2. COPC与全科医疗在服务范围上非常相近,两者都是融合了流行病学、社区医学的理论和方法,都常常利用社区资源以低廉的成本维护社区大多数民众的健康,并管理各种被专科医疗无法治愈的慢性非传染性疾病及其导致的功能性问题。全科医疗的实施使COPC的原则更容易贯彻到基层医疗服务中去,而COPC则为全科医疗开展以社区为基础的健康照顾提供了服务模式。

3. 社区卫生诊断为全科医疗奠定基础。社区卫生诊断揭示社区的自然环境状况、社区的人文与社会环境状况,使全科医生在对社区居民的基本环境状况充分把握的基础上,实施居民个体化诊疗,做到全方位分析居民的基本环境状况;社区卫生诊断揭示社区人口学特征、社区存在的主要健康问题以及排列顺序、社区群体健康危险因素等,使全科医生立足社区群体健康特征实施居民个体化诊疗,辨明社区居民的群体与个体健康需要和需求、群体与个体化健康危险因素等。

(二)COPC与全科医疗的区别

1. COPC与全科医疗在重视家庭作用上不同,全科医学强调持续性、综合性、整体性、个体化的照顾,重视家庭的作用;而COPC模式虽然将传统的基层医疗服务扩大到社区医学服务,但它忽略了社区的一个重要的中介因素——家庭——的作用。COPC模式的重点在社区保健上,而全科医学又称为家庭医学,是强调以个人为中心、以家庭为单位、以整体健康维护和促进为宗旨的长期负责式照顾,把个人诊疗活动扩大到以家庭为单位的服务,同时,再扩大到社区服务。

2. COPC与全科医疗在实施的过程、原则及基层医疗单位的组织结构等方面有所不同。全科医疗有自己独特的知识、技能和理念,在实施全科医疗过程中,根据患者需要,组织个人、家庭、社区和医院之间的连续性服务系统,提供整体医疗照顾。而COPC模式关注社区,通过社区诊断发现问题,分析社区内影响社区居民健康的因素,动员基层医疗和社区资源,实施以社区为基础的健康照顾。

(李 伟 庄立辉)

思 考 题

1. 简述社区的定义与要素。
2. 何为社区卫生诊断?社区卫生诊断的目的与意义是什么?
3. 阐述社区卫生诊断的主要内容与社区卫生诊断的步骤。
4. 论述以社区为基础基层医疗的提供。

第五章 以预防为导向的全科医疗服务

预防医学是现代医学的重要组成部分,疾病预防控制是全科医生提供连续性、协调性、综合性卫生服务的基本要求。在社区卫生服务中,要坚持预防为主,以预防为导向,群体预防与自我保健相结合,提供全科医疗服务,解决社区居民复杂的健康问题。

全科医生是居民健康的守门人。在基层保健服务中,全科医生和护士除承担临床诊疗和护理工作外,还要熟练掌握预防医学和疾病预防控制技术,完成临床预防医学、健康教育和健康促进、社区居民自我保健的组织和管理以及以预防为先导的慢性病社区综合防治。

作为预防医学的分支,临床预防体现了一级预防和二级预防。掌握其基本方法,是全科医疗服务的基本要求,能有效弥合预防医学和临床医学的裂痕。

第一节 概 述

一、预防医学的概念和策略

(一)预防医学的概念

预防医学是以个体和确定的群体为对象,研究外界环境因素与人群健康的相互关系,阐明健康影响因素及其作用规律,制定群体防治策略与公共卫生措施,达到预防疾病、增进健康、延长寿命、提高生活质量的一门医学应用学科。预防医学是现代医学的重要组成部分,其知识理论和研究方法与基础医学、临床医学等学科关系密切、相互渗透。它要求医生不仅要掌握基础医学和临床医学的知识和技能,还要树立预防医学思想,了解健康和疾病在人群的分布情况,找出影响人群健康问题的主要致病因素,制定防治对策,并通过临床预防服务和社区预防服务,促进个体和群体预防疾病、增进健康、延长寿命、提高生活质量。

预防医学在工作对象、研究范围、采取策略上都与临床医学不同(表5-1),同样,预防医学尽管和公共卫生在许多方面有重叠,但也不等同于公共卫生。公共卫生主要是通过组织社会力量来保护和促进健康,其服务对象是整个人群,采取的措施也更加宏观和宽泛。

表 5-1 预防医学与临床医学的区别

指标	临床医学	预防医学
工作对象	个体,主要着眼于有症状的患者	个体或确定的群体,主要着眼于健康和无症状患者
研究范围	重点是影响健康的因素与患者健康的关系	重点是影响健康的因素与人群健康的关系
研究方法	注重微观	微观与宏观结合
采取策略	以治疗为主	更具预防作用
与人群健康关系	使患者受益	受益人群更广

(二)预防医学的策略

人的健康出现问题,是人体接触健康危险因素,机体发生病理变化,导致临床疾病发生和发展的过程。根据疾病发生发展的过程以及健康决定因素的特点，疾病预防分为三级预防。

1. 一级预防（primary prevention） 又称病因预防或发病前期预防，即采取各种措施控制或消除致病因素对健康的危害。因此，一级预防的目的是控制和消除疾病的危险因素，以防止疾病发生，提高人群的健康水平。在一级预防中，如果疾病的因子还没有进入环境之前就采取措施，则称之为根本性预防（primordial prevention）。社区卫生服务中的一级预防需要个体预防和社区预防并重，前者主要通过采取增进健康和自我保健的措施：①建立和培养良好的生活方式；②保持良好的社会心理状态；③合理营养与平衡膳食；④创造良好的劳动条件和生活环境；⑤进行适量的体育运动等。后者主要通过采取特殊预防措施：①健康教育；②预防接种和计划免疫；③妇女和儿童保健；④高危人群的保护；⑤环境保护与环境污染治理；⑥执行国家职业卫生标准和做好职业人群健康监护；⑦执行生活环境卫生标准和居民健康保护。

2. 二级预防（secondary prevention） 又称临床前期预防或发病期预防，即在疾病的发病期或临床前期，机体已经存在形态或功能的改变，但尚未出现典型的临床症状前所采取的措施，称之为二级预防。二级预防要在疾病发病期或临床前期做到早期发现、早期诊断、早期治疗，从而使疾病能够得到早治愈而不致加重和发展，因此也称之为"三早"预防。特别是针对慢性非传染性疾病，其发病多是致病因素长期作用的结果，完全做到一级预防是不可能的，如能早期发现，则能制止或延缓其向临床期发展。早期发现包括筛检试验、定期健康检查、高危人群重点项目检查、周期性健康检查、专科门诊、群众自我检查；及时治疗包括心理治疗、合理用药和社区康复等。

3. 三级预防（tertiary prevention） 又称临床预防或发病后期预防，即在发病后期对患者采取及时措施，防止疾病恶化，预防并发症和伤残。三级预防采取措施包括防止病残和进行康复工作。目前危害人类健康的疾病主要是慢性非传染性疾病，它们病因复杂，病程长、预后差，但如果能够进行积极的治疗，是能够有效改善患者的健康状况的。对丧失劳动力或身患残疾者，可以通过家庭护理指导、社会关爱、功能性康复、调整性康复和心理康复等，来促进其身心康复，提高生活质量并延长寿命。

二、全科医生提供预防服务的优势

全科医生是在基层开展全科医疗服务的新型临床医生，能够为患者个体及其家庭成员以及社区居民提供优质、方便、经济有效、全方位负责式的健康管理，是居民健康的守门人。在整个服务过程中贯彻预防为主的服务原则，无论其工作性质，还是服务范围，都体现了提供预防医学服务的独特优势。

1. 专业水平有利于全科医生提供预防服务　全科医生既掌握临床知识，又掌握预防知识，具有较强的预防观念和特有的业务素质，对疾病病因和发病机制认识比较全面，掌握卫生适宜技术，善于发现早期健康问题，采取三级预防措施。

2. 工作性质有利于全科医生提供预防服务　全科医生为居民提供的是一种连续性、协调性、综合性的卫生服务，可参与疾病发生、发展的各个阶段，有机会了解到个体和家庭完整的背景，充分了解居民的健康信念模式，能全面评价健康危险因素，有利于帮助个体和家庭改变不良行为和生活方式，这种服务特点使全科医生能为居民提供最适时、最恰当的预防服务。

3. 服务范围有利于全科医生提供预防服务　全科医生立足于社区，服务于相对固定的人群，不仅能接触到患者，也能接触到健康人，甚至未就诊者，有条件同时提供一、二、三级预防服务，使预防医学产生整体效应。

4. 服务地域有利于全科医生提供预防服务　全科医生立足于社区，与社区居民接触最多，为临床预防提供了良好时机，不仅增加了社区居民机会性就医的概率，也为全科医生提供机会性预防服务创造了条件。

5. 经济优势有利于全科医生提供预防服务　全科医生利用社区居民就诊的机会提供预防服务，特别是对慢性非传染性疾病的防治，可以节省许多人力、物力、财力和时间，能取得较好的效果和效益。

三、临床预防的概念及其特点

（一）临床预防的概念

临床预防（clinical prevention）又称个体预防（individual prevention），是随着医学模式转变而形成的一门新学科，是预防医学的重要组成部分，是医务工作者通过在临床场所对疾病发病和损伤危险因素进行评价和预防干预，对健康者和无症状患者采取的个体化预防干预措施，是临床环境下一级预防和二级预防的有机结合。临床预防的服务对象主要是健康者和无症状患者，其目的是降低疾病和损伤危险因素的作用，以维护和促进健康。

（二）临床预防的特点

1. 临床预防有效弥合预防医学和临床医学的裂痕　临床预防与临床医学不同，临床医学是应付疾病的治疗，而临床预防服务的内容强调一级和二级预防的结合，是医疗工作的重要组成部分，有效弥合预防医学和临床医学的裂痕。通过干预人们的行为和生活方式，促使人们采取有利于健康的行为和生活方式，控制不良行为，达到促进健康、提高生活质量的目的。在疾病的发病期或临床前期做到早期发现、早期诊断、早期治疗，防止或延缓疾病发展，如开展周期性健康检查、健康普查、高危人群的检查等。

2. 临床预防关注个体化的服务　医务工作者在医疗服务过程中针对就医者个体存在的主要卫生问题开展健康咨询和教育，提出个体化的健康处方，帮助就医者建立健康的行为生活方式，有效减少和阻止疾病的发生，因此，在临床上要考虑服务对象的年龄、性别、行为生活方式和健康危险因素程度，选择适宜的方法，不宜造成服务对象承受过大的精神压力和经济负担。

3. 临床预防对有病或无病者均提供预防照顾　所谓无症状患者，并不是说看病的人没有症状，而是相对于将来危及其本人生命的疾病而言，还没有出现症状，因此也为医务人员提供了更好的在临床场所开展预防工作的机会。利用就医者诊疗的机会通过简便检查及时筛选出无症状患者，能及时防止慢性病的进程，显著提高慢性病的诊疗效果。

4. 临床预防服务根据不同的年龄阶段开展　不同年龄阶段，影响个体健康的危险因素也有差异。在临床预防服务中，要根据不同年龄阶段的特点和主要健康问题开展针对性的预防服务。例如在婴幼儿时期，除了常规的免疫接种和婴幼儿保健外，还要关注婴幼儿的意外伤害、肥胖、被动吸烟以及铅中毒等问题；在青少年时期，除意外伤害、饮食习惯和缺乏体力活动外，还有吸烟、滥用药物及毒品，不安全的性行为等，心理问题也是这个时期比较常见的健康问题；在中青年时期，主要健康问题往往与职业有害因素和生活行为方式有关，如工作压力、工作中接触有害物质、吸烟、酗酒、缺乏运动、膳食失衡、心理问题（尤其是女性）等；在老年期，除了要关注与健康有关的行为生活方式和心理问题外，还要增加骨质含量、保持适当体重、增加平衡和协调能力，减少跌倒。对于高龄老人，临床预防的重心不在疾病预防，而是降低慢性疾病对生活质量的影响。

四、临床预防服务的方法

临床预防服务主要是对健康者和无症状的患者采取个体化预防干预措施，因此在选择具体的预防措施时应考虑在临床工作中能够提供的预防方法，主要有：健康教育、健康咨询、免疫预防、筛检、周期性健康检查。

（一）健康教育

健康教育（health education）是通过健康信息的传播，帮助个体或群体自觉采纳有利于健康的行为和生活方式,从而达到预防疾病、促进健康、提高生活质量的目的。改变不健康行为是健康教育的核心,也是大多数健康教育干预研究的评价指标和项目目标。

1. 健康教育的内容　对个体或群体的教育内容因各地区存在的主要卫生问题不同而不同。全科医生应根据本地区常见健康问题的实际情况,结合不同对象的社会背景、对疾病的认识、态度和期望,开展各种有针对性的教育。当前我国临床预防医疗实践中,开展较多的健康教育项目有:控制体重、戒烟限酒、合理膳食指导、开展有规律的体育锻炼和运动、指导女性乳房自我检查、讲究心理精神卫生、创造良好的生活和工作环境、预防意外伤害和事故、预防人类免疫缺陷病毒感染以及其他性传播疾病等。

(1) 一般人群健康教育:以一级预防和二级预防为主。主要包括疾病发生发展的规律、健康观和疾病因果观、疾病的预防、治疗、保健和康复知识、有关药物治疗的知识、患者的责任、义务、就医行为、遵医行为和医患关系、健康危险因素的危害及其控制等。

(2) 特殊人群健康教育:有针对性地对就医者进行教育,根据就医者所患疾病以及病情的严重程度、个人背景、对疾病相关知识的了解程度设计教育方案。对患者的特殊教育适用于慢性疾病的长期监测、管理和康复指导。

2. 健康教育的方法　全科医生应在全面了解患者产生不良行为和生活方式原因的基础上,确定对患者进行教育的具体措施和办法。常用的健康教育方法有:

(1) 在候诊室、诊察室等医疗场所利用壁报、宣传画、杂志等营造健康教育氛围。

(2) 根据患者需求和存在的主要卫生问题提供有关资料,如宣传手册、图片或录像等。

(3) 对患者进行以患者为中心的一对一交流,让患者提问,谈看法和体会,全科医生针对提出的问题进行解答,并加以引导;或将有共同问题的患者集中起来,以小讲课的方式对患者进行交流和讲解,也可以让患者家属参与讨论。

(4) 事先根据当地当前普遍存在的健康问题,编制教育资料,进行发放宣传,提高健康教育的有效性。

(5) 结合实际工作和情况,定期制作社区宣传板,加强健康教育力度,扩大健康教育范围。

3. 健康教育的步骤

(1) 取得患者的信任。与患者建立良好的合作关系,是进一步做好有针对性教育的前提。

(2) 阐明健康教育的意义。尽可能让患者了解其所患疾病的发生发展过程及其预后,阐明接受健康教育并改变行为的重要意义,使患者自觉自愿地接受建议并认真执行。

(3) 与患者共同研究对策。与就医者共同研究制定具体的改变不良行为和生活方式的计划,搞清楚哪些是影响健康的主要危险因素,确定对哪些最主要的危险因素采取优先行动,并帮助就医者分析可能面临的困难和障碍,共同研究对策。

(4) 实施健康教育。发动各类医务工作者共同参与到对患者的教育活动中,并给患者做出榜样。

(5) 加强随访和监督。及时发现问题并采取相应的改进措施,争取家庭成员的支持和监督、周围邻居和单位领导同事的鼓励,增强患者改变不良行为和生活方式的信心。

(二)健康咨询

健康咨询(health counseling)是全科医生在开展以预防为导向的临床服务中最常用的方法之一,通过全科医生与咨询者之间的交流,确定和评估所涉及的问题,开展有针对性的教育活动,并持续跟进咨询对象的落实情况,改变咨询者不良的行为和生活方式,达到预防疾病、促进健康、提高生活质量的目的。

1. 健康咨询的内容　全科医生应重点关注如何建立健康的行为和生活方式,辨别各种疾病的症状,预防和控制各种常见的传染病、意外伤害以及恶性肿瘤、心、脑血管疾病、糖尿病等慢性非传染性疾病,指导咨询对象日常卫生、合理饮食、适量运动、控烟限酒、免疫接种、合理用药等。

2. 健康咨询的方法　可采用个体化教育法和群体教育法。个体化教育法指通过与个体交流，给予个别指导；群体教育法指根据社区内特定的人群，定期开展专题讲座、小组讨论。也可以借助传播媒介采用文字教育法和电子化教育法，文字教育法指以报刊、书籍为载体，传播健康信息；电子化教学法指利用现代化多媒体设备进行教学。此外，还可以采用形象化教育方法，如展示实物、示范表演等。

3. 健康咨询的步骤

（1）取得咨询对象的信任，建立良好的合作关系。咨询对象通常认为医生是健康专家，认为医生的话十分重要。因此，可以采取简单具体的方式告诉他们应该做什么，不应该做什么，如何做，效果是什么。当咨询对象的健康信念发生动摇时，要向咨询对象提供同情、支持和帮助，建立良好的合作关系，使咨询对象接受医生的建议，付诸行动。

（2）根据咨询对象的健康观念和态度确定咨询的内容和方式。健康信念与健康行为密切相关，咨询对象对健康的关心程度、对疾病严重性以及行为改变对疾病利弊的认识程度都会影响其寻求帮助、就医行为和遵医行为。同时，健康行为也受年龄、性别、教育程度、社会阶层、种族、宗教信仰等因素影响，所以全科医生应针对咨询对象的具体情况，确定咨询的内容和方式。

（3）确定干预目标。选择主要的、干预有效的危险因素进行干预，并充分告知干预措施的目的、预期效果以及产生效果的时间，避免其丧失信心而影响遵医行为。

（4）制订切实可行的实施方案，列出周密的计划。为咨询对象提供具体的行为指导，可改善其依从性，又能有效监督和评价。

（5）加强随访和监督。全科医生可以通过预约就诊、电话随访、网络互动等方式了解咨询对象计划执行的情况，检测相关指标，评价其进展情况，及时发现问题并采取相应的改进措施。对已经取得的进步要及时鼓励，提高咨询对象的依从性和咨询效果。

（三）免疫接种

免疫接种（immunization）是通过将抗原或抗体等生物制品接种到人体，使机体产生主动免疫或者被动免疫，获得对某种传染病的特异性免疫能力，预防和控制传染性疾病的发生和流行，是一级预防措施。

计划免疫是根据传染性疾病的疫情监测结果和人群免疫水平的分析，按照科学的免疫程序，对特定人群进行预防接种，达到预防、控制并最终消灭传染性疾病的目的。2007 年，我国政府提出实施扩大国家免疫计划，增加儿童免疫规划疫苗种类，是政府一项重要的公共卫生服务，也是儿童健康的基本保障。目前，我国儿童计划免疫疫苗有乙肝疫苗、卡介苗、脊髓灰质炎疫苗、白百破疫苗、麻疹减毒活疫苗，计划免疫程序见表 5-2。

表 5-2　我国儿童计划免疫接种程序

接种年龄	接种疫苗
出生后 24 小时内	卡介苗、乙肝疫苗
1 个月	乙肝疫苗
2 个月	脊髓灰质炎疫苗
3 个月	脊髓灰质炎疫苗、百白破混合制剂
4 个月	脊髓灰质炎疫苗、百白破混合制剂
5 个月	百白破混合制剂
6 个月	乙肝疫苗
8 个月	麻疹减毒活疫苗
1.5~2.0 岁	百白破混合制剂加强
4 岁	脊髓灰质炎疫苗加强、乙肝疫苗加强
7 岁	卡介苗、麻疹减毒活疫苗加强、白破二联类毒素
12 岁	卡介苗（农村）

另外，还有一些疫苗不在国家免疫规划范围内，也可以根据自身身体状况需要接种，尤其是针对成年人的免疫接种项目，如流感疫苗、肺炎疫苗、风疹疫苗，这些疫苗的接种在一定程度上减少了人群的发病和死亡。

（四）筛检

在临床预防中，全科医师利用筛检手段，对健康者和无症状的患者提供预防服务。关于筛检的相关概念，请详见本书第四章的相关内容。

1. 筛检的目的

（1）早期发现可疑患者，做到早发现、早诊断、早治疗，提高疾病治愈率，实现二级预防。筛检的对象主要是那些表面上健康的人群，筛检出的患者处于潜伏期或亚临床阶段。通过筛检早期发现这些患者，再经过进一步的临床检查，及时做出诊断和治疗，对于大多数疾病而言，可以有效延缓疾病的发展，提高治愈率，降低死亡率，延长寿命，如乳腺癌、宫颈癌的筛检。

（2）发现高危人群，采取相应的措施，预防或延缓疾病的发生，达到疾病的一级预防。筛检高危人群成为疾病一级预防的重要措施，如筛检高血压预防脑卒中。

（3）定期对人群进行筛检可以帮助了解疾病的自然史、验证假说或进行病原学检测、流行病学检测，有利于制订合理的预防策略和措施。

2. 筛检的原则　筛检是全科医生常做的二级预防措施，是早期发现和诊断健康问题/疾病或缺陷的重要手段。但是，不是所有的健康问题和疾病或缺陷都适合筛检。全科医生应遵循筛检的原则。

（1）所筛检的疾病或缺陷应是本地区目前重大的公共卫生问题。如具有较高的发病率、患病率；通过积极的控制或治疗，能够降低其在人群中的危害或影响。

（2）了解筛检疾病的自然史。筛检的目的是早发现、早干预以延缓或防止发生并发症。因此，筛检的疾病要有前期症状，并在症状出现前制订预防措施，对疾病的早期发现及治疗也能改善预后。

（3）有适当筛检技术。筛检工具或方法的灵敏度和特异度适宜，且安全度高，群众易接受。较昂贵的检查，如磁共振，尽管准确、有效，但由于费用昂贵，不宜采用。

（4）筛检的危险可承受。筛检的危险包括筛检对患者身心及情绪上造成影响或者危害，以及出现阳性筛检结果者继续检测所带来的风险。

（5）所筛检的疾病应有有效的治疗方法。

（6）筛检试验的费用低廉，当地也有可利用的资源。

（五）周期性健康检查

周期性健康检查（period health examination）不同于既往的年度或因某种需要而进行的体检，它是运用事先设计好的格式化表格，由医务工作者根据就诊者的年龄、性别、存在的主要卫生问题和健康危险因素，注重以证据为依据来筛选和确定检查项目，着眼于一级预防、二级预防，以无症状的个体为主要对象，其目的是早期发现疾病危险因素和临床前期疾病，为就医者制订终身的预防保健计划。

周期性体格检查选择性很强，减少了不适当的服务，提高了医疗保健服务的质量和效率，符合成本效益原则，在世界各国得到应用。如，加拿大公共卫生署成立的加拿大预防保健工作组（The Canadian Task Force on Preventive Health Care，CTFPHC）和美国卫生与人类服务部组建的美国预防服务工作组（The United States Preventive Services Task Force，USPSTF）分别制订的适用于本国的临床预防服务指南，为其基层医疗医生提供了实用性参考工具。我国目前尚无此类临床服务指南，但2002年，卫生部疾病控制司发布的《慢性非传染性疾病预防医学诊疗规范（试行）》中提出了周期性健康检查、化学预防、健康咨询等推荐方案；2011年卫生部发布的《国家基本公共卫生服务规范（2011年版）》以及各专科专家组发布的不同疾病的诊疗规范，也对部分疾病的临床预防方法有所涉及，这些都可供全科医生在基层诊疗实践中参考。

第二节　全科医疗中常用的临床预防服务

一、健康教育与社区居民自我保健

自我保健（self-health care）是指个体发挥能动作用，保护自己健康的行动，是个体决定自己健康的权利和义务的表现。其目的是使医学科学渗透到自我保健领域中，提供科学、系统的自我保健知识和技术，帮助人们正确实施自我保健，提高健康水平。其内容涵盖健康行为的养成、疾病预防、自我诊断、自我治疗以及在医疗机构诊治后的继续治疗和康复活动。

自我保健作为社区卫生服务的补充形式，发挥着越来越重要的作用。

1. 自我保健能唤起对自身健康的责任。通过健康教育，能使患者意识到维护和促进健康不仅仅是政府和医务工作者的责任，也是每个家庭和个人的责任。特别是随着疾病谱和死亡谱发生改变，进一步提醒人们自我保健是最重要的，健康掌握在每个人自己手中。

2. 自我保健为达到最高健康境界创造条件。自我保健需要个体发挥主观能动性，自觉地为改变周围环境而努力，有些危害健康的行为和生活方式，只有依靠自身的努力，才能真正解决。

3. 自我保健能产生巨大的经济效益。自我保健不仅将每个个体看做是卫生资源的消费者，同时也是卫生资源的创造者。自我保健明显降低患者对医疗保健服务的利用率，减少个人的医疗费用，有效克服现有卫生保健系统的缺陷，使每个人都成为卫生事业建设的主体。

（一）社区居民自我保健的内容和方法

1. 生理调节

（1）坚持运动：依据自身的身体状况，综合性别、年龄，制订适宜的体育锻炼计划。

（2）规律生活：养成良好的生活习惯，保证充足的睡眠和规律的生活节奏，适应身体生物周期变化。

（3）合理营养：摄入的热量满足人体的需要，各营养要素的供给做到数量上充足，质量上有保证，比例合理；食物新鲜、卫生，种类多样，搭配合理，不含有毒有害物质。

（4）保护环境：机体每时每刻都和外界环境进行物质和能量的交换，保持机体赖以生存的环境，不仅是维护自身健康的需要，也是人类可持续发展的前提。

2. 心理调节　心理调节是正确认识和评价个人所处的环境，尽力消除不愉快的心理刺激和生活事件，理智接受非个人能力所能改变的现实，从而适应外界环境，使情绪积极而稳定，保持自我意识良好，保持身心健康。情绪的适度紧张不仅使人充满活力，还能高效发挥人的潜能，但过度紧张会危及身心健康。因此，学会控制紧张，要树立正确的人生观，培养乐观的生活态度和广泛的兴趣爱好，积极参加各种社会活动。

3. 行为矫正　人类的健康相关行为包括促进健康的行为和危害健康的行为，行为矫正既包括促进健康行为的养成，又包括消除或控制危害健康的行为，将其结合在健康教育和健康促进活动中效果更好。

4. 自我诊断　自我诊断是指根据自己对医药卫生知识掌握的程度和对自身健康状况的了解，对身体出现的异常感觉和变化所作出的诊断，如自己患何种疾病以及到何种程度。自我诊断需要医务人员的指导和利用医疗机构的检查，也需要个体掌握必备的医学知识和技能，如测量身高、体重、脉搏、血压、心率、血糖等，并了解其正常值以及出现异常的临床意义，作出自我诊断。妇女还应该学会乳房自我检查法，以及了解乳腺癌的早期信号。

5. 自我治疗　自我治疗是指在明确诊断之后，在没有医务人员监护的条件下，根据医嘱或自行选择治疗方案并实施治疗。自我治疗经济、方便，治疗方法和选择药物均由患者自行决定，是自我保健的重要方式。全科医生也应该因势利导地进行治疗知识的教育和技能的传授，使患者熟悉药物的适应证、禁忌证和不良反应，掌握消毒、换药和药物注射等操作技术以及出现过敏反应的处理办法。

6. 自我预防　自我预防是指个体在疾病或意外事故出现之前，所做的心理上、知识上和物质上的准备。如个体在全科医生指导下掌握的一般急救知识、建立有利于健康的行为和生活方式、备有家庭药箱、记录重要的生活事件和健康状况以及定期参加体检等。全科医生也应经常性地开展自我预防知识的宣传和普及。

除上述个体的自我保健外，还应该重视家庭保健。个体的行为和生活方式很大程度上是在家庭中形成的，家庭气氛也会对人的身心健康产生影响；家庭状况直接决定生活事件出现的频率和性质，进而直接影响人的健康，因此，家庭是自我保健的重要社会基础。在家庭健康教育中，家庭成员要注意养成健康的生活习惯，还要保持温暖、宁静、温馨、和谐的家庭气氛。家庭健康教育还应该重视儿童的生理和心理教育，培养儿童从小养成良好的行为和生活方式，以及青年子女的婚前教育，提供有关婚姻生活知识，提高家庭成员和睦相处、共同配合的生活能力。

（二）全科医生在社区居民自我保健中的作用

1. 提高患者的自我保健技能　患者的自我保健措施通常是针对效果的，患者对问题的来龙去脉缺乏全面的认识，对自我保健效果没有十足的把握。全科医生在日常工作中，要分析影响患者选择自我保健的因素，有针对性地开展自我保健教育，使患者对其健康问题有正确的认识和评价，提高自我保健能力，避免其采取不恰当的自我保健措施，延误病情或者掩盖问题的严重性，甚至引发严重的后果。

2. 传播自我保健信息　患者的自我保健信息来源和途径除了全科医生提供的之外，还有家人、同事、朋友对类似健康问题的经验以及杂志、科普读物等出版物中的健康知识，或者广播、电视、广告、药品说明书提供的信息，甚至非医务工作者提供的民间验方、秘方等。在这些信息中，全科医生提供的自我保健信息无疑更具有权威性和实用性。因此，全科医生应尽可能利用一切能利用的资源，经常性地向社区居民提供科学性、实用性的自我保健信息，开展自我保健技能培训。

3. 组织开展自我保健活动　全科医生可以是社区居民自我保健的组织者和倡导者，组织社区居民开展自我保健知识的学习和基本技能的训练，准备各种学习资料，举办讲座，制订工作计划，定期开展活动。动员社区内有相同健康问题的患者共同收集有关疾病的各种资料和信息，交流与疾病作斗争的经验，互相鼓励和帮助，提高各自的自我保健能力。

二、沿着人的生命周期提供疾病筛检

人类在适应自然、改造自然、谋求生存的过程中，一直在追求健康长寿和提高生活质量。在生命早期阶段获得连续合理的卫生保健往往可以预防或延缓许多疾病，特别是慢性疾病的发生与发展，维护人类身心健康。

人的生命周期涵盖从受孕形成胚胎到生命终结的全过程。作为生物个体的人，其生理过程是连续不断的，直到新陈代谢完全停止。为了有效地提供健康服务，WHO 推荐将人的生命周期人为地划分为"围生和婴幼儿期、青少年期、成年期和晚年期"四个阶段，以便为连续性的生命过程提供健康照顾。开展沿着人的生命周期提供的疾病筛检，可以发现疾病可疑者或高危个体，实现疾病的一级预防和二级预防。

（一）高危妊娠的筛检管理

1. 筛检对象　在妊娠期，母婴的某种并发症或者致病因素可危及母婴，如导致难产或损害，甚至危及生命，成为高危妊娠，因此应进行高危筛检。我国目前将有下列情况之一者定为高危妊娠：①孕妇年龄<18岁或者>35岁；②身高在145cm以下，体重在85kg以上；③有异常孕产史者，如流产、早产、死胎、死产、各种难产及手术产、新生儿死亡、新生儿溶血性黄疸、先天缺陷或遗传性疾病、多年不育经治疗受孕者；④前置胎盘、胎盘早剥、母儿血型不合、早产或过期妊娠、胎盘及脐带异常、胎位异常、产道异常（包括骨产道及软产道）、多胎妊娠、羊水过多、过少；⑤妊娠合并高血压综合征、心脏病、肾炎、病毒性肝炎、重度贫血、病毒感染（巨细胞病毒、疱疹病毒、风疹病毒）等；⑥妊娠期接触有害物质，如放射线、同位素、农药、化学毒物、CO中毒及服用对胎儿有害药物；⑦曾患或现有生殖器官肿瘤者等。

2. 筛检方法　高危筛检在孕妇初诊时即进行，以后每次产前检查或在孕早期、中期、晚期做到再筛检。对于某些特殊情况，可以适当增加筛检次数，及时发现高危妊娠。筛检可通过询问病史、体格检查、产前检查以及必要的实验室检查和特殊检查进行。

对于筛检出的高危因素每次都要进行评分，确定高危程度，反映高危因素的发展动向。对高危孕妇要作专门登记，重点监护，做好高危向中危、低危转化工作，对高危者转由上一级医疗单位或专科医院会诊或诊治，对非高危者或经过治疗后病情好转者可转回社区由社区卫生保健人员进行管理。根据产妇具体情况选择适当的分娩地点和方式，早期发现和识别高危新生儿，并加强产后的访视工作，积极防治产后并发症。

（二）新生儿筛检

新生儿筛检是指在新生儿群体中，用快速、敏感的实验室方法对新生儿的遗传代谢病、先天性内分泌异常以及某些危害严重的遗传性疾病进行筛检的总称。通过这种筛检可以及早发现小儿是否患有先天性遗传病，并进行及时的治疗，使其健康成长。通过筛检，使患病的新生儿得以早期诊断、早期治疗，防止机体组织器官发生不可逆的损伤。选择筛检的疾病应考虑下列条件：①发病率较高；②有致死、致残、致愚的严重后果；③有较准确而实用的筛检方法；④筛出的疾病有防治办法；⑤符合经济效益。

1. 先天性甲状腺功能低下的筛检

(1) 筛检对象：先天性甲状腺功能低下，又称呆小病，是儿童时期常见的智残性疾病，早期无明显表现，一旦出现症状，是不可逆的。先天性甲状腺功能低下症临床表现为智力迟钝、生长发育迟缓及基础代谢低下。医学上一般认为如果在2个月内发现，及时治疗，终身服药，智力基本正常；大于10个月发现、治疗的，智商只能达到正常的80%；大于2岁发现的，智力落后不可逆。发病率大约是五千分之一。我国1995年6月颁布的《母婴保健法》将该病列入新生儿筛查的疾病之一。

(2) 筛检方法：多采用出生后2~3天的新生儿干血滴纸片检测促甲状腺素（TSH）浓度作为初筛，结果大于20mU/L时，再检测血清T_4、TSH以确诊。该法采集标本简便，假阳性和假阴性率较低，故为患儿早期确诊、避免神经精神发育严重缺陷，减轻家庭和国家负担的极佳防治措施。

2. 苯丙酮尿症的筛检

(1) 筛检对象：《母婴保健法》明确指出应对新生儿进行苯丙酮尿症的筛检。苯丙酮尿症是由于苯丙氨酸代谢途径中，酶缺陷所导致的较为常见的一种常染色体隐性遗传性疾病，因患者尿中含有大量的苯丙酮酸而得名。苯丙酮尿症患儿出生时大多表现正常，新生儿期无明显特殊的临床症状，部分患儿可能出现喂养困难、呕吐、易激惹等非特异性症状。未经治疗的患儿3~4个月后逐渐表现出智力、运动发育落后，头发由黑变黄，皮肤白，全身和尿液有特殊鼠臭味，常有湿疹。

随着年龄增长，患儿智力落后越来越明显，年长儿约60%有严重的智能障碍。2/3患儿有轻微的神经系统体征，如肌张力增高、腱反射亢进、小头畸形等，严重者可有脑性瘫痪。约1/4患儿有癫痫发作，常在18个月以前出现，可表现为婴儿痉挛性发作、点头样发作或其他形式。约80%患儿有脑电图异常，异常表现以癫痫样放电为主，患者除了影响智能发育外，可出现一些行为、性格的异常，如忧郁、多动、自卑、孤僻等。

(2) 筛检方法：苯丙酮尿症为可治性遗传代谢病，早期诊断与治疗，可避免神经系统的不可逆损伤。该病与饮食苯丙氨酸含量有直接关系，是一种可通过饮食控制治疗的遗传性代谢病，须尽早开始低苯丙氨酸饮食治疗。由于新生儿筛检在我国已逐步推广和普及，筛检出的患者往往能在出生1个月内，甚至2周之内得到确诊和治疗，为患儿的健康成长提供了保证。开始治疗的年龄越小，预后越好，智能发育可接近正常人。晚治疗者都有程度不等的智能低下。3～5岁后治疗者，可能减轻癫痫和行为异常，但对已存在的严重智能障碍改善不明显。

(三) 青少年心理问题筛检

1. 筛检对象　青少年心理问题不仅影响青少年向成人发展，损害身心健康，还会给社会带来负担和危害。常见的青少年心理卫生有：①自卑，表现为缺乏自信心，不敢面对现实，心灰意冷，自暴自弃，消极懈怠；②自闭，表现为将自己封闭在一个独立的空间，不允许他人介入，脾气暴躁、怪异、性格执著；③多动，表现为坐卧不安、言语过多、指手画脚，导致学习成绩差、注意力难集中、缺乏自制力；④逆反，表现为对正面的人和事情极力反驳、抗衡，而对消极的、不良事物往往会认同接受。此外，还包括恐惧、厌学、享乐、自大、嫉妒、孤独等。

2. 筛检方法　全科医生应在力所能及的范围内开展青少年心理健康教育和咨询指导，掌握一定的心理卫生评定方法，早期筛检和发现问题青少年，配合专业心理医生加以纠正和治疗。

(四) 常见慢性非传染性疾病的筛检

1. 高血压筛检

(1) 筛检对象：高危人群每半年至少测量1次血压，并接受医务人员的生活方式指导。具有以下1项及以上的危险因素即可视为高血压高危人群：①收缩压120～139mmHg和（或）舒张压80～89mmHg；②超重或肥胖（BMI≥24kg/m²）；③高血压家族史（一、二级亲属）；④长期过量饮酒（每日饮白酒≥100ml，且每周饮酒在4次以上）；⑤长期膳食高盐。

(2) 筛检方法：对辖区内35岁及以上常住居民，每年第一次到乡镇卫生院、村卫生室、社区卫生服务中心（站）就诊时为其测量血压。对第一次发现收缩压≥140mmHg和（或）舒张压≥90mmHg的居民在去除可能引起血压升高的因素后预约其复查，非同日3次血压高于正常，可初步诊断为高血压；如有必要，建议转诊到上级医院确诊，2周内随访转诊结果；对已确诊的原发性高血压患者纳入高血压患者健康管理；对可疑继发性高血压患者，应及时转诊。

2. 2型糖尿病筛检

(1) 筛检对象：对2型糖尿病高危人群进行有针对性的健康教育，每年至少测量1次空腹血糖，并接受医务人员的健康指导。高危人群包括：①有糖调节受损史；②年龄≥40岁；③超重、肥胖（BMI≥24kg/m²），男性腰围≥90cm，女性腰围≥85cm；④2型糖尿病者的一级亲属；⑤高危种族；⑥有巨大儿（出生体重≥4kg）生产史，妊娠糖尿病史；⑦高血压（血压≥140/90mmHg）或正在接受降压治疗；⑧血脂异常［高密度脂蛋白胆固醇（HDL-C）≤0.91mmol/L（35mg/dl）及三酰甘油（TG）≥2.22mmol/L（200mg/dl）］，或正在接受调脂治疗；⑨心、脑血管疾病患者，静坐生活方式者；⑩有一过性类固醇诱导性糖尿病病史者；此外，还有BMI≥30kg/m²的多囊卵巢综合征严重精神病和（或）长期接受抗抑郁症药物治疗的患者。糖调节受损是最重要的2型糖尿病高危人群，每年有1.5%～10.0%的糖耐量减低患者进展为 2 型糖尿病。

(2) 筛检方法：推荐采用口服葡萄糖耐量试验（oral glucose tolerance test，OGTT）检测空腹血糖和糖负荷后 2 小时的血糖，进行 OGTT 有困难的情况下可仅监测空腹血糖，但仅监测空腹血糖会有漏诊的可能性。针对高危人群，如果筛检结果正常，3 年后重复检查。

3. 血脂异常筛检

(1) 筛检对象：血脂是血浆中的胆固醇、三酰甘油（TG）和类脂如磷脂等的总称。与临床密切相关的血脂主要是胆固醇和 TG，此外还有游离脂肪酸（FFA）和磷脂等。血脂异常对健康的损害主要在心血管系统，会导致冠心病及其他动脉粥样硬化性疾病。血脂检查的重点对象：①已有冠心病、脑血管病或周围动脉粥样硬化病者；②有高血压、糖尿病、肥胖、吸烟者；③有冠心病或动脉粥样硬化病家族史者，尤其是直系亲属中有早发冠心病或其他动脉粥样硬化性疾病者；④有皮肤黄色瘤者；⑤有家族性高脂血症者。

(2) 筛检方法：为了及时发现和检出血脂异常，20 岁以上成年人至少每 5 年测量 1 次空腹血脂，包括总胆固醇（TC）、低密度脂蛋白胆固醇（LDL-C）、高密度脂蛋白胆固醇（HDL-C）和 TG 测定。建议 40 岁以上男性和绝经期后女性每年均应进行血脂检查。缺血性心血管病及其高危人群应每 3~6 个月测定 1 次血脂。因缺血性心血管病住院治疗的患者应在入院时或 24 小时内检测血脂。

4. 骨质疏松症筛检

(1) 筛检对象：骨质疏松症（osteoporosis，OP）是一种以骨量低下、骨微结构破坏导致骨脆性增加，易发生骨折为特征的全身性骨病。属于退化性疾病，可发生于不同性别和任何年龄，随着年龄增长，患病风险增加，但多见于绝经后妇女和老年男性。骨质疏松症的危险因素有：①固有因素：人种（白种人和黄种人患骨质疏松症的危险高于黑人）、老龄、女性绝经、母系家族史；②非固有因素：低体重、性激素低下、吸烟、过度饮酒、饮过多咖啡、体力活动缺乏、饮食中营养失衡、蛋白质过多或不足、高钠饮食、钙和（或）维生素 D 缺乏（光照少或摄入少）、有影响骨代谢的疾病和应用影响骨代谢的药物。

(2) 筛检方法：骨质疏松性骨折是可防、可治的。尽早预防可避免骨质疏松及其骨折。即使发生过骨折，只要采用适当合理的治疗仍可有效降低再次骨折的风险。因此，普及骨质疏松知识，做到早期诊断、及时预测骨折风险并采取规范的防治措施是十分重要的。临床上评估骨质疏松风险的方法较多，敏感性较高且操作方便的简易评估方法，一是国际骨质疏松症基金会（IOM）骨质疏松症 1 分钟测试题；二是亚洲人骨质疏松自我筛检工具（Osteoporosis Self Assessment Tool for Asian，OSTA）。OSTA 指数 =（体重 − 年龄）× 0.2。骨质疏松风险级别与 OSTA 指数对应关系见表 5-3。

表 5-3 骨质疏松风险级别与 OSTA 指数对应关系

风险级别	OSTA 指数
低	>−1
中	−1~−4
高	<−4

5. 乳腺癌筛检

(1) 筛检对象：乳腺癌筛检是通过有效、简便、经济的乳腺检查措施，对无症状妇女开展筛检，以便早发现、早诊断、早治疗，其最终目的是降低人群乳腺癌的死亡率。乳腺癌高危人群包括：①有明显的乳腺癌遗传倾向者；②既往有乳腺导管或小叶中重度不典型增生或小叶原位癌患者；③既往行胸部放疗的淋巴瘤患者。

(2) 筛检方法：乳腺癌筛检分为机会性筛检和群体普查两种。机会性筛检是妇女个体主动或自愿到提供乳腺筛检的医疗机构进行相关检查；群体普查是社区或单位实体有组织地为适龄妇女提供乳腺筛检。①20~39岁，不推荐对非高危人群进行乳腺筛检；②40~49岁，适合机会性筛检，每年1次乳腺X射线检查，推荐与临床体检联合；对致密型乳腺推荐与B超检查联合；③50~69岁，适合机会性筛检和人群普查，建议每1~2年1次乳腺X射线检查，推荐与临床体检联合；对致密型乳腺推荐与B超检查联合；④70岁或以上，适合机会性筛检，每2年1次乳腺X射线检查，推荐与临床体检联合；对致密型乳腺推荐与B超检查联合。对乳腺癌高危人群筛检建议提前进行筛检（40岁前），筛检间期推荐每半年1次，筛检手段除了应用一般人群常用的临床体检、B超、乳腺X射线检查之外，还可以应用MRI等新的影像学手段。

6. 子宫颈癌筛检

（1）筛检对象：子宫颈癌是常见的妇科恶性肿瘤之一，发病率在女性恶性肿瘤中居第二位，仅次于乳腺癌。人乳头瘤病毒（HPV）感染是子宫颈癌的主要病因，HPV感染与子宫颈癌高度相关，其相对危险度或危险度比值比高达250，人群归因百分比＞90%，HPV阴性者几乎不会发生子宫颈癌。早期子宫颈病变的治疗效果比子宫颈浸润癌的治疗效果好得多，子宫颈浸润癌的5年生存率为67%，子宫颈早期癌为90%~92%，而子宫颈原位癌则可达100%。因此通过筛检可以达到早诊早治，降低子宫颈浸润癌的发病率和死亡率。任何有3年以上性行为或21岁以上有性行为的妇女均为筛检对象。30岁左右是癌前病变高峰期。

（2）筛检方法：在经济发达地区，一般妇女筛检的起始年龄可考虑在25~30岁；经济欠发达地区，筛检的起始年龄可放在35~40岁。高危妇女人群的筛检起始年龄应适当提前，65岁后患子宫颈癌的危险性极低，一般不主张对65岁以上的妇女进行子宫颈癌的筛检。

高危妇女人群定义为性生活过早、有多个性伴侣、人类免疫缺陷病毒（human immunodeficiency virus，HIV）/人乳头瘤病毒（human papilloma virus，HPV）感染、免疫功能低下、卫生条件差和性保健知识缺乏的妇女。

7. 结直肠癌筛检

（1）筛检对象：有下列情况者为结直肠癌高危人群：①有肠道症状的人群，尤其是便血、大便次数增多、大便带黏液、腹痛等；②大肠癌高发区的中老年人；③大肠腺瘤患者；④有大肠癌病史者；⑤大肠癌患者的家庭成员；⑥溃疡性结肠炎；⑦克罗恩病；⑧有盆腔放疗史者。

（2）筛检方法：常用的筛检方法是大便隐血试验（fecal occult blood test，FOBT）或结肠镜检查。常规采用FOBT进行初筛，连续3次检查为宜，阳性者建议行结肠镜检查，阴性者每年行1次初筛检查。高危个体应作为重点筛检对象，即使FOBT阴性，也建议其接受结肠镜检查。对于有疑似结、直肠肿瘤症状的患者，即使FOBT阴性，若本人同意，也可行结肠镜检查。

8. 前列腺癌筛检

（1）筛检对象：50岁以上有下尿路症状的男性进行常规检查；对于有前列腺癌家族史的男性，应从45岁开始定期检查、随访。

（2）筛检方法：直肠指检（digital rectal examination，DRE）联合前列腺特异性抗原（prostate-specific antigen，PSA）检查是目前公认的早期发现前列腺癌最佳的初筛方法。我国《前列腺癌诊断治疗指南（2007版）》建议对50岁以上有下尿路症状的男性进行常规PSA和DRE检查；对于有前列腺癌家族史的男性，应从45岁开始定期检查、随访。对DRE异常、有临床征象（如骨痛、骨折等）或影像学检查异常等应进行PSA检查。

三、化学预防及其应用注意事项

化学预防（chemoprevention）是指对无症状的人使用药物、营养素（包括无机盐）、生物制剂或其他天然物质作为一级预防措施，提高人群抵抗疾病的能力，防止某些疾病的发生。对已出现症状的患者服用上述物质来治疗疾病的不在化学预防之列。

目前，常用的化学预防方法有：对育龄妇女或孕妇补充含铁物质来降低缺铁性贫血罹患率；孕妇补充叶酸降低神经管畸形婴儿出生的危险；绝经后妇女使用雌激素预防骨质疏松症和心脏病；用低剂量阿司匹林预防心肌梗死、心脏病、脑卒中以及可能的肿瘤等；补充氟化物降低龋齿患病率。

化学预防目前尚未纳入我国医疗活动的常规内容，一些预防方法还有待进一步完善，因此，全科医生在推荐化学预防时，一定要客观介绍化学预防的进展和成果，分析其潜在利弊，由患者参与决策，并密切观察由此带来的效果和伴随的不良反应。

（一）使用低剂量阿司匹林预防心血管疾病

使用低剂量阿司匹林预防心脏病、脑卒中以及可能的肿瘤时，其出血并发症相对危险增加，主要来自于胃肠道出血和颅外出血，出血性脑卒中风险也有所增加。因此，在使用之前，应仔细权衡其获益和出血风险比，与患者充分沟通后决定是否使用。《心血管疾病一级预防中国专家共识（2010）》建议：

(1) 所有患者使用阿司匹林前均应仔细权衡获益-出血风险比。

(2) 建议服用阿司匹林 75～100mg/d 作为以下人群的心血管疾病一级预防措施：①糖尿病患者 40 岁以上，或 30 岁以上伴有 1 项其他心血管病危险因素，如早发心血管病家族史、高血压、吸烟、血脂异常或蛋白尿；②高血压且血压控制到 150/90mmHg 以下，同时有下列情况之一者：年龄＞50 岁、有靶器官损害、糖尿病；③未来 10 年心、脑血管事件危险＞10%（危险评估推荐使用国人缺血性心血管病综合危险评估模型）的患者；④合并下述 3 项及以上危险因素的患者：血脂异常、吸烟、肥胖、＞50 岁、早发心血管病家族史。

(3) 30 岁以下人群缺乏用阿司匹林进行一级预防的证据，故不推荐使用。

(4) 80 岁以上老人获益增加，但胃肠道出血风险也明显增高，应仔细权衡获益-出血风险比，并与患者充分沟通后决定是否使用阿司匹林。

(5) 胃肠道出血高危患者服用阿司匹林，建议联合应用质子泵抑制剂或 H_2 受体拮抗剂。溃疡病活动期或幽门螺杆菌阳性者，应治愈溃疡病，且根除幽门螺杆菌后再使用阿司匹林。

(6) 对阿司匹林过敏且不能耐受或有禁忌证者，如有应用阿司匹林进行心血管病一级预防的指征，则建议用氯吡格雷 7 mg/d 替代。

（二）绝经后妇女使用雌激素

随着人口老龄化，骨质疏松症已经成为影响健康的公共卫生问题。2003—2006 年一次全国性大规模流行病学调查显示，50 岁以上人群以椎体和股骨颈骨密度值为基础的骨质疏松症总患病率女性为 20.7%，男性为 14.4%。60 岁以上人群中骨质疏松症的患病率明显增高，女性尤为突出。绝经妇女正确使用激素治疗，总体是安全的。《原发性骨质疏松症诊治指南（2011 年）》建议，激素补充治疗遵循以下原则：

(1) 明确的适应证和禁忌证（保证利＞弊的基础）；

(2) 绝经早期开始用（＜60 岁），收益更大风险更小；

(3) 应用最低有效剂量；

(4) 治疗方案个体化；

(5) 局部问题局部治疗；

(6) 坚持定期随访和安全性监测（尤其是乳腺和子宫）；

(7) 是否继续用药应根据每位妇女的特点每年进行利弊评估。

需要强调的是，对有子宫的妇女补充雌激素的同时也适当补充孕激素，子宫内膜癌的风险不再增加，这一结论已有大量高级别的临床证据支持，是无需争论的事实。乳腺癌、血栓是激素治疗的禁忌证，激素治疗也不用于心血管病的预防，因此，在实施激素治疗前要进行利与弊的全面评估，治疗前必须评估患者是否有明确的治疗适应证，排除禁忌证，这是保证治疗利大于弊的基础。全科医生要与患者讨论可能的获益和风险比,取得患者的知情同意,治疗前应询问病史和全面体检,特别是对子宫和乳腺的检查。

四、慢性病患者的预防服务

生物医学技术的发展使传染性疾病基本得到控制,人类疾病谱和死亡谱发生了显著变化,导致人类死亡的主要原因由传染性疾病转变为慢性非传染性疾病。慢性病患病率与死亡率持续上升,疾病负担的日益加重,已经构成了威胁人群健康的严重公共卫生问题。慢性非传染性疾病病因复杂,与已经得到控制的急性传染性疾病相比,目前对这些慢性非传染性疾病尚缺少生物学预防手段和治愈方法。公共卫生预防策略有助于健康理念的传播与建立,基于社区、重视家庭、强调个人责任,以临床医生为主体,个体化的、患者积极参与、防治结合的临床预防措施也不容忽视。

(一) 心血管疾病

1. 加强筛检和早期诊断动脉硬化病变是提高心血管疾病防治水平的关键环节

(1) 年龄<45岁的糖尿病患者伴有一项其他动脉粥样硬化的危险因素或年龄≥45岁的糖尿病患者,至少每年测定1次踝肱指数(ABI)。

(2) 年龄≥50岁有高血压、高胆固醇血症、吸烟或有2项以上其他致动脉粥样硬化的危险因素者(早发冠心病家族史、肥胖、持续精神紧张、缺乏运动),或年龄>65岁者,应用ABI、动脉脉搏波传导速度(PWV)和颈总动脉内中膜厚度(G-LMT)评估其动脉结构和功能,至少每5年复查1次。

2. 心血管疾病生活方式的干预,是所有预防措施的基石

(1) 平衡膳食:每天摄入蔬菜300~500g,水果200~400g,谷类250~400g,胆固醇<300mg/d,食用油<25g,每日饮水量至少1200ml;不建议任何人出于预防心脏病的考虑开始饮酒或频繁饮酒;减少钠盐摄入,每天食盐控制在5g以内;增加钾盐摄入,每天钾盐≥4.7g。

(2) 规律运动:每天坚持至少30min以上的中等强度有氧运动;每周进行至少2次抗阻训练(如负重训练),每次每种运动重复10~15次。

(3) 控制体重:超重和肥胖者在6~12个月内减轻体重5%~10%,使BMI维持在18.5~23.9kg/m²。腰围控制在男性≤90cm、女性≤85cm。

(4) 戒烟:每次诊室询问吸烟情况并记录在病历中,劝导每个吸烟者戒烟,评估戒烟意愿的程度,拟定戒烟计划,给予戒烟方法指导、心理支持和(或)戒烟药物治疗,定期随访;对所有吸烟者加强戒烟教育和行为指导,建议应用戒烟药物辅助戒烟,减少戒断症状;避免被动吸烟。

(5) 重视对就诊患者心理障碍的筛检,注重对患者症状和病情给予合理的解释,对焦虑和抑郁症状明显者应给予对症药物治疗,或转诊至心理疾病专科门诊。

(二) 高血压

高血压是我国人群发生心血管事件的首要危险因素,血压水平尤其是收缩压水平与脑卒中呈明确的正相关关系,因此,降低脑卒中的发病率和死亡率,亟须开展高血压病防治的健康教育,提高血压控制率。

(1) 18岁以上健康成人至少每2年监测血压1次,35岁以上成人至少每1年监测血压1次,心血管门诊患者应常规接受血压测量。高血压患者调整治疗期间每日监测血压至少2次,血压平稳后每周监测血压2次。鼓励家庭自测血压。

(2) 高血压诊断、治疗中应综合考虑总心血管风险的评估。

(3) 对于没有其他危险的初发高血压患者,均首先进行强化生活方式干预。1级高血压[收缩压(SBP)140~159mmHg或舒张压(DBP)90~99mmHg]干预数月后若血压未得到

控制，则开始药物治疗；2级高血压（SBP160~179mmHg或DBP100~109mmHg）干预数周后，若血压未得到控制，则开始药物治疗；3级高血压（SBP≥180mmHg或DBP≥110mmHg）立即药物治疗；对于有1~2个危险因素的初发高血压患者，SBP在120~139mmHg或DBP在80~89mmHg之间时改变生活方式；1级和2级高血压首先生活方式干预，数周后若血压未得到控制，则开始药物治疗；3级高血压立即药物治疗；有3个以上危险因素、代谢综合征、有靶器官损害或糖尿病的高血压患者，正常血压者改变生活方式，正常高值血压及1~3级高血压患者建议改变生活方式同时进行药物治疗。

(4) 长期高血压患者在生活方式干预的基础上，根据血压水平给予降压药物治疗。

(5) 所有高血压患者血压控制在140/90mmHg以下，糖尿病、卒中、心肌梗死以及肾功能不全和蛋白尿患者至少降至130/80mmHg以下。

（三）糖尿病

糖尿病是由胰岛素分泌绝对或相对不足，或因靶细胞对胰岛素的敏感性降低或无反应等原因引起人体糖、脂肪、蛋白质代谢紊乱的代谢性疾病，目前尚无根治糖尿病的方法，但通过多种治疗手段可以控制好糖尿病，如糖尿病患者的健康教育、自我监测血糖、饮食治疗、运动治疗和药物治疗等。其中，健康教育作为一种有效的干预手段，在治疗和预防并发症方面的作用越来越受到人们重视。

(1) 所有糖尿病患者在强化生活方式干预的基础上，联合应用降糖药物和（或）胰岛素。控制空腹血糖4.4~6.1mmol/L（80~110mg/dl），非空腹4.4~8.0mmol/L（80~144mg/dl），糖基血红蛋白（HbA1c）≤6.5%。

(2) 合并高血压患者血压控制到130/80mmHg以下，首选血管紧张素转化酶抑制剂（ACEI）或血管紧张素受体阻断剂（ARB）。

(3) 应用他汀类药物强化降脂治疗，使TC＜4.14mmol/L（160mg/dl），LDL-C＜2.07mmol/L；如TG＞5.65mmol/L（500mg/dl），首选贝特类药物，使TG＜1.70mmol/L。

(4) 治疗初每3个月检测1次HbA1c，达到治疗目标后每6个月检测1次HbA1c。

(5) 鼓励血糖自我监测：每周2~4次。

五、健康危险因素评估与健康管理

（一）健康危险因素评估

1. 健康危险因素评估的概念　为了有效降低疾病的发病率和死亡率，个体或群体必须清楚在何种状态下有患病的危险，获得这种认知的途径即健康危险因素评估。此方法根据患者的生活方式、个人及家族史、体检结果和健康危险因素等指标，以流行病学资料和全国死亡统计资料绘制的图表为对照，通过计算机预测其与同年龄、同性别、同种族人群相比，发生疾病的概率和死亡概率，以及与实际年龄相比的健康年龄。

2. 健康危险因素评估应用的范围

(1) 用于收集危险因素资料，预测和预防健康问题；

(2) 作为健康教育、健康促进的重要工具；

(3) 作为一级预防和二级预防活动的重要内容以控制不断上涨的医疗费用；

(4) 降低慢性非传染性疾病的死亡率；

(5) 降低伤残率；

(6) 用于卫生服务需求与利用评价；

(7) 对人群的健康管理。

同周期性健康检查一样，健康危险因素评估属前瞻性医学范畴，其主要目的是依据客观数据，激励患者改变不良行为和生活方式，达到促进健康的目的。

(二)健康管理

1. 健康管理概念　健康管理起源于 20 世纪 20 年代末的美国,是一种对个人或人群的健康危险因素进行全面监管的过程,是伴随着一系列健康风险评估技术的开发和应用而逐步发展起来的。其特点是在个人健康档案基础上,提供个体化健康管理服务,即根据危险因素,由医生进行个体指导,并动态跟踪危险因素干预效果。

与一般健康教育不同的是,健康管理是致力于研究和开发各种健康风险测评和分析技术,根据个体和群体的健康状况来进行评价和为其提供有针对性的健康指导,促使他们采取行动来促进健康。目前,健康管理主要用于慢性非传染性疾病的预防,如高血压、高血脂、冠心病、脑卒中、糖尿病、肥胖、骨质疏松及肿瘤等。

2. 健康管理特点
(1) 基于研究的基础上,以循证医学及现代信息学为手段;
(2) 对疾病控制和费用降低等方面可以定量进行效果评价;
(3) 有一套规范的操作过程,供医生和个体之间交流使用;
(4) 清楚地确定管理的目标人群,可有效利用有限的资源。

3. 健康管理的基本步骤　包括健康危险因素检测、评价、干预、再评价四个环节,四个环节是一个连续不断、周而复始的过程,只有长期坚持才能收到预期效果。

(1) 收集分析健康管理对象的健康信息。发现健康管理对象存在的健康问题,了解健康需求,查找健康危险因素并对其检测分析。

(2) 开展健康和疾病风险评估与预测、疾病预警。在收集健康信息、分析评估健康问题和健康危险因素的基础上,预测健康管理对象在今后一段时间内发生某种疾病或存在健康风险的可能性,制订健康管理和健康风险干预计划。

(3) 实施健康干预。充分调动个人、家庭和社会的力量,帮助健康管理对象实施健康计划,达到促进健康的目的。

(4) 评价干预效果。对健康干预实施效果进行动态跟踪,及时评价风险评估、干预计划和实施效果存在的问题,进一步完善干预方案。

随着人们对健康认识的不断深化,健康观及其内涵已经从个体拓展到群体,从一维拓展到多维,从疾病拓展到健康,从个人拓展到家庭、组织、社区和社会等多个方面。因此,健康管理更加重视群体的健康管理,关注生命周期不同阶段的健康保护,将单纯的疾病管理延伸到不同的生命状态。

(李荣梅　金　喆)

思 考 题

1. 试述临床预防服务的主要内容和方法。
2. 对社区人群进行筛检应遵循哪些原则?
3. 全科医生开展以预防为导向的全科医疗服务具有哪些优势?

第六章 以问题为导向的全科医学临床思维模式

第一节 临床思维概述

一个正确诊断或治疗方案的确立除了要求我们掌握疾病诊疗的基本理论、基本技能和临床经验外，还必须具备正确的临床思维方法。临床思维能力首先来自于临床实践，亦即在实践中，针对具体的疾病和患者，依靠已学到的专业理论知识及相关知识，运用正确的思维方法进行科学的分析。没有实践就失去了临床思维的基础，但是，有了临床实践并不等于就有了正确的临床思维能力，而且正确的临床思维还要有科学的方法作指导。医生的临床思维不是一蹴而就的，而是在临床实践中通过不断实践积累而得来的。全科医生作为"健康守门人"，承担着社区首诊任务，应能够处理80%以上的常见疾病和多发疾病；同时，为了保证患者的安全，对于少见但可能会威胁患者生命的问题也必须能够及时识别并进行有针对性的转诊。由于工作在社区卫生服务机构中的全科医生并没有大医院那样的先进设备和辅助检查的帮助，因此，全科医生的诊疗水平的高低不仅取决于其临床工作经验的积累，更重要的是取决于他是否具有正确的临床思维。正确的临床思维是医疗质量的保证。临床思维包含着临床实践和科学思维两大要素，随着医学的发展，医生的理论知识需要及时更新，实践的方法需要更科学和不断更新。医生临床思维能力的提高，受到诸多复杂因素的影响，任何强调某一方面而忽视其他方面的认识都是不恰当的，对整个临床思维能力的提高是不利的。

一、临床思维的定义及其基本特征

（一）临床思维的定义

思维是指在表象（感知过的客观事物在人脑中重现的印象）和概念基础上进行分析、综合、判断、推理等认识活动的过程。临床思维（clinical thinking）是指医生运用医学科学、自然科学、人文社会科学和行为科学的知识，以患者为中心通过充分的沟通与交流，进行病史采集、体格检查和必要的实验室检查，得到第一手资料，借助手头的和其他可利用的最佳证据和信息，结合患者的家庭与人文背景，根据患者的症状等多方面信息进行批判性的分析、综合、类比、判断和鉴别诊断，形成诊断、治疗、康复和预防的个性化方案并予以执行和修正的思维过程和思维活动；这也就是医生将其掌握的疾病一般规律运用到判定患病个体的逻辑思维过程。

全科医学是一门新型的临床二级学科，它不仅是经验科学，更是临床思维和临床决策的科学，养成科学的临床思维方式是每位全科医生的首要目标。

（二）临床决策的定义

临床决策（clinical decision-making），是指医生用一定的方法从多种诊疗方案（如进一步检查、诊断、治疗、康复、预防等措施）中择优选择一种最适合患者的诊疗方案的过程。它包括提出问题，搜集资料，预测结果，确定目标，拟订方案，评价和优选，实施中的控制和反馈，必要的追踪等过程。一般进行决策分析的基本步骤有以下四步：①临床可选择的诊疗方法有时很多，这时需要根据患者的需要和利弊的大小进行比较，筛除一些"劣"的决策，以循证比较最佳；②确定各决策可能的后果及其发生的概率；③与患者交流，考虑患者的背景及其偏好，考虑伦理；④在以上三步基础上去选择决策人最满意的决策，决定最适宜的诊疗方案。

二、临床思维的基本原则

1. 以患者为中心和患者安全第一的原则　保证患者安全，及时识别或转诊可能威胁患者生命而又有可治性的严重疾病；诊疗中应把患者的利益放在第一位，以保护患者最大利益为原则；临床决策要符合伦理道德要求，防止过度诊疗服务；以患者结局为导向的诊疗服务（outcome-based care），而不是以疾病为导向进行临床评价与管理。

2. 采用适宜技术，坚持从生物、心理、社会各方面全面、准确、特异、分级、尽早诊断和及早治疗的原则。

3. 首先考虑常见病与多发病的诊断　选择第一个诊断假设时，首先应考虑该地区的常见病或多发病，并结合患者的性别、年龄、职业、发病季节与地域等具体背景资料和有关影响因素进行分析。

4. 尽可能以一种疾病去解释多种临床表现（病因"一元论"）　尽量用一种疾病去解释多种临床表现，以揭示疾病的内在联系，把握疾病的本质。如确实不能用一种疾病解释患者的临床表现时，则再考虑可能患有的其他疾病，并将所患的数种疾病分清主次，先后排列。

5. 先考虑器质性疾病再考虑功能性疾病的诊治　从后果考虑，当器质性疾病和功能性疾病鉴别诊断有困难时，须优先考虑器质性疾病的诊断，以免延误治疗。如腹痛患者可能是结肠癌（器质性疾病）引起的，早期诊断可手术根治，如误认为是肠易激综合征（功能性疾病）而进行治疗，就会错失良机给患者带来不可弥补的损失。

6. 优先考虑可治性疾病的诊治　当疾病诊断有两种可能时，一种是可治且疗效好，而另一种是目前尚无有效治疗方法且预后甚差，这时在诊断上应首先考虑可治且疗效好的疾病，有利于及时处理。

7. 实事求是原则　医师应客观对待临床现象，不能仅仅根据自己的知识范围和局限的临床经验进行取舍，应依据证据进行客观的推理、判断、决策。

8. 以患者为整体　在专科愈分愈细的临床服务中，医生的知识面逐步变窄，易出现漏诊、误诊问题及治疗的不良反应。医生应注意处理好局部与全局的疾病关系，避免见病不见人的现象，但要抓准重点、关键的临床问题。

9. 简化思维程序原则　简捷地把多种诊断倾向迅速归纳到一个最小范围中去选择最大可能的诊断，这就是简化思维程序的诊断过程。当时间紧迫，患者处于危险中（急重症），必须采取简化思维方式，尽快诊治，尽快救护患者，如，对突发呼吸困难、胸痛、不易纠正的低氧血症患者，应优先考虑肺栓塞并予以积极抢救。

10. 符合基本常识的原则　当其他的临床思维方法均无济于事，或专业知识也不足以解决问题时，可运用是否符合基本常识的判断方法来分析问题。

三、有关临床思维的基本要求

1. 具有对患者高度负责的道德修养　这是构建全科医疗临床思维的前提条件。以患者为中心，具有同理心（empathy），对患者的健康高度负责，才能主动地、深入地进行临床思考，才能坚持认真地、连续地全面收集患者信息资料，密切观察病情发展，尽早找出问题所在，及时提供相应的临床服务。临床思维中以患者的整体需求为导向，权衡利弊，抓准须优先解决的关键临床问题，科学地进行临床决策，保证患者的安全。

2. **坚持预防为导向**　在思维范畴中不可忽视预防领域。健康促进、健康保护、健康教育，特别是临床预防方面要倍加关注，居民健康的维护倚重的就是预防。只有预防意识很强时才可能及早发现，及早诊断，及早治疗疾病。在各个服务环节若预先采取了各种预防措施，就能有效控制各种医疗差错的发生，尤其是医源性疾病的预防更加重要，须时时处处对其保持高度警惕。

3. **遵循医学辩证逻辑和形式逻辑规律**　能够运用唯物辩证法和形式逻辑推理是遵循认知规律的临床思维活动的基本要求。要认真处理好生理与心理、结构与功能、遗传与变异、现象与本质、主要矛盾与次要矛盾、动态与稳态、局部与整体、正常和异常、典型与非典型、特殊病征和一般病征、治疗目的与治疗手段之间的辩证关系。

4. **注意克服心理偏倚**　有许多心理偏倚与谬误影响着我们的临床思维活动，应注意加以识别，加以克服。

5. **密切医患关系，加强沟通与交流**　努力建立密切的医患关系，加强医患交流互动，重视各服务环节之间的信息沟通与交流。良好的医患关系是实施以人为中心的个体化照顾的前提。

6. **要坚持勤奋学习，不断提高自己的元认知水平**　元认知直接影响医疗质量，元认知能力弱是发生误诊的主要原因之一，元认知已成为近些年来研究的热点问题。接受大学教育的程度直接影响着医生元认知能力的高低，基础薄弱的医生必须通过临床实践和继续医学教育/继续职业发展（continuing professional development）加以改进。元认知（metacognition）的概念是美国心理学家弗莱维尔（J. H. Flavell）于1976年提出的。弗莱维尔认为元认知就是对认知的认识，是个体以自身认识活动为对象的高级认知活动。它由相互联系密不可分的元认知知识、元认知体验和元认知监控三部分组成：①元认知知识，是关于个人的认知活动以及影响这种认知活动各种因素的知识；②元认知体验，是伴随认知活动而产生的认知体验或情感体验；③元认知监控，指个体在认知活动进行的过程中，为达到预定的目标，借助元认知体验，运用元认知知识，对认知活动不断地进行积极、自觉的监控和调节。元认知的实质就是个体对认知活动的自我意识、自我控制。元认知被认为是认知活动的核心，在认知活动中起着重要作用，它的习得和发展主要受教育训练的影响。医学科学是发展最快的学科之一，若要与时俱进，跟上现代医学发展的步伐，就要不断地学习。学习不够，看医学文献太少是拉大基层医生与医院专科医生业务水平差距的主要原因之一。全科医生的继续职业发展是根据服务对象的需求找出自身存在的能力差距，设定相应学习目标，在规定的时间内通过自学、临床进修、项目培训、继续医学教育等手段来提升服务能力，消除服务差距，不断满足居民的健康需求的过程。不仅通过学习解决当前遇到的问题，还要有所储备以备不时之需。

四、临床诊断的思维模式和推理方法

（一）临床诊断思维模式

以下是几种常用的诊断思维模式与工具，在实际工作中常综合使用这些方法。

1. **模型辨认（pattern recognition）**　是通过临床症状、体征及其他信息对于已知疾病的典型临床表现、诊断标准、图像或模型相符合的患者问题的即刻辨认。它被认为是在一个类似的实例（instance）和背景的原型（prototype）的基础上，形成一个单一的诊断假设的推理过程。这属于从个别到一般，再从一般到个别的认识过程，只有通过典型表现才能认识不典型的表现。但这种方法的应用是受限的，在临床实践中遇到的典型患者是不多的，多数患者的临床表现往往不典型。影响临床表现不典型的因素有：婴幼儿、年老体弱患者、疾病晚期患者、器官移位者；治疗的干扰、多种疾病的干扰；医生的认识水平等。

2. **假设-演绎方法（hypothetical-deductive approach）**　由Elstein等在1978年提出的这种

方法包括两个步骤：第一步，从有关患者的最初线索中快速形成一系列可能的诊断假说或行动计划；第二步，从这些假说中推出应该进行的临床和实验室检查项目并实施，根据检查结果对系列假说逐一进行排除，最后得出可能的诊断结果。这种方法的第一步是医生利用患者现有的症状、体征和辅助检查结果，推测或假设患者的病变部位，将自己的临床知识和经验与患者叙述的相似之处进行类比，形成一系列初步的假说，有经验者往往能提出较多且接近事实的假说。继而进行第二步，根据这些不严格的假说推演出一系列可操作的检验内容并实施，如进一步的询问病史、症状和体征以及诊断检查，然后根据检验结果逐项鉴别、确认或排除，最后得出可能的诊断。排除过程常使用穷尽推理法。在推理过程中仍需要归纳法，但不是毫无前提地使用，而是用于归纳假说-演绎推理的检验结果。医生运用假说引导病史采集和体检，使之能够深入、有目的地进行，以便能在短时间内达到较为集中而可靠的诊断。这种方法的有效性和高效率使其成为临床医生常用的诊断策略。

3. 除外诊断法（diagnosis of exclusion） 当疾病处于发病初期或疾病复杂、不典型、缺少客观的诊断依据时，可提出一组临床表现相似的疾病，然后在分析、比较中逐一排除其他疾病，而间接肯定某一种疾病的存在。除外诊断法在逻辑思维上有一个重要的原则：否定某种疾病的依据应是诊断某种疾病的必要条件，而不是充分条件。例如，发热是诊断疟疾的必要条件，在血涂片中找到疟原虫是诊断的充分条件；若患者无发热则可否定疟疾，但血涂片中未找到疟原虫，却并不能排除疟疾。

4. 流程图临床推理法（algorithmic clinical reasoning） 基于客观的、准确的循证证据制订诊疗流程图，对于指导医生正确思维、完整而有序推理帮助很大。这种流程图已常见于临床实践指南中，是近年来大力发展的临床诊疗工具。在系统的诊疗流程的各个环节的分支点处需要医生结合临床的具体情况一步一步进行临床推理与判断，逐步明确诊断，做出恰当的诊疗决策。

5. 比对临床诊断标准（diagnostic criteria） 在临床实践中，医生基于症状、体征和实验室检查与辅助检查的结果，要经常参照临床指南中推荐的疾病诊断标准进行工作。许多临床指南常依据国际上通用的诊断标准，如阿姆斯特丹遗传性非息肉性大肠癌诊断标准、McDonald多发性硬化诊断标准、美国风湿病学学院（ACR）系统性红斑狼疮标准等，可结合我国的临床实际进行修订与应用。

6. 经验再现 又称经验诊断法。医学是实践性的科学，医生在临床实践中积累的知识与技能称为临床经验，其在疾病诊断的各个环节中发挥着重要作用。由临床病例启动医生的回忆，与过去经历或书本模式进行对比、识别，使经验再现，"对号入座"进行临床诊断。经验丰富的医生根据其经验可使很多复杂的疾病得以诊断。随着临床经验的增加，医生积累了丰富的疾病脚本（illness scripts）。在对患者进行诊断时，医生通过询问、观察，根据患者的主诉以及体征、症状便可激活与之匹配的脚本，据此对患者做出迅速而准确的诊断。医学专长的本质就在于医生以"疾病脚本"的方式组织起来的知识结构。脚本的激活可以使医生对疾病的属性进行预期、提出诊断假设并通过积极的搜索对槽位进行正确的赋值（Van Schaik等，2005）。正是这种非分析性的诊断推理方式——"模式识别"或"样例识别"，使得专家在诊断速度和准确性上表现出优势。应注意，经验再现只有与其他诊断疾病的临床思维方法结合使用，才能避免诊断失误。

7. 网络临床诊断系统/计算机辅助诊断软件 随着当代信息化、网络化、数字化技术的迅速发展与普及，已开发了许多计算机辅助诊疗的软件、临床决策系统。在操作程序的提示下输入患者的有关信息，由专用软件进行处理，辅助医护人员进行诊断与临床决策。

（二）逻辑推理方法

一般来说科学思维必须遵循形式逻辑学中的同一律、矛盾律、排中律、充足理由律等基本的逻辑定律进行逻辑推理。但有时实施起来也要有一定的灵活性。由于医学是最复杂的系统，至今还有很多尚未认知的地方，且受生理、心理和社会诸多因素的影响，故有时难以严格照此行事，还应结合辩证思维与临床实际加以合理应用。在熟练运用这些医学逻辑规律基础上，采用逻辑推理是医学逻辑思维中的基本思维形式。推理是指由一个或几个已知的判断，推导出一个未知的结论的思维过程。其作用是从已知的知识得到未知的知识，特别是可以得到不可能通过感觉经验掌握的未知知识。推理所依据的判断，称为推理的前提，由前提得出的结论，称为推理的结论。如，非处方药（OTC）可在普通药店销售（大前提），对乙酰氨基酚片是非处方药（小前提），所以该药能在普通药店买到（结论）。

（1）演绎推理（deductive reasoning）：是从所具有的共性或普遍性的原理（或特征性）出发，来推论个别事物并导出新的结论的思维过程，是由一般到个别的推理。结论的正确与否取决于临床信息的真实性。

（2）归纳推理（inductive reasoning）：是从个别或特殊的临床表现导出一般性或普遍性结论的推理方法。医生收集的每个诊断依据都是个别的，根据这些依据而提出初步诊断就是从个别上升到一般，由特殊性上升到普遍性的过程和结果。

（3）类比推理（analogical reasoning）：类比推理就是根据两个或两类对象在某些属性上相似或相同的特点，从而推出他们在其他属性上也相同或相似的推理形式。借助这一方法比较具体临床表现往往可形成多个诊断假设，再进一步鉴别、推论而确认其中一个疾病，这就是鉴别诊断的过程。医学类比推理包括肯定类比推理、否定类比推理、中性类比推理。

（4）穆勒（Mill）准则：用于判断因果联系的推理方法，包括求同法、差异法、共变法、剩余法、同异并用法等。

五、全科医生临床思维的基本特征

著名医学家 Osler 曾有一句名言："医学是一门有关'不确定性'的科学和'概率'的艺术。"而且由于生物学变异、后天行为及所处环境的不同等多种客观因素和主观因素的影响，导致"从来没有两个表现完全一样的患者"，每一个患者之间都存在差异性，且在诊治过程中，随着病情的发展变化，随着新的实验室检查数据的增加或有了新的临床发现，有可能会修正原有的临床诊断及诊疗计划，所以临床思维具有不确定性、个体性、概然性和动态性的基本特征。作为工作在基层的全科医生，不同于专科医生，缺乏高科技的辅助检查手段，而又需解决80％的人群健康问题，因此要求比专科医生具有更强的临床思维与判断能力，所以全科医生的临床思维除具有上述临床思维的基本特征外，还具有以下特征：

（一）以患者为中心、以问题为导向的临床思维方法

以患者为中心的服务模式是全科医疗临床思维的总出发点。全科医疗强调持续性、综合性、个体化的照顾，最大特点是强调对当事人的"长期负责式照顾"，并对其负有管理责任。这就要求医生必须首先站在维护患者最高利益的立场上来思考问题，进行临床决策。全科医疗的服务内容贯穿人的整个生命周期：从妇女围产期保健、新生儿保健、儿童保健、青年保健、中年保健、老年保健，乃至濒死期与死亡照顾，不仅对个人，也对家庭、社区范围内的人员均提供连续性、综合性的医疗照顾，所以全科医疗理念是现代医学模式指导下的"全人照顾理念"，是以人为本的服务，真正体现以人为中心的思想。在基层卫生服务中，遇到的是包括疾病问题在内的所有健康问题。全科医生面对的疾病和健康问题比专科医生更加广泛和多样化，以问题为中心的临床思维，有助于全科医生由被动的疾病治疗转向主动的服务和照顾，在提供医疗服务的工程中，自始至终围绕"问题"这一个中心环节，使"问题"成为联系和贯穿治疗、康复、健康教育和促进、健康管理等多种服务活动的主线和聚焦点，以确保在发现问题、分析问题、诊断问题和处理问题的整个过程中，人们不会因为各种因素的干扰而偏离目标靶向。面对众多纷繁复杂的问题，以问题为导向的临床思维能更好地提高全科医疗服务的目标

性、针对性、有效性。

(二)按辩证思维、逻辑思维、系统思维方式全面、综合、整体地认识问题及问题之间的相互关系

社区居民需要得到生物、心理、社会各方面的卫生服务,作为全科医生要提供全方位、全过程的"无缝式"照顾,即在现代医学模式指导下的"全人照顾(whole person care)"理念。这个理念体现着现代整体医学(integrative medicine)的要求,为此必须按照系统思维方式来全面、综合、连续、系统地管理患者的健康问题。作为居民个人的责任医生是以人的健康为中心,为其全面提供连续性、综合性、协调性的整体服务,需要用系统方法从全局的高度清醒地观察、分析与解决临床实践问题,并有效地预防各式各样的医疗差错。传统的单因单果的线性思维模式早已无法解释慢性病等受多因素影响的复杂的临床问题。面对复杂的临床实践需要从方法论的高度运用系统论(system theory)和系统思维(systemic thinking)来破解诸多的难题。全科医生将患者整体看作一个复杂的系统,该系统由相互作用和相互依存的各种细胞、组织、器官、系统所组成,系统受个人的心理、行为、个人及其家庭背景和社会经济生态环境影响并相互发生作用。全科医学在系统思维的引导下,沿着照顾对象的生命周期和疾病发生、发展的全过程主动地进行系统管理,克服了生物医学模式机械片面的局限性,建立了自己的学科体系和服务体系。全科医生运用系统思维指导诊疗过程中的分析与综合、推理与判断、发散思维(divergent thinking)与聚合思维(convergent thinking,又称收敛思维)、循证与决策等各种具体思维活动。生物医学模式指导下的专科医生习惯运用传统的分析性/还原性思维(analytic/reductionist thinking)处理临床实践中的问题,这种思维有很大的局限性,全科医生所持有的整体论、系统论思维,突破了传统的专科医学对待疾病的狭窄的还原论方法,强调把人看做社会和自然大系统中的一部分,从身体、心理、社会和文化等因素来观察、认识和处理健康问题,从整体上给予协调照顾。

(三)用流行病学和循证医学的科学思维方法评价与决策临床问题

全科医疗是以社区为基础的医疗服务,每个社区地域不同、人群构成不同、社会背景不同、健康状况不同、作为诊断依据的健康档案资料也不同,全科医生在面对健康问题时不仅需考虑个人、家庭、社会、心理及行为因素,甚至包括生活方式等,还要考虑地区差异、疾病病因学、疾病自然史等问题,所以运用流行病学的宏观思维方法,能更好地探讨疾病病因、预防及诊治对策。循证医学是指在各种医疗行为和决策时都必须遵循最新的科学证据,被誉为"21世纪临床医学新思维",也必将是指导全科医疗的临床思维方法,其核心思想是要求任何医疗措施的确定,即医生处理患者、专家制订治疗措施等,都应根据现有客观的、最可靠的科学依据进行。循证医学已被当今医学界公认为是对指导临床实践、制订计划、解释结果和临床决策具有极其重要价值的方法学。应用循证医学的方法进行评价和决策临床问题,才能最大限度地减少临床决策的失误,避免经验医学的缺陷。按照循证医学实施的具体步骤:提出问题—收集证据—评价证据—应用证据—后效评估进行循证医学实践,综合应用流行病学临床思维方法,才能做出更客观正确的临床决策。

第二节 以患者健康问题为导向的临床思维

一、全科医疗中常见的临床问题及其特点

全科医疗是一种基层医疗保健的专业服务,目的是为个人、家庭和社区提供持续性、综合性、个体化照顾,解决所有的健康问题,故涉及的内容非常广泛,除了医学专业内容,还包括家庭动力学、人际关系、咨询以及心理治疗等方面的知识技能。任何一个就诊的患者,就诊目

第六章 以问题为导向的全科医学临床思维模式

的就是要解决他的健康问题,包括他自己觉察到的健康问题,以及他担心可能出现的健康问题,或者是他希望避免出现的健康问题。大部分的健康问题尚处于未分化阶段,很多患者是以症状而不是以疾病来就诊,有些症状是一过性的症状,往往不需要或不可能做出病理和病因学诊断,还有些症状属于健康问题,尚不属于疾病的范畴,还有些症状可能是一些慢性病和严重疾病的早期症状。总之,全科医学涉及的内容中,常见病多于少见病及罕见病;健康问题多于疾病;关注人的整体重于细胞水平,这就是全科医学的基本思路。如表 6-1 所示,是汉城国立大学医院家庭医疗中心家庭医疗中前 30 种常见临床问题。

表 6-1 汉城国立大学医院家庭医疗中心家庭医疗的内容

疾病	累计百分率
1. 胃或十二指肠功能紊乱	7.10%
2. 体格检查	11.90%
3. 单纯性高血压	15.20%
4. 传染性疾病或寄生虫病	18.90%
5. 腹部疼痛	22.20%
6. 肺结核	25.50%
7. 肝硬化和其他肝部疾病	28.70%
8. 急性上呼吸道感染	31.80%
9. 预防性免疫接种	34.20%
10. 不适、疲劳、劳累	36.50%
11. 咳嗽	38.50%
12. 照料病情重的患者	40.20%
13. 传染性肝炎	41.80%
14. 肠功能紊乱	43.40%
15. 症状、体征不明确的疾病	44.90%
16. 累及靶器官的高血压病	46.50%
17. 腰背痛	47.90%
18. 头痛	49.20%
19. 血压升高问题	50.40%
20. 糖尿病	51.60%
21. 非常规实验室检查	52.80%
22. 紧张性头痛	53.70%
23. 关节痛或关节僵直	54.70%
24. 非感染性的淋巴结增大	55.50%
25. 尿频	56.40%
26. 缺铁性贫血	57.20%
27. 子宫颈炎和宫颈糜烂	58.00%
28. 眩晕	58.80%
29. 便秘	59.60%
30. 焦虑症	60.30%

资料来源:根据 1983 年 Huh BY 对 8484 例病例统计的资料修订

这些常见的临床问题主要有以下特点:

1. 以常见病、多发病为主 尽管患者就诊的主诉和诊断的出现频率不同,但常见临床问题相对比较集中是肯定的,仍主要集中在常见病和多发病上,同时由于很多是尚未转化为疾病的健康问题,仅仅可能是介于健康与疾病之间的一类生理功能低下状态,所以可能主诉会有很多症状，但没有确定的疾病诊断。

2. 社会、心理背景关系密切　任何健康问题都可以找到生物、心理、社会方面的原因，社会因素往往是引发疾病和健康问题的最重要原因。很多患者在就诊初期只是感觉不适或有一些轻微症状，或表现为心理、情绪不佳、记忆力减退、疲倦等症状，这些多数属于心理、社会层面上的问题，社会问题可以是躯体疾病的原因，又可以是躯体疾病的表现，反之亦然。社区中出现的心理、社会问题常常带有明显的隐蔽性，全科医生必须善于挖掘潜藏在躯体症状背后的心理、社会因素。

3. 急性健康问题、一过性或自限性疾患出现的比例较高　急性健康问题往往起病急、病程短，患者常常紧急求助于当地的全科医生，经适当处理后，要么好转，要么被转诊。许多急症是一过性的功能失调问题，未经明确诊断或未经任何处理便已缓解。还有一些疾病是自限性的，如感冒、一般腰痛，即便不加治疗，一至两周内也多可痊愈。这些问题多可在社区中由全科医生来负责处理。

4. 慢性疾患多，持续时间长，对健康影响大　慢性病患者需要长期的连续性、综合性的系统管理。他们就诊频繁，干预难度大，涉及广泛的心理、行为、社会问题，但社区、家庭是其防治、康复的最佳场所。我国主要慢性非传染性疾病发病率和死亡率一直在快速增长，已成为威胁居民健康最主要的卫生问题。中老年人是慢性病的患病主体，但防治工作要从儿童做起。

二、社区人群常见健康问题的临床特点

全科医生经常面对的社区常见健康问题不同于专科医生，主要有以下的临床特点：

（一）大部分健康问题尚处于早期未分化阶段

在疾病和健康问题出现早期，多数患者只是个人感觉不适；或者只有一些症状和不典型的体征，这时，很难在临床表现与疾病之间建立明确的逻辑关系；并且，很多问题也无法以疾病的概念来定义或做出明确的诊断。根据疾病一般发展进程的概念，早期未分化的一些临床表现迟早都会分化进入已知的疾病范畴，然而，许多患者的疾患或健康问题并不遵循这种分化规律，可能有如下四个方面的原因：

1. 一种疾患可能是一过性的或自限性的，出现了可逆性的功能障碍，然后又完全消失了，没有留下可以建立一种诊断假说的任何证据。这种疾患通常存在的时间很短，但也可以存在几个月、几年之久，而最终还是没有被确诊就消失了。

2. 我们的疾病范畴无法包含所有的健康问题，一些问题处于疾病范畴的边缘或处于中间状态，这类问题并不被医生所认识。

3. 一种疾患可能会保持未分化状态很多年，例如：一过性的视觉模糊可在被诊断为多发性硬化症的前几年反复出现；而有的问题可能仅是某种症状而已，甚至始终无法做出明确的疾病诊断。

4. 健康有问题不等于患有生物学方面的疾病，患者主诉的许多健康问题在传统的国际疾病分类的病种中是找不到的，这就是为什么世界家庭医生组织不得不研发出基层保健国际分类（ICPC-Ⅱ）办法的原因。

全科医生工作在社区，与居民关系密切，接触这些早期未分化的健康问题的机会要比专科医生多得多，应主动去发现这些问题并成为处理这类问题的专家。因此，全科医生应该着重掌握认识和处理早期未分化的健康问题的基本技能，尤为重要的是：①在疾患的早期阶段将严重的、威胁生命的疾病从一般问题中识别出来并及时转诊的技能；②通过随访观察，跟踪发展动态来确认健康问题的性质是生物源性的，还是心理、社会源性的能力。

（二）常伴随大量的心理、社会问题

躯体疾病可以伴随大量的心理、社会问题，精神疾患也可以伴随许多躯体症状，两者常表现为互为因果关系。这些心理、社会方面的问题可通过躯体方面非特异性的症状表现出来。经常令医生困惑的是，许多患者有十分痛苦的体验，却没有明显的阳性体征和实验室检查结果，据此难以作出明确的诊断。我们通常把这些患者称为躯体化者（somatizer）。由于这类患者大多不会主动带着"心理、社会问题"的主诉来就诊，这就要求全科医生必须对这些问题保持高度的敏感性。识别和解决这类问题是全科医生应掌握的重要技能。

（三）健康问题具有很大的变异性和隐蔽性

社区健康问题因人而异，具有很大的个体变异性。社区人群中患者只是一少部分，而多数是亚临床、亚健康和健康人群，由于很多人处于健康危险因素暴露阶段或疾病的潜伏期，症状和疾病的未分化程度较高，健康问题具有潜隐性。健康问题的隐蔽性体现在：①多数慢性病都是无声杀手，早期病情隐匿，即使有轻微症状也常不引人注意，此阶段人们很少主动就诊，待患者感到很不舒服而前来就医时已经到了疾病的中期或晚期（如恶性肿瘤）；②许多器官的功能受损后由于其代偿能力很强，常掩盖病情，如多数肾衰竭、尿毒症等患者常不能被早期发现，一旦功能失代偿被患者明显感知时就可能已进入到很难逆转的严重阶段，失去了重要的治疗时机乃至生命；③出于种种原因，患者有意或无意地隐瞒病情或疾病。有时来看病的可能还不是真正的患者，真正的患者可能是家庭的其他成员或整个家庭，这些患者的问题则需要全科医生主动去了解和发现。故必须强化疾病及其合并症的社区主动筛检工作，尽可能做到早期发现、早诊断、早治疗。全科医生应学会透过现象看本质，善于在纷繁复杂的假象中辨别问题的性质和原因，有效应对潜隐、充满变异和不确定性的健康问题。

（四）健康问题的广泛性、多维性和多层次性

全科医生的职能定位决定了其关注的疾病和健康问题具有广泛性和多样性特点，它不分年龄、性别、不分疾病部位，涵盖了从生理、心理到社会，从患者到健康人，从个体到群体，从微观到宏观等各个方面的健康问题。社区中的健康问题常是多维的和错综复杂的，既不是纯生物的，也不是纯心理社会的，而是生物、心理、社会诸因素不断交叉累积、相互作用的结果。同时由于全科医疗服务是以人为中心、以家庭为单位、以社区为范围的集预防、康复、治疗等六位一体的服务，这就要求全科医生不仅关注患者，还要关注亚临床、亚健康以及健康人群的多种健康需要和健康危险因素问题；不仅关注个体的生理、心理、社会维度的健康问题，还要关注家庭、单位、社区、社会环境中的健康问题；不仅关注疾病的治疗问题，还要关注疾病的预防、保健、康复以及健康教育、健康促进等对个体、群体疾病的治疗、健康照顾、健康的维护和促进等多方面问题。全科医生在社区中应接触到健康问题的各个方面，能善于识别和处理这些问题，把握问题的整体特性，全面、有效地解决这些问题。但要把握问题的整体特性，分析各因素之间的相互关系和相互作用，就必须掌握广泛的知识和系统论的方法及相应的技能。

（五）健康问题的系统性和联系性

个人、家庭、社区、社会都可以构成一个完整的系统，每一个系统都是由很多子系统构成，虽然各子系统有各自的结构和功能，但各个子系统之间是相关关联、密不可分的。以人为例，人的躯体和精神是密切联系的统一体，躯体症状和精神状态常互为因果关系，躯体疾病可导致心理问题，心理问题也可以表现为躯体症状，这时候就需要考虑身体与精神之间，生理、心理、社会问题之间的相互关联性以及个人的疾病与其家庭、工作单位、社区环境之间的密切联系。

三、从患者主诉和症状出发的诊断与鉴别诊断

患者通常是以症状来就诊，不是以疾病来就诊，症状就是身体因发生病变而表现出来的异

常状态,而疾病才是导致症状出现的根本性原因。在全科医疗的诊疗过程中,首先接触的是疾病症状问题,一般来说,症状反映出的只是疾病问题的表象,而不是问题的实质。症状是外显的,是可以直接感知的;而疾病本质是内在的、是深刻的,需要借助于一定的方法和手段才能把握。诊断就是要透过现象看本质,通过观察各种疾病症状,去认识疾病本来面貌,挖掘隐藏在症状之后的疾病本质,只有明确了病因诊断之后,才可以从根本上对疾病进行治疗并将问题根除。显现于外的症状常常是复杂和多样化的,一种症状可以和多种疾病相关,一种疾病也可以和多种症状相关,所以准确地发现症状,对症状进行辨别分析,了解其产生的原因,探讨其所反映的内在病理本质对诊断极为重要。患者就诊时往往表现出多种症状,因此,全科医生首先要做的是从患者主诉的症候群中,抓住和确定主要症状,并以此作为诊断的主要线索,全面了解病情,做出初步诊断,并和症状类似的疾病相鉴别。通过进一步收集病史资料、仔细的查体、相关的辅助检查,甚至试验性治疗排除可能性较小的诊断。基于症状和体征的疾病初步诊断主要是进行相应的定位诊断和定性诊断。

(一)对疾病进行定位诊断

一般来说,每种症状均可涉及多个器官系统,结合定性鉴别将疾病按器官系统进行定位。这里以咳嗽症状为例讨论疾病的定位问题。我们习惯上将咳嗽称为呼吸系统症状,但并不意味着该患者就患有呼吸系统的疾病。咳嗽是基层医疗中最常见的患者主诉之一,据统计有1407种疾病或健康问题可以引发咳嗽。列举咳嗽涉及的各器官系统的疾病有:①呼吸系统:上呼吸道感染、支气管炎、肺炎、咽炎、肺癌、哮喘、支气管扩张、胸膜炎、鼻窦炎、鼻炎、支气管异物、气胸、肺梗死、鼻后滴流综合征等;②消化系统:胃食管反流,很常见;③心血管系统:冠心病、心肌病、心包炎、肺心病、充血性心力衰竭等;④中枢神经系统:脑卒中等;⑤血液系统:霍奇金病等;⑥传染性疾病:肺结核、百日咳、白喉、麻疹等;⑦过敏性疾病:螨过敏、花粉过敏等引起的变应性咳嗽;⑧某些药物:如卡托普利、依那普利、贝那普利等血管紧张素转化酶抑制剂(ACEI),发生率为10%~30%;⑨环境刺激烟雾:烟草刺激、空气污染、粉尘、二氧化硫、氨、臭氧、碳氢化合物中毒等;⑩心理性咳嗽。首先,我们根据患者咳嗽的症状和体征、辅助检查结果,推断或假设患者的病变部位;然后,根据医学专业知识讨论假设的病变部位的性质和应该出现的临床表现;最后,将应该出现的临床表现与患者现有的临床表现相比较。如果两者相一致,则初步诊断成立,如果不一致,则可进一步搜集资料或推翻假设。

(二)按疾病的病理性质分组进行定性诊断

对于一些危险问题的识别来说"如果你想不到它,你就绝不会诊断它。"在鉴别诊断时如何避免丢掉重要的、有可能威胁患者生命的问题呢?一种简便易行的方法是采用VINDICATE鉴别诊断法——即按照病理学的分类方法将全部疾病定性分为9大类(组),进行鉴别时以成组疾病纳入或排出来思考问题,首先要识别出患者患的是哪类性质的疾病。否则,对于数不清的疾病一头雾水地一个一个地进行考虑是行不通的;依此顺序思考问题亦不会丢掉一大类型的整组疾病。VINDICATE就是按下列这9组疾病名的英文字头拼写而成的:

①循环、血管疾病(Vascular disease);

②炎症(Inflammatory disease);

③新生物、肿瘤(Neoplasm);

④退行性变(Degenerative/ Deficiency);

⑤中毒(Intoxication);

⑥先天性疾病(Congenital disease);

⑦自身免疫病(Autoimmune disease);

⑧创伤(Trauma);

⑨内分泌、代谢性疾病（Endocrine disease）。

除这 9 类外，还应补充一类疾病，即精神疾病、心理疾患以及心身疾病等。

表 6-2 是以乳腺肿块为例，按此分组提出疾病假设而进行鉴别诊断的比较表。

表 6-2 乳腺肿块的鉴别诊断比较表

症状与体征	乳癌	囊肿	脓肿	纤维腺瘤	纤维性异生
周期性变化	－	可能	－	－	＋
溢液	可能	－	可能	－	可能
疼痛	可能	可能	＋	－	可能
双侧肿块	可能	可能	－	可能	＋
高度可推动性	可能	－	－	＋	－

注：＋：有此症状；－：无此症状；需进一步检查时可采用针吸细胞学检查、乳房 X 线摄影、B 超及病理切片检查等加以鉴别诊断

（三）联系特征性的症状与体征进行鉴别诊断

为有利于进一步鉴别诊断，还应对症状性质与特征作如下的界定与具体描述：①突发性（如血栓脱落或血管破裂引起的突发性头痛、胸痛、腹痛等）；②剧烈性（头痛、呕吐）；③发作性（呼吸困难、头痛）；④阵发性（腹痛、咳嗽）；⑤间歇性（发热、血尿）；⑥进行性（吞咽困难、呼吸困难）；⑦持续性（高热、腹痛）；⑧频繁性（呕吐、腹泻）；⑨游走性（关节痛）；⑩劳力性（心前区痛、呼吸困难）。应注意捕捉患者是否有特异的临床表现，这对于疾病的识别具有重要意义。如对咳痰症状进行鉴别时，咳铁锈色痰是肺炎球菌肺炎（大叶性肺炎）的典型表现，咳粉红色泡沫痰预示着肺水肿，咳大量脓臭痰要警惕肺脓肿的可能。

有许多特异的体征更有助于鉴别诊断，如脑膜刺激征是脑膜炎（多伴有发热）、蛛网膜下腔出血（刚发病时无发热）的特异表现之一。症状出现、减轻或加重与时间及生理功能有密切关系。肺结核多在午后发热，胸膜痛在深呼吸或咳嗽时加重，夜间阵发性呼吸困难是左心衰竭的表现，十二指肠溃疡常有空腹痛而进食可缓解，结肠炎的腹痛可于排便后缓解等。

（四）结合临床常规资料加以判断

联合使用定位、定性方法的同时，按常规依然要结合下列因素进行考虑：①年龄；②性别；③病程、发病急慢情况；④伴随症状与体征；⑤现病史、既往病史、家族史、接触史；⑥工作职业；⑦危险因素暴露情况，是否吸烟饮酒、饮食习惯、运动情况、其他行为与习惯；⑧发病的季节、时间、天气状况；⑨居住地的地理环境等。

（五）基于网络数据库的从症状到诊断的辅助方法

基于社区卫生服务机构的工作条件，没有高级的影像学检查和众多的实验室化验检查，如何提高全科医师的疾病识别能力，如何快速有效地进行疾病的鉴别诊断呢？借助 3～5 种症状或体征从互联网搜索引擎或网络数据库进行疾病检索辨识，已被证明是行之有效的。英国医学杂志（BMJ）2006 年登载了一篇这类研究文章。澳大利亚布里斯班的亚历山大公主（Princess Alexandra）医院的 Hangwi Tang 和他的同事从新英格兰医学杂志（*New England Journal of Medicine*），找出 26 种疾病的个案记录，从每件个案中挑选 2～5 个关键词（症状、体征、辅助检查结果等）输入 Google，检视前 30 项搜寻结果，然后选择与关键词相符的诊断，并与期刊中登载的疾病名进行比对，发现在 26 种疾病的诊断中，有 15 个答案是正确的，学术 Google 网站（GS）提供的资讯准确度达 58%。故学术 Google 这类网络搜索引擎可成为日常临床医疗重要的辅助工具，尤其是对少见病或自己不认知的疾病的识别和鉴别诊断帮助更大。

上述这一基于网络搜索引擎和数据库进行辅助诊断的研究还有一些不足，突出的问题是所选择的 2～5 个关键词未能有意识地从定位、定性和特异临床表现上进行组合，故识别疾病的

能力不高,使有些查询效果不佳。下面以三联征诊断法(diagnostictriad)来加以说明如何改进之。三联征诊断法是一种简便易行的辅助诊断工具,也有助于学习与记忆诊断,尤其可以提示不常见的疾病诊断,在澳大利亚等国基层医生培训中得到广泛应用。"诊断三联征"由三个关键的症状、体征或简单的可在社区开展的辅助检查结果组成的,这三种指征对疾病要有识别能力,能够分别通过定性、定位和找出特征而对疾病加以确认。表6-3显示的是我们比较不同组合的脑膜炎诊断三联征研究的结果,其中第一个组合最合理,正确诊断符合度最高,高达65.22%。在这个三联征中,发热从定性的角度提示可能为感染性疾病;头痛具有定位的功效;在头痛的提示下才会行颈部检查而发现颈抵抗,此为特异指征。而其他几个三联征中缺少某个具有定性或定位意义的或特异性的症状/体征,故正确诊断符合度有所下降。能够找出特异的或典型的具有疾病辨识功能的代表性症状、体征是非常有意义的,应努力捕捉之,如心衰患者的颈静脉怒张。特异的临床发现应有助于"纳入"而非"除外",即存在时有助于识别出某病,但不存在时并不能否定此病的存在。

表6-3 不同的脑膜炎诊断三联征对299名脑膜炎患者正确诊断符合度比较表

三联征	例数	诊断吻合率(%)
1. 发热、头痛、颈抵抗	195	65.22
2. 发热、头痛、呕吐*	175	58.53
3. 头痛、颈抵抗、呕吐	157	52.51
4. 发热、颈抵抗、精神状况改变**	72	24.08

注解:* 澳大利亚全科医生使用的三联征;** 欧美各国使用的三联征

四、以问题为导向的疾病处理和长期管理与临床思维特点

(一)以问题为导向的疾病处理和长期管理

全科医疗与专科医疗主要的不同点之一是:全科医生在第一线的医疗服务中,遇到的疾病通常都是初期的、未分化的、一过性的,并且多数属于心理社会层面上的问题,而专科医师遇到的通常是已经分化了的、进展期的疾病。因此,全科医生在日常诊疗的理念上应该以解决或协助解决患者的健康问题为其诊疗目标,即实施以问题为导向的健康照顾,而非机械地追求确切的生物学诊断以及在明确诊断基础上才开始治疗。全科医生面对的健康问题广泛而多样,涵盖了从健康到疾病动态转换过程中可能出现的一系列问题,其中很多是尚未转化为疾病的各种健康问题,还有一些处于疾病潜伏期或疾病初期的人群,其表现的问题具有潜隐性和高度不确定性。在以问题为导向的疾病处理过程中,全科医生首先要尽可能地掌握问题之所在,从生物、心理、社会等多维角度,微观和宏观等多层次角度来综合分析患者的问题,准确把握问题的成因,并以全面、系统和联系的观点来分析、诊断和处理疾病问题,从根本上解决问题,不能只从疾病的局部表象来看待问题,从而导致误诊、漏诊、误治。在解决问题时,当某些疾病引发的症状危及患者的健康和生命或给其带来很大的痛苦,或病因不清、对病因无有效治疗方法时,首先治疗症状,稳定病情,待危急情况解决后,仍然要找到病因,根除病因,从根源上解决问题。很多疾病和健康问题在就诊初期往往很难定性,就诊者的健康问题到底是一个暂时性的问题?还是某一种疾病的初期症状?由于出现的症状非特异、不典型,在缺乏足够的证据时很难下结论。因为很多疾病的发生和发展过程往往遵循一定的规律性,在某一种疾病最特异性症状出现之前,匆忙下结论和处置,都可能导致误诊、误治。因此,有必要通过对问题演变进程的动态观察、跟踪和随访来实现对疾病问题的进一步明确诊断,并利用时间进行试验性治疗和追踪观察,不断收集证据来修改、调整最初的诊断和处理,以最大限度地减少误诊的发生。对于患者,就诊初期医生应充分了解他们就医的目的和期望,了解他们自己对问题的看

法。医生处理问题前对患者详细说明医生对问题的看法，拟采取处理的方法、目标与可能的结果，通过详细的解释和知情同意，使患者更好地参与和配合疾病治疗工作。在治疗的同时，还应对导致问题产生的各种健康危险因素进行干预，对患者进行健康教育、实施心理指导，帮助他们纠正不健康行为和生活方式，指导他们实施自我健康保健和自我照顾，教会他们各种健康改善策略和方法。在疾病的长期管理中，建立健全健康档案是掌握疾病基本状况的首要条件，其次充分利用社会资源，动态、连续地跟踪观察疾病发生发展过程。不断获取新资料、新证据也是非常重要的。全科医生通过健康档案资料提供的背景资料和诊断依据，通过动态性、连续性的优势，在为个人、家庭、社区提供连续性照顾的服务过程中不断深化对疾病的认识，并根据新搜集的证据来修改、调整最初对疾病的判断，从而达到减少误诊、提高诊断准确率、作出正确临床决策的目标。

（二）以问题为导向的疾病处理的临床思维特点

1. 以人为中心　全科医疗是为个人和家庭提供长期负责式照顾的医疗服务，在解决健康问题的服务过程中，强调的是以人为中心，而不是以疾病或疾患为中心。具体体现在对健康问题的诊断和处理的过程中，要求尊重患者的知情权和隐私权，允许患者在一定程度上参与诊断与治疗的决策。

2. 全面性、系统性、联系性　由于疾病本身的复杂性，使得疾病的表现形式多种多样。因此，全科医生必须以全面、系统和联系的观点来分析、诊断和处理疾病问题。如有的患者急性心肌梗死发作时，并无胸痛、胸闷、发热、心悸等症状，而是以头痛、左上肢疼痛为主要症状，如果全科医生对各种疾病所表现出的真相、假象缺乏全面的了解，并只从疾病的局部表象来看待问题，缺乏全面、系统、联系的观点，则很容易被患者所表现出来的头痛和肢体痛这些症状迷惑，从而丧失对患者进行抢救的宝贵时机。

3. 根本解决、标本兼治　全科医生应辩证地看待症状治疗和病因治疗的关系，并妥善处理好治标和治本的关系，确保问题从根本上得到解决。当疾病病因不清或无有效治疗方法时，治标无疑具有重要的意义，但是，对疾病问题的解决最终要靠对病因的根除，因此，在治疗过程中，全科医生需把握好治标和治本的关系，十分小心地审视问题是否已经从根源上得到解决。

4. 动态性和渐进性　在疾病初期，由于很多典型症状尚未显现，使得难以对问题下确切的结论，只能对患某病的概率进行大致的分析和推测。只有当疾病发展到特定的阶段和一定的时间时，典型症状出现，才能做出正确的诊断。在证据不充分时匆忙下结论很容易导致误诊。所以，全科医生可以动态地、连续地进行试验性治疗和追踪观察，通过对问题演变的跟踪、随访，补充证据，最后得出正确的诊断和对疾病做出正确的处理。

第三节　以问题为导向的健康问题收集与健康档案记录

一、以问题为导向的健康问题收集

在实践工作中，全科医生的工作范围大、内容多、服务方式多样，因此要求工作必须有所侧重。以问题为导向的临床思维为全科医生指明了应该遵循的工作思路和流程，使其在满足多元化健康需要的服务过程中，不因任务繁杂而失去工作重心和方向。但是，在众多的健康问题中，还应了解和区分不同的健康问题，分清表象问题和本质问题、普通问题和重点问题、一般问题和关键问题。收集相关健康问题资料时，学会筛选本质问题、关键问题、重点问题，首先确定并在诊治中实施优先干预策略，避免由于"眉毛胡子一把抓"而陷入问题堆中，诊疗不当而又精疲力竭。研究证明在很多的疾病形成过程中，由生物学因素导致的疾病只占全部疾病的很小一部分，而不良行为、生活方式、心理、社会因素所占的比重却很大，所以在收集健康问题资料时，不仅应了解各种症状问题产生的生物学原因，还应了解其产生的心理社会学原因，最终从生物学、医学心理学、人文与社会学角度来诊断疾病。全科医生没有高精尖设备可以依赖，而且很多心理、行为问题也很难用仪器检测出来，所以在心理、社会维度的健康问题上很大程度依赖医生与患者之间良好的沟通和交流，这也是获取健康问题全面信息的关键。

二、健康档案记录

2009年4月7日公布的《医药卫生体制改革近期重点实施方案（2009—2011年）》提出，将促进基本公共卫生服务逐步均等化，从2009年开始，逐步在全国统一建立居民健康档案，并实施规范管理。在以问题为导向的诊疗思维指引下便产生了相应的以问题为导向的健康档案记录方式（problem-oriented medical record，POMR）。POMR是一种用于患者就诊时的病历记录方法，围绕具体的健康问题和为解决已发现问题所制订的协调性卫生服务计划而进行书写，目前是世界上许多国家和地区建立居民健康档案的基本方法。以健康问题为中心的健康档案主要记载与个体及其家庭健康问题有关的所有资料，包括生物、心理、社会因素对健康的影响以及预防、治疗、保健和康复一体化卫生服务的全部过程，特别重视社区居民的基本资料，包括生物、心理、行为方面的背景资料，注重记录健康问题的形成、发展和转归过程中健康危险因素及其干预效果。POMR有利于全科医生全面掌握居民的基本情况和健康现状，为制订临床预防、诊断治疗、预防保健和康复计划提供可靠的依据。健康档案不仅是提供优质全科医疗服务的必备工具，还为解决社区居民主要健康问题提供依据，为全科医学教学和科研提供信息资料，为评价社区卫生服务质量和技术水平提供依据，为司法工作提供依据，所以，全面、客观、公正、科学、完整地记录健康档案是非常重要的。居民健康档案内容上包括居民个体健康档案、家庭健康档案和社区健康档案。个体健康档案及家庭健康档案采用以问题为导向的记录方式，社区健康档案则需要通过社区调查将社区卫生服务状况、卫生资源以及居民健康状况进行统计分析后才得以建立。POMR记录方法一般包括个体及其家庭基本资料、健康问题目录及问题的描述、问题进展、流程表等内容。社区卫生服务人员应按照既定格式要求认真填写。

（一）健康档案的基本内容

1. 个人健康档案　包括个体基本资料、以问题为中心的个人健康问题记录和以预防为导向的周期性健康检查记录，以及长期用药记录、辅助检查记录、转诊记录、会诊记录。这些记录主要以表格形式出现。问题描述记录以"S-O-A-P"的形式进行。S：代表患者的主观资料（Subject Data），主观资料是由患者提供的主诉、症状、病史、家族史等，医生对主观看法不可加入其中，要求尽量用患者的语言来描述；O：代表客观资料（Object Data），是医生诊疗过程中观察到的患者的治疗，包括体检所见之体征、实验室检查、X线等检查的资料以及患者的态度、行为等；A：代表评估（Assessment），评估是SOAP中最重要、也是最困难的一部分。完整的评估应包括诊断、鉴别诊断、与其他问题的关系、问题的轻重程度及预后等；P：代表计划（Plan），是针对健康问题而提出的，每一个问题都有相应的计划，包括诊断计划、治疗计划、患者指导等（表6-4）。

2. 家庭健康档案　是居民健康档案的重要组成部分。内容包括家庭的基本资料、家系图、家庭生活周期、家庭卫生保健、家庭主要问题目录及问题描述和家庭各成员的健康档案（其形式与内容见个人健康档案）。

3. 特殊人群保健记录　包括儿童保健记录、老人保健记录、妇女保健记录等。

表6-4 POMR中的SOAP书写范例

问题1		糖尿病
	S	乏力、多尿2个半月 既往有消化性溃疡病史，父亲患有糖尿病，母亲死于脑卒中
	O	身高175cm，体重62.5kg，血压140/90mmHg，尿糖（+++），空腹血糖8.9mmol/L
	A	根据以上资料，该患者初步诊断：2型糖尿病，但应排除其他原因引起的血糖升高和尿糖阳性。本病可能并发多种感染、动脉硬化、肾病变、神经病变、酮症酸中毒等
	P	诊断计划： 1. 测定尿糖、尿酮体 2. 测定血糖、血脂、血酮体 3. 检查眼底 4. 检查尿常规、肾功能 治疗计划： 1. 糖尿病饮食 2. 体重监测 3. 使用口服类降糖药物 4. 使用胰岛素（在应激、感染等情况下使用） 5. 注意皮肤护理，防止感染 6. 定期监测血糖、尿糖 患者指导： 1. 介绍有关糖尿病常识 2. 避免加重糖尿病病情的各种因素（包括饮食、心理因素） 3. 介绍控制饮食的方法和意义 4. 预防或减少并发症发生的措施（如注意个人卫生） 5. 注意血糖控制，帮助患者学会自查尿糖 6. 介绍使用降糖药物的注意事项 7. 对子女进行血糖、尿糖检查

4. 慢性病随访记录 根据社区居民慢性病发病情况，建立主要慢性病随访监测记录，为实施慢性病干预措施提供依据，内容包括症状、体征、实验室检查、合并症、转诊、指导用药等。

（二）健康档案记录的要求

全科医疗中的居民健康档案的内容应取决于建立健康档案的目的，满足医疗保健、教学、科研、法律等方面的需要，能体现出全科医疗的原则和特点。这就要求健康档案在形式上统一、简明、实用，应结合社区卫生生服务工作开展情况，满足实际工作需要为第一目的，尽量做到简单、通俗、实用，至少在一个区（县）内要统一。在内容上应具备完整性、逻辑性、准确性、严肃性和规范化：完整性即内容完整，能反映病情、患病背景和潜在的健康危险因素，反映病情的发生、发展过程，包含生物、心理、社会三个层次的内容；逻辑性是指内容的安排、取舍要符合逻辑；准确性是一切资料可用的前提，不具备准确性的健康档案不能作为保健、教学、科研、法律工作的依据；严肃性是指健康档案记录须有严肃认真的态度，是保证前几个方面要求的条件，也能从另一个方面反映医生或其他医务人员的工作态度和品质；规范化是健康档案交流、传递、评价的必要条件，有利于有关的评估。另外，为便于计算机管理，居民健康档案的内容编排要结构化，可以像积木一样灵活移动。

（曲朝英）

思 考 题

1. 临床思维的定义、原则和基本要求是什么?
2. 全科医生的临床思维特点是什么?
3. 以问题为导向的临床诊断的思维模式和推理方法有哪些?
4. 以问题为导向的疾病处理与临床思维特点是什么?
5. 如何以问题为导向进行健康档案记录?

第七章　全科医疗中的人际关系及沟通

随着社会的变革、经济的发展，医学取得了显著进步，医学模式发生了深刻变化，人们的价值观、道德观和人际关系都发生了巨大改变。人民群众物质文化生活水平的提高，对医学提出了更高要求，医疗卫生服务工作却相对滞后，突出存在着医疗卫生服务工作难以适应广大人民群众的医疗卫生服务需求的矛盾。有资料显示，近些年来医患纠纷真正构成医疗事故的仅占3%，绝大部分纠纷源于医患沟通不力、医务人员服务意识不强、医疗服务能力不足等原因，当然也有来自患方的原因。和谐、先进的医患关系是国家文明、社会进步的重要体现，是医德医风建设的终极目标，医患之间不仅限于服务与被服务的关系，更强调平等的、相互作用、相互依存的关系。

当前国家正在致力于推进建立全科医生制度，从而有效解决广大人民群众"看病贵、看病难"的问题，大量的医疗卫生服务工作将转向基层医疗卫生服务机构，将全科医生推向了面向广大人民群众提供基本医疗卫生服务的最前沿。医患关系是影响全科医疗工作的核心问题之一，建立长期、良好、稳定的合作伙伴式医患关系是推进全科医疗服务、发挥全科医疗优势的决定性因素之一。基层医疗卫生机构急需相当数量的服务人员，这就要求医疗卫生行政主管部门、医疗卫生机构、高等医药院校在人员引进、使用、培养的过程中，一方面将全科医学的基本理念、全科医疗中的基本原则和方法植入他们的头脑，促使他们积极转变服务观念，同时要求熟练掌握人际关系、医患关系的基本理论，较好地运用处理人际关系、医患关系的技巧，从而建立良好的医患关系。

第一节　全科医疗中的人际关系

人际关系（interpersonal relationship）伴随着人类的产生而产生，随着人类的发展而发展，它是社会关系的一种表现形式，是人类为了自身生存、发展的需要，开展所必要物质资料的生产活动，在此过程中建立起来各种各样的社会关系，诸如同事关系、上下级关系、朋友关系、邻里关系、师生关系、同学关系，以及家庭中的长辈与晚辈的关系、夫妻关系、兄弟姐妹关系等错综复杂的关系。医患关系是一种特殊的人际关系。

一、人际关系

（一）人际关系的基本内涵

人际关系是人际双方在认知、人际情感和交往行为中所体现出来的彼此寻求满足需要的心理状态。其实质是人们在生产与生活实践过程中所建立起来并不断发展变化的一种社会关系。人际关系是每个人社会生活中的一个重要组成部分，也是社会关系的重要组成部分。一般而言，人的行为受心理的制约，个人的心理因素决定人与人交往时间、频率、方式等，从而决定交往关系的发展方向；反过来，交往又影响人的心理并引起心理变化。这种复杂多变的人际关系对个人（情绪、生活、工作等）、团队（气氛、效率等），甚至对整个社会都产生不同程度的影响。

（二）人际关系的要素

1. 认知　认知是建立人际关系的前提，没有认知就不可能建立人际关系；认知反过来影响人际关系的建立与发展，对人际关系产生调节作用。

2. 情感　情感是人际关系的主要调节因素。在认知过程中，情感会不断发生变化，从而对人际关系进行连续性调节，随着人际关系发展水平提高，其调节作用越来越大。

3. 行为　行为是认知与情感的外在表现，包括语言和非语言等一切表现个性的行为都是人际关系的建立和发展手段。

（三）人际关系的特征

1. 具体性　在人际关系中，对方是否为自己所喜欢或乐意接受的对象上升为主要因素，而社会角色的因素（如上级与下级、同事关系等）退居次要位置。例如，患者与医务人员之间建立起的人际关系是医患关系，最终目的是解决患者所面临的生命健康需求，而与其社会背景没有关系。

2. 直接性　人际关系是人们在直接而具体的交往过程中形成的，相关人不仅能切实感到它的存在，同时清楚它的密切程度。

3. 情感性　情感性是人际关系的主要特点，不同的人际关系会引起不同程度的情感体验，或互相接近、吸引，或相互排斥、分离。

二、医患关系

医患关系（doctor-patient relationship）是一种常见的人际关系，是医务人员与患者之间在医疗卫生服务过程中形成和建立起来的人际关系，它是医疗服务活动中最重要、最基本的人际关系。

（一）医患关系的定义

狭义的医患关系是指医生与患者之间的关系，这也是医患关系的核心；广义的医患关系包括医疗服务机构各类人员同患者及其家庭或有关人员的关系；更为广义的概念，"医"已由单纯医学团体扩展为参与医疗活动的医院全体职工；"患"也由单纯求医者扩展为与其相关的每一种社会关系。

（二）医患关系的类型

早在1956年，美国医生萨斯（Szasz）和霍伦德（Hollender）就对医患模式进行研究分析，并最终根据医生和患者在医疗措施的决定和执行中的主动性大小，归纳总结出医患关系的三种基本模式。

1. 主动-被动模式（active-passive model）　这是一种传统的医患关系，它是生物医学模式的具体表现，长期以来占据医患关系的主要地位。它强调医生是完全主动的，医生完全按自己的意志行事，其权威性不会受到患者的怀疑；患者则处于被动的地位，患者及其家属不会、也不能提出任何异议。这种医患关系虽然适用于危重或昏迷的患者、休克的患者、全瘫的患者、严重损伤和不能主动表述意见的患者，但是将各类患者的主观能动性完全排除在医疗过程中。

2. 指导-合作模式（guidance-cooperation model）　这是构成现代医学实践中医患关系基础的模型。医生是主动的，患者也有一定的主动性。患者在医生为主的指导下，配合医生完成诊疗护理和康复等任务，可以对医生的决定提出疑问并寻求解释，医患关系比较融洽。在这种模式中，医生仍处于主导地位，并具有权威性。在这种医患关系中医生位于权威地位，医患权利仍然存在不平等，它适用于清醒状态的急性患者，由于对疾病的了解很少，要依靠医生的诊断和治疗，主动配合医生并寻求医生帮助。

3. 共同参与-协商模式（mutual participation model）　这是一种新型的平等合作的关系模式，医生和患者具有基本同等的主动性，共同参与医疗方案的制订和实施。在这种模式下，患者的独立性进一步增强,医生扮演帮助者、教育者或指导者的角色,而患者及其家庭在医生指导下主动去执行,并参与诊治,主动承担起维护健康的责任。医患双方彼此了解,相互协商,最终寻找到双方都满意的、有效的疾病防治措施,这种双向、平等合作的模式能够使患者达到生理、心理、社会三方面最佳的健康状态。

这三种医患关系都存在于具体的医疗活动过程中,对于不同患者、不同疾病、病症的不同发展阶段,需要医务人员根据实际情况加以灵活运用,有时还要随着病情变化和治疗的发展而相互转换、相互渗透。

(三)影响医患关系的因素

医患关系是建立在一定的社会、文化、经济、伦理道德和宗教信仰的基础之上的一种社会关系,因此必然受到这些社会要素的显著影响。影响医患关系因素很多,一般包括医疗服务的管理水平、医德医风建设、医疗服务技术、医患沟通技巧、法律法规以及医疗观念等多种因素,其中最为直接的在于医患双方的态度。

1. **医疗观念**　随着生物-心理-社会医学模式的建立与发展,人们的健康观、医疗观都发生了重大变化,广大医务人员理应与时俱进。然而,一部分医务人员不能自觉、主动、积极地转变观念,忽视甚至漠视包括情感、思想、意识等心理因素和社会因素对诊治的影响。医疗技术的发展、高新设备的广泛应用,见病不见人、依赖辅助检查、忽视心理情感服务,一方面导致医患关系被"物化",另一方面更加强化他们的单纯技术观点,坚守医务人员的绝对主动地位,将广大人民群众、患者置于完全服从的被动角色,导致医患关系的"分解",造成医患彼此期望值上的较大差距。患方较为常见的观点是:相当数量的患方认为出钱买健康、买服务,既然花了钱,肯定就要把病看好,否则,就认为自己的切身利益受到伤害,与医方(包括医疗机构、医务人员、医疗管理部门等)打官司已经成为常态。这些都严重影响了医患关系。

2. **医务人员**　在医疗实践过程中,医务人员的专业技术水平对医患关系有一定程度的影响,但是,其决定性因素在于医务人员的道德水平、人格特征、服务意识、服务模式、交际能力、心理状态、对医疗过失与纠纷的处理方式、自制能力等综合因素。

在多数情况下,绝大部分患者并不根据医学专业技术属性来判断医疗质量。有研究表明,患者选择医生的前四位因素分别是:医生解释病情和选择治疗方案所花时间,预约接诊的能力,医务人员的态度,医生履行预约服务的能力。由此可见,患者对医院、医生是否满意,主要在于医生是否耐心、认真、具有同情的态度,是否为诊治工作尽到最大的努力。因此,取得患者的信赖并建立良好的医患关系,医生必须在工作中表现出亲切、关怀、真诚与负责任的态度。

3. **患方(包括患者及其家属)**　医患关系是双向行为,患方的道德价值观、文化背景、社会地位、人格特征、病情、人格特质、个人品质与交际能力、对疾病的认知状况与主观意愿、就医目的、对医疗服务的要求与参与能力、心理状态、患病体验与就医经验、治疗的结果与满意度等,都会不同程度地影响医患关系。当然,我们也应该认识到:以医学科学的角度认为是正确的事情,有时未必能获得患方的认同与配合。

4. **制度与管理**　医院的制度与管理来自医疗管理机构、医疗机构与医疗保险制度等外部因素,作为影响医患关系的第三者,并非医患双方的力量所能控制。相对医疗机构而言,其影响作用可能更大,因此不可忽视。第一,从宏观管理角度看,医疗卫生法制不完善,特别是规范医疗行为、医患关系的法律、法规不健全,不利于调节医患关系,也不利于维护正常医疗秩序、文明行医与文明就医。第二,医院管理工作不力、未端正思想,缺乏对医务人员的教育、管理,存在"大处方""重复检查"或"非必要检查"等经济化倾向,增加了患者经济负担,医疗质量低下,医疗事故频发,致使医院和医生在群众中的可信度降低,从而影响到医患关系。第三,医疗保险制度在经济层面上的限制,对医患关系的影响更为直接。因此,在深化医改的过程中，有关部门应加紧完善和理顺各种体制与机制，出台制订相应的配套政策与措施，逐步平衡与协调各方的利益与关系，促进医患关系健康地向前发展。

(四) 改善医患关系的对策

1. 加快医疗体制改革，增加卫生经费投入，优化资源配置　改善医患关系，需要有物质保障作基础。随着我国经济的不断增长，国家应进一步完善财政补偿机制，保证定向补助经费的到位，以支持医疗机构持续健康的发展。在加强医疗卫生投入时，在加强宏观调控的同时，应着重增加对基层医疗卫生机构基础设施、医疗设备等硬件的投入，优先解决基层医疗卫生技术人员的福利待遇、社会地位，切实按照《关于城镇医药卫生体制改革的指导意见》，积极实施区域规划，调整存量，控制增量，坚持以需求方为导向的资源配置原则，构建合理的三级医疗服务体系，使医疗服务市场供求关系平衡。

2. 坚持"以人为本"，加强医院管理，提高服务能力　以人为本，建立新的补偿机制，建立健全各项规章制度，对干部人事制度、全程医疗责任制、服务价格体系等进行彻底改革。认真总结、落实和完善体现责、权、利相结合的综合目标责任制，实施标准化质量控制，不断提高医疗质量和服务水平，为改善医患关系创造有利条件。

3. 加强医德医风建设，增强医务人员的服务意识　加强医德医风建设，处理好功利选择与道德选择、经济效益与责任指标、短期行为与长远利益的矛盾。一方面要在医院建立自我发展（以改善医患关系、优质服务为宗旨，增强自我补偿、激励的动力）与自我约束（包括精神自律、规章调控、法纪监督、社会监督等）的双重机制，旨在落实医德规范，改善医患关系，推动医德医风建设。另一方面，加强医院文化建设，搞好医患关系是提高医院服务质量的关键。要创建反映在服务态度、职业道德、医疗质量、对医生的信赖度之中的优秀医院文化，形成以优良文化促进医患关系，以良好医患关系促进医疗工作效率和质量的良性循环。优秀的医院文化给患者以信心、希望、信任、寄托，可以提高患者战胜疾病的主观能动性，能导向患者对诊治的完善配合，还可以使医患获得终生难以忘怀的友情，从而对医疗效果和医患关系起到意想不到的促进作用。

4. 完善卫生政策法规，加强政策法规宣传　在医疗活动中，医生行医和患者就医都受到法规的保护和制约，这是社会文明进步的重要标志。在积极运用教育、疏导的方式来调节、协调医患关系的同时，要着力把医患关系纳入规范化、法制化轨道，运用法律手段调节医患关系。通过制定、完善并有效落实各项相关法律法规，加强卫生执法工作，明确医患双方的权利与义务，规范医患双方的行为，使医患双方都能做到"有法可依、违法必究"，维护良好的医疗秩序。

总之，有许多影响医患关系的内在因素、外在因素，它们之间相互联系、相互作用。改善医患关系，不仅要靠医患双方，更要靠政府、社会、医院、医务人员、患者共同努力。

(五) 全科医疗中的医患关系

1. 特点　全科医学中的医患关系是全科医生立足于社区的工作基础，是指全科医生与患者及其家庭之间建立的"相互信任、相互尊重、平等相处、互相帮助"的人际关系，与社区居民在日常生活中建立的亲密伙伴关系，是一种朋友式的医患关系。它主张坚持"以人为本"，即以患者、健康居民为本，针对不同对象选取相应模式，并充分调动其主动性、积极性，共同实现最优化的医学目的，增进人类的整体健康。这种关系不受时间和空间的限制，与患病与否完全无关。

2. 重要性　全科医学的基本观点和全科医疗的基本特点决定了全科医生与患者及其家庭乃至社区的成员之间必须具有良好的医患关系。

（1）良好的医患关系是开展全科医疗服务的基本保障：全科医生是基层医疗卫生保健的"守门人"，主要职责就是解决广大人民群众的基本健康问题。全科医生是以系统整体论的方法

第七章　全科医疗中的人际关系及沟通

从生物、心理、社会层面去理解患者的问题，掌握患者多方面的资料，所有这些资料获取的完整性、有效性归根结底依赖于患者及其家属对医生的信任，因此建立良好的医患关系格外重要。此外，医生还需要调动患者及其家属对于方案选择、临床决策的积极性、责任意识，从而建立双方都接受的健康目标和健康管理计划。

（2）全科医疗全程需要贯穿良好的医患关系

①良好的医患关系直接关系到健康档案资料、信息收集的真实性、完整性、全面性：全科医生的重要职责之一是与患者及其家庭成员、社区服务对象主动沟通，尽可能收集大量、有效的关于疾病、健康危险因素、健康管理信念等方面的相关信息，结合体格检查和实验室结果，进行分析和评价，最终作出诊断，提出与保健、预防、康复有关的建议和指导。医患关系处理得越好，沟通就越通畅，获得信息就越全面，据此作出诊断的正确率越高，健康指导才有更强的针对性。

②良好的医患关系能够保证个性化、持续性照顾有效落实：个体化照顾要求全科医生从各个方面了解自己的患者，熟悉其生活、工作、社会背景和个性类型，良好的医患沟通是为患者提供更加完善的个性化服务的基本途径。全科医疗是为患者提供从生到死的全过程卫生保健服务行为，由全科医生对患者开展持续性照顾。健康档案从一个人出生开始建立，并伴随其身体生长发育、心理发展成熟、家庭及社会环境影响等不断得到丰富、完善，患者的全部信息基本上在全科医生的掌控之中。没有良好的医患沟通，信息来源受限、有效信息量缺乏，头脑中就形不成全面、正确、科学的分析，更提不上准确、及时的服务。

③良好的医患关系是促进健康教育针对性、实效性的前提：健康教育是全科医生医疗实践的重要组成部分。全科医生只有掌握患者的生活习惯、生活方式、健康观念、心理状态、社会认知等方面的真实情况，才能为患者转变健康信念模式、改善生活方式、调整心理状态、积极参与社会等行为或思维提供有针对性的健康教育指导，健康教育指导工作才能真正取得实效。

④提高全科医疗的干预治疗效果：语言具有抚慰、激发、调节等方面的作用。无论是古希腊医学之父希波克拉底的名言"医生有三件法宝，第一是语言，第二是药物，第三是手术刀"，还是特鲁多医生概括的医生对患者要"有时去治愈，常常去帮助，总是去安慰"，都对全科医生如何更好开展工作具有一定的启示，那就是与患者建立良好的沟通，而良好的沟通需要建立在良好的医患关系基础之上。

3. 良好的医患关系是改善患者就医、遵医行为的重要因素　医患关系是影响行为的最重要因素之一。患者和家庭行为习惯和生活方式的改变、预防措施的落实程度及其效果等都与医患关系密切相关。与医务人员的专业技术相比，医患关系的改善更能有效拉近医患距离、增强医患信任，更加有利于改善患者的就医、遵医行为，从这个角度讲"良好的医患关系是最好的治疗手段"。

第二节　医患沟通

一、人际沟通

沟通（communication）是一切人际关系赖以建立和发展的前提，是形成发展人际关系的根本途径。人际关系是在人际沟通（interpersonal communication）的过程中形成和发展起来的，离开了人际间的沟通行为，人际关系就不能建立和发展。任何人际关系的形成，都是人与人之间相互沟通的结果。美国总统罗斯福说过："成功公式中，最重要的一项是与人相处。"通过沟通，人们之间互相认知、互相吸引、互相作用。通过沟通，人们学到生存和自我发展的技巧。沟通越有效，人们在人生各个领域成功的机会就越大。医学是一门实践性极强的学科，医学实践更离不开沟通。医患沟通是人际沟通的特殊类型,它贯穿于整个全科医疗活动过程中。它使医患双方能充分、有效地表达对医疗和健康活动的理解、意愿和要求。

(一)人际沟通的概念

人际沟通泛指人与人之间的信息传递与交流。多数情况下系两个人或多个人之间面对面的语言或非语言的信息交流和感情交流,是人际交往的起点,是建立人际关系的基础。如果把人的观念、思想、感情等看作信息,人际沟通就可看做是信息沟通的过程。

(二)人际沟通的类型

1. 按对媒介的依赖程度分类

(1) 直接沟通(direct communication):运用人类自身固有的手段,不需特殊沟通媒介作载体的人际沟通,如谈话、演讲、讲课等。直接沟通是人际沟通的主要方式。

(2) 间接沟通(indirect communication):除依靠传统的语言、文字外,还需要信件、电话、电报、网络等中间媒介进行沟通。间接沟通极大地拓宽了人们的沟通渠道,扩展了人际沟通的范围,在现代社会发展进程中占愈加重要地位。

2. 按照沟通所使用的符号形式分类

(1) 语言沟通(verbal communication):以语词符号为载体来进行沟通,是人们最常使用的交流方式,分为口头沟通(oral communication)和无声沟通(noiseless communication)。口头沟通是指直接使用口头语言进行交流,如演讲、咨询、交谈等,具有亲切、反馈快、双向性等特点;无声沟通包括书面沟通、电信沟通,借助文字材料或电子媒介进行沟通,包括阅读、写作、合同、协议、电子邮件、上网交谈等。随着现代信息和通信技术的发展,电子媒体在信息沟通过程中将扮演越来越重要的角色。

(2) 非语言沟通(nonverbal communication):指沟通者不以自然语言为载体,而是通过倾听、表情、动作、姿势等行为实现信息交流。非语言沟通比语言沟通更具生动性、真实性。有研究认为,高达93%的沟通是非语言的,其中55%通过面部表情、形体姿态和手势传递,38%通过音调传递。英国心理学家米歇尔研究发现,当语言信号与非语言信号不一致时,人们更加相信非语言信号所代表的意义。因此,非语言沟通也是一种不可忽视的沟通形式。

语言沟通与非语言沟通在人际沟通中同时进行,只有将两者有机地结合起来,才能真正实现心理沟通。

3. 按照沟通的组织程度分类

(1) 正式沟通(formal communication):指在一定的组织机构中,通过组织间的召开会议、公函往来、工作汇报、学习进修等明文规定的渠道进行信息的传递。在诊所内的医患沟通应属于正式沟通。

(2) 非正式沟通(informal communication):是以个人身份进行的人际沟通活动,人们可以自由选择非正式的沟通渠道来进行,例如人们私下交换意见、议论某人某事、传播小道消息等。

4. 按照沟通信息有无反馈分类

(1) 单向沟通(one way communication):指沟通双方地位不变、方向单一的信息流动。一方只发送信息,另一方只接收信息,而不向对方反馈信息,如作报告、大型演讲等。单向沟通具有速度快、干扰少、秩序好的特点,但效果和准确性较差。单向沟通在实际工作中较少见。

(2) 双向沟通(bidirection communication):指沟通双方地位不断变换、信息发送与反馈往返多次的双边信息交流活动,如交谈、协商、谈判、病史采集、健康指导等。因有沟通反馈,接收者也可表达意愿,故可调动双方的积极性,还可增加沟通容量,提高沟通信息的准确性,利于搞好人际关系。人际沟通中的绝大多数属于双向沟通,其中医患沟通属于双向沟通。

（三）人际沟通的功能

1. 传递和交换信息　完成信息交流是人际沟通最基本的功能。通过沟通可以收集、整理和储存各种资料，如数据、图片、意见和病史等，通过掌握这些信息，作出进一步的反应和决定。不仅如此，通过相互沟通交换观念、知识、思想、情感，才能较全面地了解对方。

2. 心理调节功能　人类与外界环境始终处于相互作用、相互影响的过程中，人类必须接受外界的各种刺激，并对各种刺激作出反应，才能维持正常的生命活动。否则，就可能产生心因疾病，甚至本能的行为也会受到严重的影响。通过沟通，人们可以诉说自己的喜怒哀乐，化解不良情绪与心理危机，对于保护、维持和调节人类正常的心理健康有重要的作用。

3. 社会功能　每个人都生活在社会的不同群体之中，并按照一定的社会规范从事活动。通过人际沟通，了解他人的同时也被他人了解，认识自己的同时也被别人所认识。更为重要的是，我们还会用发展的眼光看待这一切变化，进而保持或发展、暂停或中断已经形成的关系。

4. 决策功能　在做出最后决策的过程中，人们总会受到相关信息的影响，而信息正是通过沟通得来，于是被人影响或影响他人。因此，要想作出正确决策或落实好决策，就必须进行有效的沟通。这对于医务工作者来讲尤其重要。

5. 认识自我、肯定自我功能　在现实生活中，人们常常通过与他人相互沟通不断认识自己，促使自己作出行动，来进一步完善自己。比如，医务工作者通过与患者的沟通来了解医疗措施的有效性，通过患者的反馈和同事的评价来全面、深入地认识自己工作的情况等。

（四）人际关系与人际沟通的相互作用

1. 沟通是一切人际关系赖以建立和发展的前提，是形成和发展人际关系的根本途径　人际关系是在人际沟通的过程中形成和发展起来的，离开了人际间的沟通行为，人际关系就不能建立和发展。

2. 人际关系的状况是由人际沟通的状况决定的　如果人们在思想感情上能保持良好的沟通关系，就意味着他们之间已经存在着较为密切的人际关系。如果在感情上相互对立，行为上疏远，缺乏沟通机制，则表明他们之间关系紧张。

3. 人际关系一旦建立，又会影响和制约人际沟通的频率和沟通态度，俗话说"远亲不如近邻"就是这个道理。

4. 人际关系与人际沟通的研究有着不同的侧重点，人际沟通的重点是人与人之间联系的形成和程序，人际关系研究的重点则是人与人沟通基础上形成的心理关系。

二、医患沟通

医患沟通是一种人际沟通。医患之间的沟通，就是医患双方为了治疗患者的疾病，满足患者的健康需求，在诊治疾病过程中进行的交流。如果没有这种交流，医务人员就不能全面地了解病情，患者也无法满足追求健康、解除病痛的需要。

（一）医患沟通的目的

1. 充分了解患者健康危险因素　随着疾病谱改变，慢性非传染性疾病成为当前人类健康的主要障碍，这些疾病的病因、发病机制通常较为复杂，如医患沟通不良，则无法建立有效的疾病管理方案，难以取得满意疗效。

2. 改变患者健康信念模式　降低生活方式疾病发病率的关键是建立健康的生活方式。医生对患者提出关于健康生活方式的建议能否发生效用，在很大程度上取决于医患沟通。

3. 改善医患关系　患者对医生是否满意不仅取决于医生服务技能和疗效，而且取决于医生服务态度、医德。沟通是改善医患关系的基础。交谈不足往往是使患者对医生产生不满的根源。这或许可以解释在一些诊疗量大、技术水平高的医院患者的满意率反而低的现象。医生的关心、对病情的详细解释、让患者了解在治疗康复中应注意的事项能够给患者极大的安慰、温暖，更容易取得信任，交谈不足则导致患者对医生的信任感降低。疗效并不仅仅在于治疗的手段，还夹杂着感情的因素，相同的疗法被不同的医生使用，疗效可能大相径庭。

4. 协助治疗和促进康复　医患之间的沟通不仅为诊断所必需，也是治疗中不可缺少的一个方面，有效的沟通能显著地改善患者的依从性，提高疗效。

（二）医患沟通的特征

1. 双向性　医方与患方相互依赖、共同参与、双向互动，同时充当着沟通者和接受者的双重角色，构成有机的整体。

2. 信息传递与情感传递双重性　人际沟通具有双重手段的特点，医患沟通并不限于传递观念、思想和情感的某一方面，而可能同时涉及多个方面。当你告诉患者化验报告要延期一周才能出来时，患者恳求你尽早完成报告。他表达的内容可能并不止这些，从语调中医务人员可以了解、发现其所表达的重要内容，他的行为、表情，甚至与你的距离，都能表露出他发出的信息。

3. 互动性　医患沟通是医方与患方互动的行为。通过互动，双方的心理与行为发生交往，实现相互沟通了解的目标。

4. 情境性　医患沟通在一定场合、特定的时间与地点进行，并有参与者、共同选择有目的性的话题等，这些因素构成沟通的情境。

5. 接近性　人际沟通要求所有的沟通者在空间上接近。医患沟通不仅借助于语言沟通，在相当大程度上也依赖于非语言的沟通。在诊疗过程中，患者会努力配合医生共同寻找影响健康的危险因素，医患之间基本上已不存在心理戒备，在取得对医生的信任以后自己愿意承担一定的医疗风险。

（三）医患沟通的影响因素

1. 对沟通的重视程度不够　在传统的生物医学模式影响下，医生忽视生物医学以外的一切干预手段，在医患沟通过程中，他们常常以自我为中心，只愿向患者或家属谈及病情，而缺乏社会、心理层面的沟通，从而忽略患者的就医目的及其所关切的事情。

2. 沟通基本知识、技能缺乏　我国的医学教育中，严重缺乏对于沟通的基本理论知识学习；在许多高等医药院校的课程体系中也没有相关的课程安排；在学校及医院的技能训练与临床实践过程中，也缺少相关培训；医务人员很少有意识地在工作中自我学习、总结。这些环节学习、培训的缺失，导致医务人员沟通能力较低。

3. 性别障碍　当患者因与医务人员存在性别差异时，患者往往因留意性别差异而发生交流障碍。医务人员应尽量通过情境的安排，以职业化、中性化的角色出现，通过语言及非语言的交流，与患者实现良好沟通。例如，当需要女患者脱衣或穿衣时，医生应该自觉回避以消除患者的心理负担，等待其动作完成后再进行下一个程序。

4. 医务工作者的自信心　缺乏经验的医生担心患者提出过多的问题，其中有些问题难以回答，造成自信心不足。对此，医务工作者应坚持终身学习的理念，不断完善自己。

5. 医患双方在认知、健康信念、疾病观念、优先顺序、期望等方面存在的差异　这种差异是现实存在的，它可以导致交流障碍。医务人员对此应持开放而宽容的态度，设法有效处理双方的差异，以耐心的引导逐步实现双方的沟通。

6. 诊疗环境　诊疗环境（包括诊室环境，其他患者交谈的噪声，同事、朋友等他人干扰等）时刻影响医患间的正常交流。

对以上因素均应引起全科医生的关注，需营造良好的沟通环境。此外，还包括因地区医疗资源有限或分配不均，造成医务人员因工作紧张而缺少交流时间等，都在不同程度上影响医患沟通的实际效果。

（四）医患沟通能力培养的主要方面

中华民族博大精深的中医四诊"望、闻、问、切"（望指观气色，闻指听声息，问指询问症状，切指摸脉象)，对于医务工作者如何提高沟通能力同样具有重要的指导意义。

1. 观察　"眼睛是外界信息的探视器，是传递心灵信息的窗口"。医务工作者通过自己的眼睛能够捕捉到患者一定数量的信息，同时又能将自己某些方面的信息传递给患者。因此，充分利用眼睛的功能，认真、细致、全面观察患者，从患者的面色、表情、病变或创伤的部位和检验结果来获得信息，并运用病理知识对这些信息进行分析、综合、比较、概括，在此基础上，与患者积极、深入地进行沟通，从而得出符合实际的诊断结论。

2. 倾听　倾听是心理的一种定向反射，诉说者能够从倾听者的姿态、表情、肢体反应感觉到对方的态度、心理、反应。这对于医务工作来说尤其重要。掌握好倾听的认同、复述、澄清、确认等主要细节，向患方传达出尊重、信任、重视、积极等信息，医患间的交流会更为通畅、深入。认同是在倾听时以点头表示同意，或发出"嗯""噢"表示赞同的声音，引导患方继续表达；复述是要重复患方使用过的一些词汇，以表示对其关注及其所言的重要性；澄清是对患者说过的话存有疑问和困惑时，要寻机提问，以掌握每一个细节，把握问题的特殊性；确认是在仔细倾听后，对患方信息的全面性、完整性再次确认。在倾听过程中，切记不要随意插话，打断患者思路，或误导患者，以免出现诊断失误。

3. 询问　医务工作者有针对性地提出问题并请患方回答。目的是为了探视患者心中的"秘密"或"情结"，引导、启发患者倾诉衷肠，主动回答医务工作者的疑问。在询问过程中，应注意语气平缓温和，语调适中，用词慎重，策略性发问，使用有利于患者回答的开放性的询问方式(如"你感觉是怎样的?""你采取过哪些治疗措施?"等)，要循序渐进地发问。这样的询问才能体现相互信任的医患关系，有利于作出科学诊断。

4. 说明　医生将自己的诊断结果、临床印象以适当的方式告诉患者，并告诉其治疗措施、方案及其可能带来的危险程度和治疗结果，使患者在明确病情的情况下，积极配合治疗。对于某些不能直言相告的诊疗问题，应以有利于患者的治疗与康复为宗旨。

在临床实践中，上述 4 个环节交互联系，或前后交替，或同时进行，贯穿于沟通的全过程。

5. 共情　共情就是一个医生认识患者内心世界的态度和能力。医务人员自觉转换角色去感受患者的感受、揣摩患者的内心世界和需要，运用倾听技术与之交流，对知觉到的信息进行清理、解释、理解和概括，并用语言和非语言的表情、动作适时作出回应。共情是医患之间获得相互理解的共同前提，是连接医患关系的最重要的环节。

(五) 医患沟通的技巧

医患沟通要想获得好的沟通效果，必然要依赖于良好的沟通技巧。这些技巧包括语言沟通技巧、非语言沟通技巧，倾听的技巧和提问的技巧。掌握这些基本技巧，对改善医患关系大有益处。

医患沟通最重要的是医生的态度。医生的诚恳和平易近人，可以帮助患者减轻痛苦，提高患者康复的愿望和动机。说沟通能力是医生必不可少的能力并不为过。

1. 语言沟通技巧　语言是人类最重要的沟通工具。运用一定的技巧进行语言沟通，沟通的效果显著不同。在医疗实践中，医务人员掌握一些基本的语言沟通技巧，对改善医患关系、加强团队成员间的合作、提高社区卫生服务的质量，都具有较为重要的现实意义。

(1) 使用语言的一般原则：医务工作者应努力寻找与患者间的共同语言，保持平缓语调，语言充满自信，多使用鼓励性的、简单通俗的语言。

(2) 倾听的技巧：在人际沟通中，倾听的技巧对沟通的效果有直接的影响。医务人员掌握了适当的倾听技巧就能够准确地理解服务对象的感受，把握其存在的问题。而服务对象感到医务人员在认真地倾听自己的倾诉，也就会主动地将自己的真实感受与想法告诉医务人员，使沟通得以顺利进行。因此，学会倾听是沟通中关键性的第一步。

①聚精会神：集中精力倾听，目光集中在患者的面部，时刻保持眼神的交流，并适时用点头或手势给予肯定，让患者感到你对他（她）谈话十分重视。这样可以清楚地了解患者的状况，打开沟通的大门。

②不轻易打断患者：患者在陈述病史时，医务工作者宜保持安静，既能听清患者谈话内容，又表示对患者的尊重。即使有些患者谈话时思路不太清晰，也应该无条件地接受患者，不能有任何拒绝、厌恶、嫌弃和不耐烦的表现；患者出现急躁情绪时，医务工作者则需要心平气和、冷静对待，努力营造一种使患者感到自在和安全的气氛；当患者叙述离题时，医务工作者可以择机适当地引导，将谈话拉回主题。

③及时反馈：在倾听过程中，医务人员要不断地对患者所述内容给予反应，通过语言渠道（如"是的""对""嗯""我明白"）或非语言渠道（如身体微前倾、点头、微笑、眼神等行为或表情）表现出对患者健康问题的十分关注，由此将沟通不断引向深入。对于未听清楚、没能理解或需要证实的内容，医务人员应利用重复服务对象的语言等方式，确认自己的理解。如认为确有必要，还可以在谈话快要结束时，对服务对象的谈话进行一个简短的小结，使双方对某一问题达成一致的认识。

(3) 提问的技巧：提问是沟通时重要的、常见的交流方式，通过提问并且善于提问，可以得到更多的需要信息。提问的技巧对于达到提问的目的特别重要。

①封闭型提问：是指答案一般基本限定，患者直接从中选择即可的提问方式。例如"饮酒对身体有害，对不对？""你是哪个地方人？""你的年龄多大？"等。

②开放型提问：开放型提问是指回答者用开放性思维进行回答的问题。回答可以非常灵活，患者完全主动、自由地表达自己，而不是用简单地"是""否"等回答。例如"你知道饮酒对身体的害处么？""您知道饮酒都有哪些害处？""您觉得您的头痛可能是什么原因引起的？"等。开放式提问体现了医生对患者独立自主精神的尊重，也为全面了解患者的思想情感提供了最大的可能性。患者越是感到受尊重，感到无拘束，他/她就越是可能在医生面前说清楚健康问题的深层次背景信息。

③追问式提问：指接着患者的叙述进行追问。通过追问可以进一步澄清一些事实。例如对于因受到强烈刺激后，精神方面出现一些问题的患者，心理医生可以采取追问的方式，请患者将近期刺激最大的一次事件作出详细的描述，从而形成全面的了解。

④倾向型提问：带有明显的倾向性或诱导性，例如"我们都认为饮酒对身体有害，你同意吗？"

⑤试探型提问：是估计或推测某种结果，例如"社区卫生服务中心人员举行过健康知识讲座吧？"

⑥启发式提问：在概括与正确反应对方的感受以后，使用语言、非语言沟通的方式鼓励对方进一步反馈信息、谈出更多的情况，如身体前倾、微笑、点头等，同时用一些未完成句（如"经常待在家中，你是不是觉得……"）

为了提高提问效果，一般应注意以下事项：一般开始阶段使用封闭式提问，特别是初诊患者和彼此不太了解时，可以减少紧张、缓解气氛，有利于交流的继续进行，但应尽量少用，且提问也不宜按照格式化的形式进行，从而限制患者的主动性；在会谈开始后可以适当方式提出追问性、开放式问题，从更广阔的空间捕捉需要的信息；提问时注意患者的背景，根据患者的职业、受教育程度等采取科学、合理的方式进行提问；少用诱导型提问，尽可能让服务对象将自己的真实感受表达出来；一般一次只提出一个问题；避免用"为什么"开头提问，否则患者有可能认为自己做错或说错了什么，使谈话气氛紧张，甚至导致谈话无法进行下去；患者对于提问不能理解时，应变换简单、易懂的语言继续提问。

2. 非语言沟通技巧　指人们在沟通过程中，还可以通过姿势、表情、目光等非语言技巧进行同步沟通。研究表明:"人们沟通信息的总效果=7%书面语+38%的音调+55%的面部表情"。因此充分认识、利用非语言沟通,对促进医患沟通有重要价值。

(1) 表情:表情指人们表现在面部的思想感情。表情是非常丰富的,体现出人们内心世界的复杂性。面部表情在人们沟通信息的总效果中占有相当重要的位置,而医务人员恰恰能够从患者的面部表情中获得病情的重要信息来源,因此,医生要善于识别与解读患者的面部表情。反过来,患者也可以从医务人员的表情中了解医生的内心活动,这就要求医护人员学会善于应用微笑、和蔼、庄重、专注等有利于与患者沟通的面部表情。

(2) 身体姿势:身体姿势常能传递个体情绪状态的信息,反映交谈双方彼此的态度、关系和交谈的愿望。如微微欠身表示谦恭有礼,低头表示沉默,扭头表示不予理睬等。在面对面的交流过程中,医生的身体姿势时刻都在被患者观察、理解。因此,医务人员应充分了解身体姿势的含义,采取端正、舒适、自然、大方的姿态,给患者以良好的第一印象,以利于有效沟通。

(3) 手势:在人际沟通中,人们常常以手势语符号表情达意。手势语伴随口语共同作用时,感情表达更为强烈,对事物的描绘更加形象生动,使患者的视觉系统受到信息的刺激更强。医务人员使用手势时,要注意动作的幅度和频率要适度,做到明确精练、自如和谐。

(4) 目光:在各种器官对刺激的印象程度中,眼睛对刺激的反应最强烈,视觉所占比例达87%,由此可见目光接触在人际沟通中有极其重要的作用。一般而言,目光接触次数多少、时间长短及目光转移等,都能反映双方对会谈的兴趣、关系、情绪等许多方面的问题。对医生来说,一方面要善于发现目光中所提示的信息,感觉到患者的反馈信息,并能予以正确理解;另一方面要善于运用目光反作用于患者,使其受到鼓励和支持,促进良好交往与双方的关系。不同的目光表达不同的含义:俯视会给人一种高高在上的感觉,斜视表明轻视,目光乱扫引起患者惶恐不安,目光游离让患者感到你另有所图或心不在焉等。要清楚患者对医务人员的凝视多是求助性的,而医务人员与患者保持目光交流、维持目光接触也是必要的,但不应长时间地盯着患者不放。庄重、友善、和蔼、亲和是医务人员目光的内涵,充分理解并能熟练运用目光,是每个医务工作者进行医患沟通的基本功。

(5) 距离:美国人类学教授、心理学家爱德华·霍尔提出一般人常用的四种界限:亲密距离(0~45cm),私人距离(45~75cm),礼貌距离(120~210cm)和公众距离(360~750cm或更远)。医患会谈的距离应根据双方的关系和具体情况来掌握。正常医患之间的会谈,双方要有适当的距离(约一个手臂的长度);对患者表示安慰、安抚时,距离可近些;患者谈及隐私时,应保持在朋友距离内,侧身倾听表示尊重和保密;与传染病、性病患者交谈时,应保持在社交距离内,把距离拉得太远会加重患者的心理压力,不利于医患交流和合作;若男医生需检查女患者的身体,必须有女护士在场,如需解开衣扣之类,应要求其本人或女护士来做。

(6) 身体接触:身体接触可以起到巨大的心理沟通作用。医务人员与患者之间的身体接触对改善医患关系十分重要,但是医生必须注意这方面的技巧和分寸。拒绝触摸患者的身体,不为患者做检查,患者就会产生严重的焦虑、不安全感、不被重视和不被接受的感觉;触摸患者时手的温度、轻重、柔和或粗暴、频率也会影响患者的情绪。伴随着现代化医疗仪器的广泛、大量使用,医患间的身体接触越来越少,患者许多感情需要无法得到满足,主观上形成了患者满意度降低的现实。

(7) 正确反应:医务人员应努力培养在与患者的交流过程中、结束时及时作出正确反应,将患者的问题和感受作出概括和总结,并提出一系列可采取的措施供患者选择。

这是一种帮助患者领悟自己真实情感的会谈技巧,是医生与患者表达共鸣和反响的极好方式。医生首先通过倾听患者的叙述和观察其非语言表达,设法领悟患者的真实感受或意图;接着努力搜集和想像自己或临床经历中类似情况下的感受,设身处地从思想上接受、承认并理解其感受；然后通过讲述自己对患者感受的理解与表述（如"如果我处在你的位置，我也会很难受""我能理解同事们的这种言行对你造成的伤害"等），使患者从心底里产生感激之情，并取得患者的信任；最后帮助患者正视目前的局面，并向其列出解决问题可能采取的措施，帮助患者做出选择。如此来促进会谈的顺利进行。

（8）仪表：相貌和身材是人天生的身体特征，而衣着、打扮却体现每个人的审美观和标准。医务工作者着装应该得体（包括在夏季宜着长裤，不穿拖鞋等），工作服装需要整洁，头发应梳理整齐、手术操作必须戴帽等，使自己保持整洁、美观、大方、朴实的仪表。

（9）时间控制：任何人际沟通总是在一定时间和空间内进行的，因此时间和空间也就成为医患沟通过程不可分割的组成部分。在诊室里面对着排队等候的患者，医务人员应显得工作精练，有时间观念和有效率，但具体到某一正在诊疗的过程时，又应显得耐心和细微。在诊疗或交谈的过程中，医生应该专注地倾听和真诚的交谈。频频接听电话、未告知患者后起身暂离等都不利于有效沟通。

（10）沉默：在交谈中恰当地运用沉默，也是一种很有用的沟通技巧。沉默既可以表示接受、关注和同情，也可以是表示委婉的否认和拒绝，视其时机、场合以及如何运用沉默而定。

3. 与特殊患者的沟通

（1）儿童患者：儿童的心理发展是渐进的，在每个年龄阶段各有其典型的、稳定的心理特征，并表现出本质的、典型的心理活动特点。掌握不同年龄阶段儿童对疾病的心理及情绪的不同反应，把握儿童心理需求，与他们建立平等友好的关系对于沟通十分重要。在沟通过程中，医务人员应该用简单易懂的词汇，用他们熟悉的事情作比喻。另一方面，在与儿童患者沟通时，应同时注重与家长沟通，因为家长作为其监护人，能够地提供、反映更加全面、真实的情况。

婴儿（0~1岁）的医患沟通主要发生在医护人员与患儿家长或其监护人之间。适度的关爱与鼓励、了解儿童的兴趣爱好，对于拉近与儿童的沟通距离往往是最有用的方法；幼儿（1~3岁）需要医务人员在言语鼓励的同时，给予一些他们喜欢的玩具来分散患儿注意力，减少对病痛感受，同时注意保持诊室环境安静，特别是远离其他哭闹的儿童，可以减少患儿对诊室环境和诊疗过程的恐惧，取得对体格检查和治疗的配合；为学龄前儿童（3~6岁，7岁）准备一些图画、故事书，提出问题的同时要根据他们的表现及时给予表扬和鼓励，需要作进一步检查和处理前，首先做出一定的解释；入学儿童（6岁，7~11岁，12岁）的思维、认知、语言、情感、意志、个性发育迅速，同时渴望得到尊重，更喜欢被表扬与鼓励，对医生能帮助患者解除病痛深信不疑，就诊时应根据注意儿童的感受，采用诱导启发和鼓励的方式，结合其家长的观察，获得较为准确的病史资料。

（2）青少年患者：青少年期儿童生理、心理发育的速度加快，情绪不稳、易激动、逆反心理加强、性心理不断成熟均为其特征。他们自主性不断增强，通常不喜欢父母在旁或代其发言，也不喜欢被当做儿童对待。因此，在与青少年会谈时，应征询是否希望家长回避、保护其隐私、适度认同其想法、鼓励其尽量发挥，并说明现实状况及最有利于他们的做法，努力与其建立良好的人际关系，并取得高度信任，从而积极参与到诊断及治疗计划中。对于那些因害羞而不愿启齿的事项，医生应有充足的认知及敏锐的观察力，利用会谈的技巧来发掘及探讨问题。有时需要与其确定随访计划，进一步拉近关系，为彻底、快速解决问题奠定基础。

（3）老年患者：多数老年人除了受到慢性病的困扰，还会面临诸如丧失亲人、儿女赡养、家庭矛盾、经济情况、空巢等很多影响健康的问题，怀有孤独感、失落感、要求尊重、考虑自己经济保障、要求儿女孝顺等心理活动特点。医务人员应表现出发自内心的尊重、同情、关心，并耐心倾听患者的心声与诉求，肯定其过去的经历与成功，增强现实生活的勇气与信心，必要时积极动员家庭及其所在社区的资源，给予心理、精神方面的慰藉，提供医疗、经济方面的帮助。

(4) 预后不良患者：对于处在疾病晚期、预后不良的患者，医务人员应充分表达同情心，更加注重倾听他们的感受，坚持正向的态度来谋求最佳处置方案，努力减轻患者身体的痛苦，不向患者提供难以预料的治疗保证，通过给予精神与心理方面的持续支持，提振患者的面对一切的勇气。

(5) 有疑病症倾向的患者：这类患者总是过分关心身体状况，担心身体某个或某些部分患有某种疾病。当一项疑点解除后，他们会将注意力转移到另外的疑点，对检查结果心存怀疑，推测是否得了某种疑难杂症（如癌症），进而产生不必要的担心。对此，医务人员应耐心、认真地倾听他们的陈述，在对躯体情况做全面细致的评估、排除是否有其疑虑疾病的同时，从心理上给予安慰、引导，帮助患者正视自己在现实中所遭遇的困难。

(6) 临终患者：医务人员应表现出同情、热忱、支持及尊敬的态度，在积极进行治疗的同时，给予心理安慰、精神支持，从而提供连续性、综合性的服务。此外，还应对患者家属进行情绪与心理调适，健康状态观察，关心、照顾过度悲伤反应的人，并帮助其进行适度的心理宣泄。

(7) 愤怒的患者：对于那些因为遇到治疗效果不佳，或者个人理想受挫、生活压力过大等诸多因素而情绪愤怒的患者，医务人员应该在力求不与其发生冲突的前提下，首先努力使其冷静下来，主动关心其困难和要求，以坦诚的态度表达积极协助的意愿，设法找出患者受挫折的原因或压力的来源，让患者认识到自己的愤怒状态及其危害，有礼有节、有理有力地帮助患者解决实际问题。

(8) 依赖性强的患者：这样的患者认为医生可解决所有问题，将所有希望与期望都寄托在医务人员的身上，从而给医务人员加以一定的心理负担。这需要医务人员在建立医患关系的早期，告知患者医生的职责与能力，鼓励他们主动地解决问题，协助其利用各种有效的资源，减少依赖程度。

(9) 抱怨的患者：这类患者多主诉有多系统、多器官的症状，但这些症状含糊不清，如头晕、乏力、酸痛等，有时也抱怨生活、工作、社交等方面的事情。这类患者通常人际关系不良、常有焦虑和不满的心理、缺乏家庭和社会资源等，因此，医务人员应探索引起多重抱怨的真正原因，寻求家庭和社区资源，调整其生活方式和行为习惯等。

(10) 残疾患者：对于这一弱势群体，医务人员首先应展示出更多尊重、爱护与同情，尽量减少他们就医的困难。比如为因肢体残疾行动不便的患者免费上门出诊；对于视听障碍的患者，语言应条理清晰、必要的重复，有时需要书写在纸质上方便老人随时查看等。更重要的是倾听他们曾经的辉煌，了解他们现在的成绩，及时有针对性地给予鼓励、表扬等，激发他们的历史使命感、社会责任感，唤起他们主动、积极的参与意识，通过双方积极配合，努力改善其健康状况、提高生活质量。对于一些无法解决的困难，医务工作者有义务向其所在居委会、残疾人联合会以及民政部门反映，通过积极协调认真加以解决。

第三节 全科医疗服务团队的沟通

全科医疗服务团队一方面承担着以全科医生组成核心的团队成员为改善个体与群体健康状况和生命质量而共同工作，另一方面肩负着与各级各类医疗保健机构、居民社区之间密切的合作关系等（如双向转诊、继续医学教育、社区健康教育宣传等）。这就决定了全科医疗团队的沟通并不仅仅是医方（医务人员）与患方（患者及其家庭、亲属等）的沟通，应包括医务人员之间的沟通、全科医疗相关部门之间的沟通等。

一、全科医疗服务团队的沟通

(一) 内部沟通

全科医疗服务团队的组成人员基本包括全科医生、社区护士、社区医生、康复医生、营养师等。医务人员与患者的沟通也不仅仅是单纯一名医务人员与所接触患者进行的沟通,宏观来讲应包括整体医疗服务团队与患者的沟通。实现全科医疗服务的目标,需要全科医疗卫生服务队伍的共同努力,这就需要团队成员间保持良好的沟通,相互支持配合,实现优势互补。

1. 注重倾听内部意见　团队领导在团队成员间加强交往并建立互信基础上,将听取内部意见作为首要任务,使第一线的团队和组织建立直接联系。重视成员的意见能够极大地提高他们的积极性、主动性。

2. 沟通渠道多样化　采取小型会议、小组讨论、案例分析、录像或电视、内部网络平台等多种渠道进行立体沟通、全景交流,努力实现沟通的预期效果。

3. 明确角色职责、鼓励双向交流　团队领导应善于使用沟通的力量,使得团队成员在准确把握自己的工作性质、工作范围、工作责任、较好地完成本职工作的基础上,鼓励大家双向交流。如护士除了完成自己的业务外,还应帮助医生发现患者的问题,缓解医生与患者之间的矛盾;社区保健工作者由于其经常深入社区家庭中提供服务,比较了解患者家庭状况,他们可以为全科医生提供一些患者家庭的信息,帮助诊断。只有这样既分工又合作,才能实现全科医疗服务团队的共同目标。团队领导要尊重成员的意见,切忌公开批评,即使队员所提建议不能被采纳,也要肯定其主动性。如果建议可行,则要公开表扬,以示鼓励。

4. 及时反馈　对于团队成员之间交流的信息,要及时反馈。当员工未能及时得到反馈时,他们常常会往最坏处设想,从而影响他们的工作情绪和积极性。不及时反馈信息有时还会产生谣言,造成人际关系的紧张。

5. 建立和谐关系　团队成员工作性质、分工不同,所处角度、所持立场也会有所不同,团队领导应及时消除产生的误解,通过利益再分配等手段平衡各方关系,通过及时沟通、学习培训实现成员之间的相互欣赏、尊重、理解、宽容、帮助,增强团队战斗力。

(二) 外部沟通

1. 与专科医生的沟通　区域医疗中心与社区卫生服务中心存在双向转诊的联系通道,其专业技术人员也可为全科医疗工作提供业务指导,这就需要全科医疗服务人员与区域医疗中心的专科医生保持密切的联系与交流。如在转诊前准备好详细的病情介绍的文字材料,并向专科医生介绍患者的情况;转诊后经常主动与专科医生保持联系,及时了解患者的情况;转回时取得完整的回诊资料,指导患者更好地康复或继续治疗。

2. 与其他卫生服务机构之间的合作与沟通　社区卫生服务中心应加强与卫生行政部门的联系,主动定期汇报工作,认真接受监督和管理,努力争取行业主管部门对自己工作的具体指导与帮助,按照发展规划与实施计划完成好各项工作;与地区疾病控制中心、预防保健部门沟通,加强对全科医疗工作的指导与业务培训,增强社区卫生服务工作中的协调性、互补性。

3. 与社区的合作与沟通　从国家、地方政府到基层政府部门都就社区卫生服务工作对社区、街道提出了明确要求,专门成立了相关组织机构、确定专门人员负责具体工作。这就需要全科医疗服务人员与社区有关机构、人员密切联系,通过其积极参与协助,开展好卫生宣教、建立健康档案、计划生育等社区卫生服务工作。

二、全科医疗服务团队沟通的评价

在全科医疗实践过程中,医生与患者之间的沟通对于建立良好的医患关系十分关键,沟通的效果主要可以从两个方面进行比较、总结。

(一)全科医疗服务团队沟通的评价依据

1. 治疗的顺从性(compliance) 顺从性越佳的患者,说明医患沟通的效果越好。
2. 关系的持续性(continuance) 医生如果能够与患者建立持续的、良好的关系,表明医患沟通的效果良好。

(二)影响沟通效果的因素及对策

1. 影响因素 当治疗的顺从性不佳及患者满意度差时要考虑有无沟通的困难,患者满意度差常由以下因素引起:

(1) 主观与客观因素的影响:包括来自情绪状态、性格特征、沟通技能等主观因素及隐私条件、环境氛围、生理功能、认识差异、文化传统等客观因素的影响。

(2) 医务人员只谈病情,却缺少社交上的沟通。

(3) 医务人员仅仅从医学的立场处理病情,忽略患者的感受甚至对患者所重视的事漠不关心。

2. 对策 对于不同的影响因素,应采取积极的对策。

(1) 因前两项因素引起的沟通效果不佳时,医生应自觉加强沟通能力的培养,通过学习、借鉴团队成员中良好的沟通技巧,实现取长补短;完善个性特征,利用人际交往的相容、理解原则,克服困难实现与个性特征迥异患者的沟通,经过努力确实不能沟通的患者,才考虑转诊;调节自己的情绪状态,同时尽量改善患者的情绪状态,促进双向交流等。

(2) 由于第三项因素导致沟通效果不良,医务人员应从"生物-心理-社会医学模式"出发,主动、积极并善于从患者的角度出发,关切患者就诊时的心理感受、关注重点等,遵从医患之间"共同参与-协商模式"开展全科医疗工作。

(刘铮然)

思 考 题

1. 影响医患关系有哪些因素?
2. 医患沟通过程中语言沟通的技巧有哪些?
3. 医患沟通基本原则有哪些?
4. 如何与特殊类型的患者进行沟通?
5. 医患关系的概念与类型。

第二篇

全科医疗常见问题及处理

第八章 呼吸系统疾病的全科医学处理

第一节 全科医疗中常见的呼吸系统疾病

一、社区中呼吸系统疾病流行情况

呼吸系统疾病是常见病和多发病，对人类的健康、生命和财产均具严重危害性。据卫生部2006年全国部分城市及农村前十位主要疾病死亡原因的统计资料显示，呼吸系统疾病（不包括肺癌）在城市居民的所有死亡原因中，死亡率居第四位（13.1%），在农村居第三位（16.4%）。由于大气污染、吸烟、工业经济发展导致的理化因子、生物因子吸入以及人口年龄老化等因素，使近年来呼吸系统疾病的发病率明显增加。呼吸系统疾病对我国人民健康的危害与日俱增，需要广大医务工作者尤其是全科医师对呼吸系统疾病的防治工作提高重视。

慢性阻塞性肺病（chronic obstructive pulmonary disease，COPD）是一种重要的慢性呼吸系统疾病，患者人数多，病死率高，由于其缓慢进行性发展，严重影响患者的劳动能力和生活质量。以美国为例，COPD死亡率从1965年至1998年增加了163%。而我国最近的流行病学调查资料显示，40岁以上人群COPD的患病率接近10%，其中以男性更为多见。

支气管哮喘是最常见的慢性呼吸系统疾病，世界范围内其患病率为5%～10%。目前，全球哮喘患者约3亿人，我国约有2000万，且哮喘是门诊第六位最常见原因，2/3哮喘患者需要全科医师的健康指导。若哮喘治疗不及时、不规范，可能致命，而采取规范化治疗，可使接近80%的哮喘患者疾病得到非常好的控制，工作生活几乎不受疾病的影响。

呼吸道感染是最常见的急性呼吸系统疾病，包括上呼吸道感染与下呼吸道感染。上呼吸道感染如普通感冒、鼻窦炎、咽炎、喉炎等，是最常见的感染性疾病。以美国为例，普通感冒占急性呼吸系统疾病的40%，并造成误工、误学。下呼吸道感染如急性气管炎、慢性支气管炎急性加重和肺炎等。来自美国流行病学资料显示，对于18岁以上成人，每年约有700万例次急性支气管炎，社区获得性肺炎的患病率为120/10 000，1/3社区获得性肺炎患者需要住院治疗。

肺结核是严重危害人民群众健康的呼吸道传染病，被列为我国重大传染病之一。我国仍是全球22个结核病高负担、高危险国家之一。世界卫生组织评估，目前我国结核病年发患者数约为130万，占全球发患者数的14%，位居全球第二位，且每年约有13万患者死于结核感染。因此，肺结核的防治任务仍然十分艰巨，需要长期不懈的努力。

肺癌是发病率和死亡率增长最快，对人群健康和生命威胁最大的恶性肿瘤之一。近40年来，我国肺癌死亡率上升近10倍。而最新的全国登记地区的报告发病率中，肺癌居恶性肿瘤死因的第一位，发病率为53.37/10万，死亡率为45.57/10万。

上述几种常见呼吸系统疾病是严重危害人类健康的疾病，除此之外，非典型肺炎（如军团菌、支原体、衣原体感染）、肺部弥漫性间质纤维化、胸膜病等呼吸道病也有增加趋势。

此外，新的肺部疾病的出现，如 2003 年爆发的传染性非典型肺炎（严重急性呼吸综合征，SARS）和近年出现的高致病性禽流感病毒肺炎，都给临床医生提出新的挑战。因此，无论是急性抑或慢性呼吸系统疾病的处理，都需要全科医生提供持续、综合、协调的服务，在预防、指导、保健和康复等方面发挥积极作用。

大多数呼吸系统疾病为非传染性，只有少数呼吸系统疾病具有传染性，如急性上呼吸道感染、肺炎和肺结核。某些呼吸系统疾病具有明显的流行病学特征，而某些呼吸系统疾病的流行病学特征却不明显。如急性上呼吸道感染，患者不因年龄、性别、职业和地区而具有差异。但许多呼吸系统疾病的人群分布、地区分布和季节分布有明显的差异。对于全科医生来说，了解呼吸系统疾病的流行特征，对于疾病的预防和处理至关重要。

流行病学特征包括：

1. 人群分布　呼吸系统疾病可发生于任何年龄，但不同疾病在年龄分布上有差异。儿童支气管哮喘患病率高于成人，而慢性支气管炎、阻塞性肺气肿、肺癌、肺间质纤维化则常见于中老年人。如慢性支气管炎和阻塞性肺气肿、肺癌，45 岁以后随年龄的增长患病率增加。气胸患者发病年龄呈两个高峰，20～40 岁患者多为胸膜下肺大疱，40 岁以上者多为肺气肿大疱。

2. 地区分布　某些呼吸系统疾病在区域分布方面有显著差异。肺结核在发展中国家的患病率显著高于发达国家，贫困地区高于富裕地区。肺癌的患病率城市高于农村。COPD 和慢性肺源性心脏病的患病率北方地区高于南方地区，农村高于城市。支气管哮喘患病率我国西藏高原地区明显低于平原地区。

3. 季节分布　季节和气候的变化对呼吸系统疾病具有重要影响。COPD 和慢性肺源性心脏病在冬、春季节和气候突变时常发生急性发作，是疾病加重的重要因素。支气管哮喘发病与季节有较为明显的关系。儿童哮喘以冬季为多，吸入型的外源性哮喘以春秋季好发，感染型哮喘则冬季好发。

二、呼吸系统疾病危害和照顾需求

呼吸系统疾病是最常见的需要全科医生照顾的疾病。社区急性呼吸系统疾病非常常见，如普通感冒、急性咽喉炎、急性支气管炎等。这些疾病多具有一过性或自限性，多由全科医生处理，很少需要在专科医院诊治。但是，某些急性呼吸系统疾病，如气胸、大咯血和肺血栓栓塞症等随时有可能危及生命，需要及时的诊断处理或入院治疗。慢性呼吸系统疾病如慢性支气管炎、支气管哮喘、肺气肿等，则可在全科/家庭医疗门诊得到诊断和治疗；某些较复杂的病例，如肺癌、肺间质纤维化等需要进一步的检查如胸部计算机体层扫描（CT）、纤维支气管镜、经皮肺活检等，应把患者转往上级医院诊治。在专科医院诊断和治疗后，可在全科/家庭医疗门诊由全科医生进行持续性、综合性的医疗保健服务，尤其是心理指导、预防和康复治疗。

除此之外，全科医生还可提供预防性服务，例如冬季来临前对有危险因素的老年患者注射流感疫苗和肺炎链球菌疫苗，防止社区获得性肺炎的发生；对外源性哮喘患者在发病季节来临之前进行特异性的脱敏治疗以预防哮喘的发作。

全科医生通过与患者接触了解他们的家庭情况，如经济情况、生活习惯、家庭成员对疾病的态度、家庭的凝聚力等，可以充分全面考虑家庭环境对疾病的影响，分析其中不利于健康的不良行为，给予家庭有益的建议和指导干预。例如，家庭成员吸烟，需要宣传吸烟的危害，且告知被动吸烟者也存在同样的危险，尤其是儿童和孕妇，故应劝导吸烟者戒烟。对哮喘家庭应进行家谱调查，可用于分析家庭成员患病的危险度，建议接受支气管激发试验检查，了解气道高反应性情况，从而采取适当的预防措施和治疗方案。调查资料显示，哮喘患者亲属患病率高于群体患病率，亲缘关系越近，患病率越高；患者病情越严重，亲属患病率越高。家庭保健的服务，可通过与患者的接触和家访等形式进行。

社区是个人与家庭日常生活和社会活动的重要场所,也是影响个人及家庭健康的重要场所。全科医生可通过接触个别病例,及时预测或掌握有关疾病在社区的流行趋势和规律,同时迅速采取有效的预防和控制措施,及时阻止疾病在社区的流行。例如,当全科医生接诊一位上呼吸道感染症状的患者时,如怀疑为流行性感冒,应详细询问患者最近去过什么地方,接触过什么人,并与防疫部门联系,进行病毒的有关检查,对家庭和社区的居民进行教育和采取预防措施,防止疾病的流行。

第二节 全科医生在呼吸系统疾病预防中的作用

一、常见呼吸系统疾病的危险因素

大多数呼吸系统疾病的发生与吸入外界物质有关。因此,如果能够把引起呼吸系统疾病的相关因素去除或避免接触,就有可能很好地控制呼吸系统疾病的发生、发展,从而改善患者的预后。

1. 吸烟 吸烟与许多疾病的发生密切相关。吸烟时除了吸入多种有害化学物质外,还摄入大量的氧自由基、一氧化氮及二氧化氮,直接刺激呼吸道,因此吸烟是导致呼吸道疾病的重要危险因素。WHO报道,几乎所有肺癌均与吸烟有关,吸烟者慢性支气管炎的发病率比非吸烟者高4倍以上。按照目前吸烟状况发展下去,到2025年,世界上每年因吸烟致死者将达到1000万人。目前,我国青少年吸烟人数增多,是慢性阻塞性肺疾病和肺癌发病率增加的重要因素。因此,全科医生应劝阻青少年吸烟,督促吸烟者戒烟,配合有关部门,力争做到无烟社区。

2. 大气污染 流行病学调查证实,呼吸系统疾病的增加与大气污染密切相关。大气中的粉尘污染可刺激呼吸系统引起呼吸系统的病变。随着我国工业化及经济的发展,汽车尾气、家庭中燃料的燃烧对空气的污染日益严重。工业废气污染大气是呼吸系统疾病发病率增加的重要原因。

3. 病原微生物 呼吸道及肺部感染是呼吸系统疾病的重要组成部分。社区获得性肺炎和医院获得性肺炎的致病病原微生物有所不同。目前社区获得性肺炎的病原体以肺炎链球菌、流感嗜血杆菌和非典型病原体(衣原体、支原体、军团菌)为主要病原菌,而医院获得性肺炎中,革兰阴性菌占主要部分。然而,我国各个地区病原微生物存在分布上的差异,作为全科医生,应配合有关部门,做好病原菌的流行病学调查,了解本社区常见的致病病原,更有效地进行抗菌药的经验治疗。

4. 过敏因素 随着我国工业化及经济的发展,城市中可引起过敏性呼吸系统疾病的过敏原的种类及数量增多。常见的过敏原有吸入性和非吸入性两种:吸入性物质有花粉孢子、真菌、宠物毛屑、燃煤产生的二氧化硫、氨气等;非吸入性的物质有鱼、虾、蛋类和牛奶、化妆品等。全科医生对本社区呼吸系统疾病患者都要详细记录过敏物质,建立健康档案,严格制订消除过敏原的措施,防止再次接触。

5. 遗传 遗传因素与某些呼吸系统疾病的发生密切相关。如支气管哮喘,与多基因遗传有关;慢性阻塞性肺疾病的发生与基因突变有关。

6. 药物 某些药物可引起肺部的反应称为药源性肺病(drug-induced lung diseases,DILD)。如秋水仙碱、胺碘酮、血管紧张素转换酶抑制剂、造影剂、呋喃妥因、磺胺药、青霉素等。还有化疗药物,如博来霉素、环磷酰胺、白消安等可导致肺纤维化。

7. 伴随疾病 肺部感染性疾病的发生与是否有基础疾病有关。某些疾病如糖尿病、尿毒症、器官移植术后、大剂量免疫抑制剂的应用可引起机体免疫力降低,导致感染性疾病的发生。这些危险因素使社区和医院获得性肺炎患病率增加,死亡率也增加。

二、社区呼吸系统疾病的临床预防服务

"以预防为导向"的服务是初级保健的原则之一。因此,全科医师要了解呼吸系统疾病的常见病因及危险因素,才能有效预防呼吸系统疾病的发生。呼吸系统疾病的预防包括一级预防、二级预防和三级预防。

呼吸系统疾病的一级预防是指虽有致病因素存在,但疾病尚未发生。全科医师工作在社区,可与居民密切接触,能够对所管理的社区进行调查研究,了解家庭的不良生活行为和生活习惯,社区或家庭的空气污染,社区和家庭的过敏原等,通过健康教育,保护高危人群,预防疾病的发生。全科医师可积极开展健康指导工作,如戒烟的宣传、饮食的指导、呼吸道感染的预防、哮喘和宠物的关系等。

呼吸系统疾病的二级预防,是指致病因子已使患者发生病理改变,但尚未出现有确诊意义的临床表现,需要早诊断、早治疗。因此,二级预防可以通过体检、筛检等手段发现新患者。呼吸系统需要筛查的疾病包括慢性阻塞性肺疾病、隐匿性支气管哮喘、肺结核和肺癌等。这些疾病的早期发现和早期治疗可以延缓病情的发展。目前有价值的筛查方法包括:①痰液检查(痰涂片找结核杆菌,细胞学)和胸部X线检查,其对无症状肺结核、肺癌有一定诊断价值;②肺功能试验对COPD早期诊断有重要价值;③支气管激发试验或舒张试验对支气管哮喘有确诊价值。一旦查出病例,全科医师应向患者及其家庭成员介绍检查的结果,告知其可能的诊断,根据情况给予治疗或转给专科医师治疗。

呼吸系统疾病的三级预防是指患者的诊断已经明确,积极治疗可减少合并症和后遗症的发生。三级预防主要针对慢性病患者,如COPD、支气管哮喘、特发性肺间质纤维化、支气管扩张等。这些疾病,除了药物治疗之外,还要结合其他的综合治疗措施,方能最大限度地改善患者的生活质量。例如,哮喘患者应鼓励长期吸入糖皮质激素防止哮喘的急性发作和肺功能的下降。COPD患者应该鼓励其作有氧运动,长期家庭氧疗可以提高患者运动耐量和耐力,阻止呼吸衰竭的发生。

第三节 全科医疗中呼吸系统疾病的诊治与管理

呼吸系统疾病的症状是非特异性的,许多疾病有共同的临床表现,需认真采集病史,对症状的特点进行认真分析,进行细致的体格检查和必要的实验室检查,做出初步的诊断和处理。对于诊断不明确或危重病患者,应该请专科医师会诊或转院、住院治疗。

一、常见呼吸系统疾病症状和体征的评价与诊断

1. 咳嗽 目前把咳嗽分成急性、亚急性和慢性咳嗽,急性咳嗽定义为咳嗽持续3周以内,亚急性咳嗽持续时间为3~8周,慢性咳嗽持续时间为8周以上。

急性发作的刺激性干咳伴发热、声嘶常为急性喉炎、气管炎和支气管炎。常年咳嗽,秋冬季加重常为慢性阻塞性肺疾病。急性发作的咳嗽伴胸痛,提示肺炎。发作性干咳,可能是咳嗽型哮喘,持续且逐渐加重的刺激性咳嗽伴有气促则考虑支气管肺泡癌或特发性肺间质纤维化。

细致的体格检查对大多数病例有诊断价值。体检可发现:气管、支气管病变以干湿啰音为主;肺部炎症有呼吸音性质、音调和强度的改变;特发性肺纤维化在双肺可出现吸气相高调爆破音。

2. 胸痛 胸痛可由于胸膜炎、肿瘤,或气管、支气管肺疾病,或纵隔疾病引起。肺和脏层胸膜对痛觉不敏感。肺炎、肺结核、肺血栓栓塞症、肺脓肿等病变累及壁层胸膜时,方发生胸痛。

胸痛的特征对发现病因有所帮助,询问病史时应包括下列问题:①疼痛的性质;②疼痛的

部位及其是否向其他部位放射；③疼痛的持续时间；④疼痛诱发因素，如运动、情绪激动、进食、吸气/呼气和与位置改变有无关系；⑤疼痛缓解的条件，与休息、硝酸甘油、食物、体位改变有无关系；⑥伴随症状，如发热、面色苍白、出汗、呼吸困难、心悸。胸痛时可能伴有其他症状，如高热、咳嗽、咳痰、咯血等。

胸痛的心脏原因包括心绞痛、心肌梗死、心包炎、主动脉夹层分离、肥厚型心肌病和瓣膜性心脏病。心绞痛发作时感觉胸骨后、心前区疼痛，并向左肩及左前臂内侧放射，或放射到肩胛骨，患者感觉胸部紧迫感、挤压感或胸部受重物压迫。伴随的症状包括出汗、恶心和呼吸困难。

全面的体格检查有助于胸痛原因的诊断。两上臂血压的差别可能为主动脉夹层分离；发热通常是感染或炎症；心动过速、出汗和骨骼撕裂样痛可发生在任何原因的胸膜炎样疼痛；扪及淋巴结肿大可能为恶性病变；肋软骨炎、骨骼疾病、肋骨骨折或外伤，除了胸痛以外，触诊局部有压痛；肋软骨炎或骨骼疾病胸壁常有局部肿胀；腹部脏器的病变可放射到胸部，上腹部触痛可能为消化性溃疡或胆囊炎。

3. 呼吸困难　呼吸困难（dyspnea）可表现在呼吸频率、深度及节律改变等方面。常见病因包括心脏病、呼吸系统疾病。此外，内分泌、肾、神经系统、血液系统疾病或风湿病也可引起呼吸困难。

对呼吸困难的患者，病史询问应了解以下问题：①呼吸困难是突然发生还是逐渐发生？②患者的年龄，以及症状缓解和恶化的特点？③是休息还是活动时出现呼吸困难？④出现呼吸困难症状时的活动程度如何？

急性气促伴胸痛常提示肺炎、气胸和胸腔积液。肺血栓栓塞症常表现为不明原因的呼吸困难。支气管哮喘发作时，出现呼气性呼吸困难，且伴有哮鸣音，缓解时可消失。左心衰竭患者可出现夜间阵发性呼吸困难。慢性进行性气促见于慢性阻塞性肺疾病、弥散性肺纤维化疾病。

呼吸困难可分为吸气性、呼气性和混合性三种。喉头水肿、喉气管炎症、肿瘤或异物引起上气道狭窄，出现吸气性呼吸困难；支气管哮喘或哮喘合并慢性阻塞性肺疾病可引起广泛性支气管痉挛，出现呼气性呼吸困难。此外，气管、支气管结核也可产生不同程度的吸气相或者双相呼吸困难，且呈进行性加重。

4. 咯血　咯血（hemoptysis）是指来自气管、支气管、肺实质和肺循环的血液经口腔排出，表现为咳鲜血或痰中带血。咯血的程度轻重不一，小量咯血如支气管炎，可表现为咯血丝痰；大咯血则可导致窒息而死亡。大咯血虽不常见，临床上需高度警惕，其死亡率高达38%以上。但是，咯血量多少与疾病严重程度表现不一致，轻微的咯血也可能提示严重疾病的存在，如支气管肺癌。

以上的呼吸系统症状经过详细的病史采集、细致的体格检查可以明确做出诊断。全科医师要有扎实的临床基本功，才能从非特异性的症状中，发现特异性体征，做出鉴别诊断。对于诊断不明或怀疑有并发症的患者，应充分利用自己掌握的知识，结合当地医疗资源，进行进一步检查以明确诊断。例如，慢性咳嗽的患者如有气流阻塞，应作肺功能检查。对需要检查的患者，应详细向患者和家人解释检查的步骤和必要性，制定检查的程序，以取得家人和患者的配合。检查程序的制订，应该充分考虑患者的病情特点、可能的诊断、家庭经济情况等方面，避免进行撒网式的检查。

二、抗菌药应用的原则

抗菌药是指具有杀菌或抑菌作用，用来杀灭和抑制致病微生物的物质，是临床上应用最多和最频繁的药物之一。根据结构特点、药性，抗菌药大致可分青霉素类、β-内酰胺类、喹诺酮类、氨基糖苷类、大环内酯类、磺胺类、多肽类以及抗真菌类等。不同的抗菌药有其不同的抗菌谱、药代动力学和不良反应。抗菌药根据结构特点、药性大致可分十几类。抗菌药在呼吸道感染中应合理应用。

上呼吸道感染包括普通感冒、咽炎、急性喉炎、急性中耳炎及急性鼻窦炎等，其中以普通感冒最为常见，大多数为病毒感染，细菌感染多为继发，故临床上治疗以抗病毒为主，必要时辅以抗细菌治疗。在治疗成人普通感冒过程中，抗菌药在初期无明显有益作用，也不能缩短病程或改善转归。只有在普通感冒卡他症状持续时间超过 10 天以上或反而加重时，才考虑加用抗菌药预防或治疗细菌感染。在我国部分地区，普通感冒患者抗菌药的应用超过了 60%，滥用现象严重，已引起了卫生部的高度重视。

下呼吸道感染包括急性支气管炎、肺炎、支气管扩张及 COPD 等，也是呼吸系统的常见病。临床上多为细菌感染，也可出现病毒、真菌等其他病原菌感染，但治疗上除了积极寻找病原学证据外，更多地是依靠临床医师的经验性应用抗菌药。

急性支气管炎可为自限性，通常有病毒感染参与其病程，常见细菌为流感嗜血杆菌、肺炎链球菌、卡他莫拉菌等。主要临床表现为持续性咳嗽、咳痰、发热及咳嗽时胸痛。临床医师可以在起病初期经验使用阿莫西林、红霉素及多西环素等抗菌药覆盖肺炎链球菌和流感嗜血杆菌等常见致病菌。如上述一线药物无效，可改用阿莫西林-克拉维酸等抗菌药。

社区获得性肺炎（CAP）是最常见的严重威胁人类健康的感染性疾病，细菌病原体占 85%，包括肺炎链球菌、流感嗜血杆菌及卡他莫拉菌，其中肺炎链球菌最多见。其他不典型的病原体还包括军团菌、支原体及病毒等，占 CAP 致病菌分离率的 15%。针对 CAP 的抗菌药治疗原则，2007 年美国 IDSA/ATS（IDSA，美国传染病学会；ATS，美国胸科学会）发布的 CAP 指南中建议：①根据患者病情严重程度在 8 小时内进行分级的经验性抗菌药治疗。②重症 CAP 很多都是混合感染，为了防止细菌药物耐药的发生，提高治愈率，因此，不推荐针对某单一病原体进行治疗，建议应联合用药。对重症 CAP 同时应注意某些特殊感染的罹患诱因。③推荐使用最强的抗生素组合治疗。大多数抗生素（如多西环素、呼吸喹诺酮类、β-内酰胺类）用于治疗社区获得性吸入性肺炎时可有效地覆盖口腔厌氧菌，不必使用甲硝唑和克林霉素。

医院获得性肺炎（HAP）通常是由细菌感染引起的，其发病率约为 0.5%～1%。HAP 和呼吸机相关肺炎具有更高的病死率，VAP 可达 50%。常见病原体主要为需氧革兰染色阴性（G^-）杆菌，如铜绿假单胞菌、大肠杆菌、肺炎克雷伯杆菌及不动菌属，G^+ 球菌如金黄色葡萄球菌，特别是耐甲氧西林金黄色葡萄球菌（MRSA）。病毒和真菌感染所引起的 HAP 在免疫功能正常的人中较少见到。对于疑有多药耐药（MDR）存在的铜绿假单胞菌、肺炎克雷伯杆菌及不动菌属，作为初始的经验治疗推荐联合用药，应用具有抗假单胞菌的头孢菌素、碳青霉烯或哌拉西林（他唑巴坦）联用抗假单胞的氟喹诺酮或氨基糖苷类药物；如果治疗有效，应在 5~7 天停用氨基糖苷类药物。而对于不存在 MDR 的肺炎链球菌、流感嗜血杆菌、甲氧西林敏感的金黄色葡萄球菌以及抗生素敏感的 G^- 肠杆菌，推荐选用头孢曲松/氟喹诺酮（左氧氟沙星、莫西沙星、环丙沙星）/氨苄西林＋舒巴坦/厄他培南中的一种抗菌药单药治疗。如果病原不是铜绿假单胞菌且对治疗反应良好，抗菌药疗程可以从传统的 14～21 天缩短至 7 天。

引起 COPD 急性加重的最常见原因是呼吸道感染，细菌感染占 50%，余者为病毒及其他难以确定的原因（如环境理化因素等改变）。2010 年慢性阻塞性肺疾病全球倡议指出稳定期 COPD 不主张使用抗菌药预防治疗，建议当 COPD 患者出现以下情况才考虑给予抗菌药治疗：①出现呼吸困难、痰液增加、脓性痰 3 种症状；②出现脓性痰伴其他症状；③机械通气。通常 COPD 轻度或中度患者急性加重时，主要致病菌常为肺炎链球菌、流感嗜血杆菌及卡他莫拉菌等。COPD 重度或极重度患者急性加重时，除上述常见致病菌外，常有肠杆菌科细菌、铜绿假单胞菌及 MRSA 等感染。

三、转诊或住院服务

全科医师作为初诊者，大多数呼吸系统疾病在社区可以得到解决。但是，由于初级保健门诊在实验室检查等方面条件的限制，一些诊断不明或治疗效果较差的疾病，特别是当需要一些特殊检查如纤维支气管镜、电子计算机体层扫描时，可请专科医师会诊或转给专科医师诊治。对可能威胁患者生命的急性呼吸系统疾病，则应马上送往上一级医院或专科医院抢救或诊治。在转诊之前，应该向患者及其家人说明其必要性和重要性，告知其采取这些措施并非全科医师推卸责任，以求患者和家庭的配合。

全科医师应该把患者推荐给对该病有诊疗经验、责任心强的专科医师，转诊前应该准备好患者的详细资料。此外，应向患者及其家人说明目前的诊断和治疗情况，以及需要转诊或住院的必要性及迫切性，以促进其与专科医师的合作。需要会诊或转诊的呼吸系统的症状包括：①治疗无效的咳嗽患者，或需要对原来的治疗措施进行评价；与心脏疾病、肿瘤、异物吸入或其他严重疾病有关的咳嗽患者。②原因未明或有潜在危险性的胸痛；心源性胸痛或非典型胸痛需要请心脏科医生会诊；慢性呼吸困难患者，应转给肺科医生处理。③不明原因的呼吸困难。

住院的适应证包括：①喘息、低氧血症以及需要支气管镜检查或其他介入治疗者。②胸痛频繁或剧烈发作，且不能排除心源性胸痛时。③气胸和肺血栓栓塞症。④肺炎患者，尤其是重症肺炎则应立即住院。⑤咯血患者，24小时内出血超过50~100ml或出现明显的呼吸衰竭。住院的指征包括低氧血症、慢性呼吸系统疾病急性加重者、营养不良、心血管疾病或呼吸功能不全者。

患者转诊后或住院治疗后全科医师应与患者、专科医师保持密切联系，追踪诊断和处理情况，协助专科医师与患者沟通，改善患者的治疗依从性，使患者早日康复。

四、自我管理与长期指导

全科医师还应对辖区内患者提供持续性、综合性的服务，即实现自我管理和长期指导。包括随访、定期复查、生活指导、健康教育、康复治疗等。

随访和定期复查的目的应包括：①去除可能引起慢性疾病急性加重的诱发因素，如戒烟的监督，预防急性发作和减缓肺功能损害的进程。②对肺功能定期检查，观察病情发展的情况。③评价治疗的效果和患者对治疗的依从性。大多数慢性呼吸系统疾病需要终身治疗，如COPD、支气管哮喘、间质纤维化等。全科医师可以根据自己掌握的知识，或和专科医师商量，对慢性呼吸系统疾病制订详细的随访和复查计划。例如，COPD患者因缺氧住院，出院时全科医师可了解此次住院的诱发原因，出院后的治疗和必须注意的问题，为患者制订随访和复查计划。首先应与患者和家人解释随访和复查的目的在于改善呼吸功能，提高患者工作和生活能力；其次说明随访复查计划的内容，如戒烟和防止感染，家庭氧疗，药物治疗和康复治疗等，定期复查肺功能和治疗情况，以评价治疗计划是否成功，如何进行调整。全科医师对哮喘患者则应遵照《全球哮喘防治创议》（global initiative for asthma，GINA），根据病情控制程度制订分级治疗的计划，在随访和复查时根据最大呼气流速（peak expiratory flow，PEF）和症状进行升级或降级治疗。此外，对哮喘的随访和复查应着重检查患者吸入治疗的方法是否正确，对治疗的依从性如何，因为大多数依从性不好的患者，病情控制常常不满意。因此，全科医生应该充分利用自己在社区和家庭的独特优势，与家庭成员和患者亲友一起，鼓励、提醒、监督患者的治疗依从性，达到控制疾病、预防发作的目的。并减少痛苦，减少经济负担。

生活指导包括饮食指导、戒烟指导和心理指导等。

1. 饮食指导　慢性呼吸系统疾病患者后期由于缺氧、心功能障碍、感染等原因，多有纳差和营养不良。如晚期COPD患者，多消瘦，抵抗力下降，易发生呼吸道感染而引起呼吸衰竭。全科医师应根据自己掌握的知识，或与营养师配伍，制订患者每天所需要的能量摄入，合理膳食，使患者摄入足够的热能量满足机体的需要。支气管哮喘者，避免食用鱼、虾等易过敏的食物，平时不宜饮食过饱、过咸、过甜，应忌烟酒，以避免激发支气管哮喘。对有食物过敏的支气管哮喘患者，应建立过敏物质卡片，严格禁食过敏食物，避免诱发哮喘发作。教会患者和家属阅读食物的成分表并识别常见的变应原名称，以避免患者服食含有变应原成分的食物而诱发哮喘发作。

2. 戒烟指导　资料表明，香烟的代谢产物二氢二醇环氧苯并芘可以与细胞的 DNA 结合，形成 DNA 加合物，而 DNA 加合物的形成可导致细胞的损伤。长期吸烟人群中，香烟烟雾对气道的长期刺激就可直接导致气道的上皮细胞和平滑肌细胞 DNA 的损伤，当长期的吸烟导致气道细胞 DNA 的损伤不能修复，就可能引发严重的后果。戒烟干预是降低呼吸系统疾病发病的有效手段。研究显示，没有接受治疗的吸烟者每年戒烟的平均比例大约为 2%，而医师简洁的建议就会使戒烟 6 个月或 6 个月以上的人员增加 2%。医师劝导戒烟的效果与医师劝导的程度或努力度成正比，3 分钟以下的简短咨询建议可使成效增加 30%，3～10 分钟的简短咨询建议可使之增加 60%，10 分钟以上的详细咨询建议可使之增加 130%。全科医师应向患者及家人晓以利害，取得患者和家庭的理解和配合。并可在社区推广一些戒烟的方法，如代替方法、深呼吸法、有氧运动法、记日记法、家庭鼓励支持法、尼可戒口香糖、针灸、耳穴法等。对于个体患者，则应该结合具体情况，制订患者易于接受的戒烟方案。

3. 心理指导　呼吸系统与外界环境相通，除了外界环境中的各种有害病原微生物吸入肺部造成病害外，焦虑忧郁、神经过敏、睡眠障碍、疑病等因素都能导致心身疾病的发生。若排除心理障碍的因素，对患有各种不同呼吸道疾病的患者，临床上可根据慢性感染的因素、流行病学、物理、化学因素及过敏反应等进行抗炎、对症治疗；同时，让患者积极合理应对不同程度的社会生活事件，调整认知评估，避免或减轻负性情绪，从而激发机体的整体反应系统，保持生理、心理和社会适应的健全状态。全科医师对有病态心理的患者首先要了解病情，收集资料，让患者倾诉自己的问题和痛苦，鼓励患者要信任医生，建立良好的治疗性医患关系；对有紧张情绪的患者采取干预疗法，使患者重建新的认知和行为模式。

此外，除了随诊、复查和生活指导外，健康教育和康复治疗也应贯穿整个医学照顾过程。当患者经过专科医师治疗或出院后，需要进一步康复时，大多可回到社区，接受全科医生的健康教育和康复指导。

1. 患者教育　咳嗽是患者较为担忧的症状，许多患者认为咳嗽是细菌感染引起的，要求使用抗菌药或自行使用抗菌药。医生应向患者和家庭成员解释许多咳嗽是病毒感染引起的，可能会持续 4～8 周，抗菌药不但治疗无效，甚至会引起耐药。与咳嗽相关的严重疾病的症状要向患者和家庭成员解释清楚，如肺炎、支气管肺癌的伴随症状，以取得诊断和治疗上的医患配合。

对于支气管哮喘患者，使其相信通过长期、规范的治疗，完全可以有效地控制哮喘。帮助其了解可以诱发哮喘的各种因素，结合每位患者的具体情况，找出各自的促（诱）发因素，以及避免诱因的方法，如减少过敏原吸入，避免剧烈运动，忌用可以诱发哮喘的药物等。使患者简单了解哮喘的本质和发病机制，知道哮喘的本质是慢性气道变应性炎症，而这种炎症与肺炎、扁桃体炎不同，不需要应用抗菌药物治疗。教育其熟悉哮喘发作先兆表现及相应处理办法。教育其学会在哮喘发作时进行简单的紧急自我处理办法，并知道什么情况下应去医院就诊或者急诊。

对于急性呼吸困难患者，全科医师应该强调疾病的严重性，且需要适当的治疗。必须强调药物及器械的应用效果（如支气管舒张剂，抗菌药，氧疗，抗焦虑药，抗抑郁药等），以求患者的配合。对于慢性呼吸困难患者，教会他们掌握能量保存技巧，每天按时间表定期休息和活动有益于患者的康复。鼓励患者戒烟，或采取辅助手段帮助戒烟。放松训练，包括生物反馈、沉思冥想、静坐和肌肉放松。缩唇呼吸和前倾坐位可以缓解患者的不舒适感。

对咯血患者的教育应该包括诊断检查的意义和价值，遵医嘱治疗的必要性。因为咯血会令患者及家属过度紧张不安,故应对患者及家人进行精神上的鼓励。支气管哮喘的患者教育是治疗中的重要组成部分。教育的方式可以采用开办哮喘学校、学习班、俱乐部、联谊会等多种生动活泼的方式集中进行系统的哮喘教育,这样可以提高效率。组织患者阅读连环画,观看电视节目、录像或听录音带。组织患者阅读有关哮喘防治的科普丛书及报纸杂志上所登的科普文章。应用上网或互动多媒体技术传播防治哮喘的信息。召开哮喘患者交流会、讨论会,互相介绍交流防治哮喘的经验体会,充分发挥某些患者在防治哮喘上取得成功的辐射、示范作用。

2. 家庭雾化吸入　对于严重气流阻塞的患者,用其他方式的吸入治疗有困难时,可用家庭雾化吸入,用小型的压力雾化器,吸入药物可和专科医师商量确定。一般 COPD 患者用支气管舒张剂溶液,哮喘患者用吸入激素混悬溶液和(或)支气管舒张剂。

3. 氧疗　慢性呼吸系统疾病患者应予以长期家庭氧疗(long-term oxygen therapy, LTOT)。长期家庭氧疗是患者在日常生活中需要长期/终生低流量吸氧,常用于慢性阻塞肺病(COPD)、睡眠性低氧血症和运动性低氧血症的患者。COPD 患者每天连续使用氧气不得少于 15 小时。长期家庭氧疗的目的是纠正低氧血症,且有利于提高患者生存率,改善生活质量和神经精神状态,减少红细胞增多症,预防夜间低氧血症,改善睡眠质量,预防肺心病和右心衰竭的发生以及减少医疗费用包括住院次数和住院天数。其指征为:休息状态下存在动脉低氧血症,即呼吸室内空气时,其动脉氧分压(PaO_2)≤7.3kPa(55mmHg)或动脉血氧饱和度(SaO_2)≤88%。

4. 运动训练　运动训练是康复治疗的核心内容。对减轻进展性呼吸系统疾病的呼吸困难症状有效。全科医生应为患者选择合适的运动方式、锻炼强度以及锻炼时间。对于 COPD 患者来说,病情轻度者,虽然患者无症状,但应让其认识到康复的重要性,对疾病有正确的认识,建立正确的生活方式,进行锻炼,增强体质;病情中度者:FEV1%在 40%~60%,有活动后气促,可以进行适度的运动训练,以及呼吸肌力和耐力的训练,同时配合饮食指导和心理疏导;病情较重者:FEV1%在 20%~40%应以长期氧疗和营养支持为康复治疗的主要方法。运动训练应循序渐进,逐步增加运动量。

5. 自我管理　慢性呼吸系统疾病不可能长期住院治疗,往往在门诊治疗,但呼吸系统疾病受各种因素的影响,可能随时发生变化,而全科医师不可能都在患者身边。因此,应和患者共同制订自我管理计划,预防和及时处理疾病的发作。例如,对于支气管哮喘的患者,一个管理计划应包括长期控制的预防措施和终止发作的行动步骤,包括:①怎样认识哮喘恶化;②如何治疗正在恶化的哮喘;③如何和何时寻求医疗帮助。这样,使患者在病情轻度发作时,可自行处理,防止病情的进一步加重;病情重度发作时,能够正确地、及时地寻求医疗帮助。

呼吸系统疾病是常见病、多发病,大多数问题可在社区的初级保健门诊得到有效解决。但是,仍然有一些诊断困难或治疗反应不良的慢性呼吸系统疾病或威胁生命的急性呼吸系统疾病需要在专科医疗之中寻求帮助,因此需要全科医师拥有扎实的基本理论、基本知识和基本技能去分辨疾病的轻重、缓急,制订治疗方案,为呼吸系统疾病患者提供及时的医学照顾。除此之外,全科医师还可在呼吸系统疾病的预防、早期发现、慢性病的规范管理、随访复查、康复治疗等方面发挥自身的优势和积极的作用。因此,呼吸系统疾病的防治也有赖于良好的全科医学服务。

(闫振宇)

思 考 题

1. 常见呼吸系统疾病的常见症状和体征有哪些?如何诊治?
2. 全科医师在呼吸系统疾病的预防、随访和复查、康复中作用有哪些?

第九章 糖尿病的全科医学处理

第一节 糖尿病概述

一、糖尿病的定义

糖尿病（diabetes mellitus，DM）是一种由多种病因引起的以慢性血糖水平增高为特征的代谢性疾病，是由于胰岛素分泌不足和（或）胰岛素作用缺陷所导致。

若未得到及时诊治或控制不良，病情严重易发生急性代谢紊乱，如糖尿病酮症酸中毒、高血糖高渗透压综合征等。长期血糖控制不良可引起眼、肾、神经、心脏和血管等多种器官的慢性进行性病变、功能减退及衰竭。

二、糖尿病的流行病学特征

近年来，糖尿病患病率和患者数量随着人口的老龄化和生活方式的改变急剧上升。糖尿病及其各种慢性的大血管、微血管并发症是 2 型糖尿病的主要致残和致死原因，对患者的生命和生存质量造成了极大的威胁。

大量的流行病学资料显示，在我国糖尿病患者人群中，以 2 型糖尿病为主，占糖尿病患者 90.0％以上，1 型糖尿病约占 5.0％，特殊类型糖尿病占 0.7％，其余的为妊娠糖尿病。经济发达程度影响糖尿病患病率，发达地区的糖尿病患病率明显高于不发达地区，城市高于农村。另外，男性患病风险高于女性，文化程度低的人群糖尿病患病风险增加。在表型特征上，新诊断的糖尿病患者以单纯餐后血糖升高的比例显著增高，约占 50％。

三、糖尿病的危害和照顾需求

（一）糖尿病的危害

1. 代谢紊乱症状群　高血糖引起渗透性利尿，多尿且夜尿增多明显，继而口渴多饮；外周组织对葡萄糖利用障碍，脂肪分解增多，蛋白质代谢负平衡，体重下降和消瘦，乏力，易饥多食，儿童生长发育受阻。所以糖尿病的临床表现常被描述为"三多一少"，即多尿、多饮、多食和体重减轻。女性可有外阴瘙痒。血糖升高较快的可因眼房水、晶体渗透压改变引起屈光改变，导致视物模糊。血糖升高较慢的往往无任何症状，仅于健康体检或因各种疾病就诊化验时发现高血糖。

2. 糖尿病急性严重代谢紊乱

（1）糖尿病酮症酸中毒：糖尿病酮症酸中毒（diabetic ketoacidosis，DKA）是一种糖、脂肪和蛋白代谢严重紊乱的综合征，临床上以高血糖、高血酮和代谢性酸中毒为主要特点。血糖显著升高，一般在 16.7～33.3mmol/L，脂肪动员加速，大量脂肪酸在肝经 β 氧化产生大量的酮体，即乙酰乙酸、β-羟丁酸和丙酮。血清酮体聚集引起血酮体升高，称为酮血症，易引起代谢性酸中毒。尿酮体排出增多称为酮尿，临床上统称酮症。若代谢紊乱进一步加重，严重失水，酸中毒加重，可出现休克或意识障碍。

1型糖尿病有自发DKA的倾向。2型糖尿病在一定的诱因作用下也可发生，常见的诱因有：感染、胰岛素不适当减量或突然中断治疗、饮食不当、胃肠疾病、应激、手术、妊娠、分娩、精神刺激等。

DKA主要表现有多尿、烦渴多饮和乏力症状加重；严重者出现食欲减退、恶心、呕吐，伴头痛、烦躁、嗜睡等症状，呼吸深快，呼气中有烂苹果味。随着病情进一步发展，出现严重失水现象，尿量减少、皮肤黏膜干燥、眼球下陷、脉搏细速、血压下降四肢厥冷；部分患者各种反射迟钝甚至消失，乃至昏迷。

（2）高血糖高渗透压综合征：高血糖高渗透压综合征（hyperglycemia hypertonic syndrome，HHS）也是糖尿病的急性严重并发症之一，起病比较隐匿，多见于50~70岁的2型糖尿病患者。以严重高血糖（多为33.3~66.6mmol/L）、高血浆渗透压、脱水和意识障碍为特征，无明显酮症酸中毒，常有不同程度的意识障碍和昏迷。

3. 感染　疖、痈等皮肤化脓性感染常见，可反复发生。皮肤真菌感染如足癣、体癣也常见。女性患者常见真菌性阴道炎和巴氏腺炎，多为白念珠菌感染所致。糖尿病合并肺结核的发生率较非糖尿病患者高。尿道炎、膀胱炎和肾盂肾炎多见于女性患者，反复发作可转为慢性。

4. 糖尿病慢性并发症　糖尿病的慢性并发症可遍及全身各重要器官。各种并发症可单独出现或以不同组合同时或先后出现。并发症可在诊断糖尿病前已存在，有些患者因并发症而发现糖尿病。主要的慢性并发症包括大血管病变和微血管病变。

（1）以动脉粥样硬化为特征的糖尿病大血管病变：动脉粥样硬化是糖尿病的重要并发症，主要累及大血管，尤其是主动脉、冠状动脉、脑动脉、肾动脉和肢体动脉等，引起冠心病、缺血性或出血性脑血管病、肾动脉硬化、肢体动脉硬化等。

（2）微血管病变：包括糖尿病肾病、视网膜病变和糖尿病神经病变。

1）糖尿病肾病：糖尿病肾病是1型糖尿病（type 1 diabetes mellitus，T1DM）患者的主要死亡原因；在2型糖尿病（type 2 diabetes mellitus，T2DM）患者中，其严重性仅次于心、脑血管病，常见于病史超过10年的患者。糖尿病肾病的演进过程可分为五期。Ⅰ期：为糖尿病初期，严格控制血糖可使肾小球滤过率接近正常。Ⅱ期：可出现间断性微量白蛋白尿，如运动、应激状态时。Ⅲ期：早期糖尿病肾病，以持续性微量白蛋白尿为标志。Ⅳ期：临床糖尿病肾病，显性白蛋白尿，可伴有水肿和高血压，肾功能逐渐减退。Ⅴ期：肾衰竭期，血肌酐、尿素氮进行性逐渐升高，血压升高，晚期表现为尿毒症。

2）糖尿病视网膜病变：糖尿病病程超过10年，大部分患者合并程度不同的视网膜病变，是20~74岁人群失明的主要原因之一。糖尿病视网膜改变是糖尿病患者特征性的眼底病变，主要表现为微血管瘤、视网膜内渗出、视网膜前出血和新生血管形成等。根据眼底视网膜病变情况分为增殖期和非增殖期。

3）糖尿病神经病变：糖尿病病程10年内常有糖尿病神经病变的发生。糖尿病神经病变可累及神经系统的任何一部分，比较常见的有周围神经病变和自主神经病变。周围神经病变最为多见，通常为双侧对称，下肢较上肢严重，夜间较白天重，寒冷季节加重，病情发展缓慢。先出现肢端感觉异常，分布如袜子或手套状，伴麻木、针刺、灼热或踏棉垫感，有时伴痛觉过敏；后期可有运动神经受累，出现肌力减弱、肌萎缩。自主神经病变也较常见，并可较早出现。影响消化系统，可出现胃排空延迟、腹泻和便秘交替等；影响心血管系统，可出现直立性低血压、心动过速、心搏间距延长等；影响泌尿生殖系统，可出现残尿量增多、阳痿等。

（3）糖尿病足：糖尿病足是非创伤性截肢的最主要原因。糖尿病患者下肢截肢的相对危险性是非糖尿病患者的40倍。大约85%的截肢是由于足溃疡引发的。糖尿病足的基本发病因素是神经病变、血管病变和感染。轻者表现为足部畸形、皮肤干燥和发凉等；重者可出现足部溃疡和坏疽。

(4) 其他：糖尿病还可以引起视网膜黄斑病变、白内障、青光眼和屈光改变等其他眼部并发症。

(二) 糖尿病的照顾需求

糖尿病的防治是一项长期的工作，只有有效地消除危险因素、早期诊断、早期治疗，才能达到预防和延缓糖尿病及其并发症的发生发展、提高患者的生存质量和延长寿命的目的。社区是居民生活的重要场所，也是居民及其家庭健康和疾患的重要背景。全科医师利用其在社区的独特优势，了解患者的病情、工作条件和性格及其家庭的生活环境、生活习惯、经济条件和各种健康危险因素，与周围人群形成了一种朋友式的合作型医患关系，可以充分调动患者及其家庭的主观能动性，从筛查、治疗、监测、管理、教育和转诊六个方面着手，对糖尿病全面防控、立体管理，满足患者个性化的医疗需求。

第二节 全科医生在糖尿病预防中的作用

一、糖尿病的危险因素

(一) 1型糖尿病

1型糖尿病绝大多数是自身免疫性疾病，90%新诊断的1型糖尿病患者血清中可以检测到自身抗体，包括胰岛细胞胞浆抗体 (ICA)、胰岛素自身抗体 (IAA) 和谷氨酸脱羧酶 (GAD) 抗体和胰岛抗原2 (IA-2) 等。大量研究表明，遗传因素和环境因素共同参与1型糖尿病的发病过程。某些有遗传易感性的个体，由于外界环境因素触发，如病毒感染、某些药物及化学物质（如链脲佐菌素和四氧嘧啶），激活胰岛β细胞一系列自身免疫反应，引起其破坏和衰竭，胰岛素分泌量不足进行性加重，引起糖尿病的发生和发展。

(二) 2型糖尿病

胰岛素抵抗和胰岛素分泌缺陷是2型糖尿病发病的基础。凡是能引起胰岛素抵抗和（或）胰岛素分泌缺陷的因素均为2型糖尿病的危险因素。大量的研究表明2型糖尿病是复杂的遗传因素和社会环境因素共同作用的结果。其中遗传因素决定了个体对2型糖尿病的易感性，而社会环境因素，尤其是不良的行为生活方式是诱发2型糖尿病发生、发展的外部因素。

1. 遗传因素　2型糖尿病发病具有很强的家族聚集性，有明显的家族遗传基础。

2. 年龄　2型糖尿病发病越来越趋向年轻化，20岁以下的人群中2型糖尿病患病率显著增加。随着年龄的增加，糖尿病患者的发病率、患者数量呈指数增高，年龄增长是2型糖尿病患病的独立危险因素。

3. 空腹血糖受损和糖耐量减低　空腹血糖受损 (impaired fasting glycemia，IFG) 指餐后血糖正常，空腹血糖高于正常，但低于糖尿病的诊断值（<7.0mmol/L）。糖耐量减低 (impaired glucose tolerance，IGT) 指空腹血糖正常，口服葡萄糖耐量实验后2小时血糖高于正常，但低于糖尿病的诊断值 (7.8～11.0mmol/L)。IFG和IGT是从血糖正常到糖尿病的一个过渡状态，统称为糖尿病前期，是2型糖尿病最重要的高危人群。每年约有1.5%～10.0%的IGT患者进展为2型糖尿病。

4. 代谢综合征　代谢综合征是一种临床症候群，是一组以肥胖、高血压、高血糖（糖尿病或糖调节受损）、血脂异常［指高三酰甘油血症和（或）低HDL-C血症］等聚集发病、在代谢上相互关联的危险因素的组合，这些因素增加了发生2型糖尿病的风险。

5. **肥胖**　超重或肥胖是造成胰岛素抵抗的一个重要因素,特别是腹型肥胖,常伴随其他的重要危险因素存在。肥胖是 2 型糖尿病的独立预测因素。体重指数(body mass index,BMI)是评价肥胖的最常用的指标。BMI = 体重(kg)/身高(m^2),若 25kg/m^2≤BMI<28kg/m^2 时为超重,BMI≥28kg/m^2 时为肥胖。肥胖主要与膳食不平衡如饮食中高脂肪、高热量及缺乏纤维素的成分增多、长期静坐、缺乏体力活动有关。

6. **多囊卵巢综合征**　多囊卵巢综合征(polycystic ovary syndrome,PCOS)是复杂的多系统疾病,高雄激素血症和胰岛素抵抗是其两大重要的病理核心。PCOS 不仅影响女性的生殖功能,而且导致多种内分泌代谢异常,包括糖调节受损或糖尿病、高血压、血脂紊乱、高胰岛素血症伴胰岛素抵抗等。

7. **吸烟**　吸烟可导致血中极低密度脂蛋白、胆固醇和三酰甘油增高,高密度脂蛋白明显下降;可降低胰岛素的敏感性,增加胰岛素抵抗,并与向心性肥胖有关;可导致外周动脉收缩,心率增快,血压升高;使血管内皮功能失调,并且可以提高血小板的聚集性,增加心、脑血管疾病的危险。

8. **其他**　长期精神紧张或抑郁造成肾上腺素、胰高血糖素等升高血糖的激素分泌增多,从而引起血糖增高,诱发糖尿病的发生。另外,妊娠期糖尿病史或巨大儿生产史的女性,2 型糖尿病的发病风险显著增加。

上述因素有些属于不可改变因素,如 2 型糖尿病家族史、年龄和妊娠期糖尿病史或巨大儿生产史;有些属于可改变因素,如肥胖超重、饮食结构不合理和吸烟等可通过教育、改变不良生活方式等进行预防,减少糖尿病的发生。

二、全科医生在社区中对糖尿病的临床预防服务

根据糖尿病自然史的不同阶段,预防可以分为三级。对糖尿病的预防是全科医生的重要责任。

(一) 一级预防

一级预防的目的是预防糖尿病的发生。一级预防的重点是对糖尿病的危险因素和高危人群的识别以及对其所采取的相应防治措施。开展高危人群筛查和采取适当的干预措施是一级预防的重要任务。

1. 高危人群筛查

(1) 高危人群:2013 年颁布的《中国 2 型糖尿病防治指南》(基层版)把高危人群定义为有糖调节受损史,年龄≥45 岁,超重或肥胖、2 型糖尿病者的一级亲属、高危种族、有巨大儿(出生体重≥4kg)生产史、妊娠糖尿病病史、高血压或正在接受降压治疗、血脂异常[HDL-C≤35mg/dl(0.91mmol/L)及 TG≥200mg/dl(2.22mmol/L)],或正在接受调脂治疗、心、脑血管疾病患者、有一过性糖皮质激素诱导性糖尿病病史者、BMI≥24kg/m^2 的多囊卵巢综合征患者、严重精神病和(或)长期接受抗抑郁症药物治疗的患者、静坐生活方式者。

(2) 筛查方法:筛查方法首选口服葡萄糖耐量试验(oral glucose tolerance test,OGTT)。受试者空腹,在晨 7~9 时进行,口服溶于 250~300ml 水中的 75g 无水葡萄糖或 82.5g 含一分子水的葡萄糖,儿童则予每千克体重 1.75g,总量不超过 75g,5 分钟内饮完。从服糖水第一口开始计时,于服糖前和服糖后 2 小时分别在前臂采血测血糖。试验前 3 天内,每日糖类摄入量不少于 150g。试验过程中,受试者不喝茶及咖啡,不做剧烈运动。进行 OGTT 有困难者,可筛查空腹血糖和餐后 2 小时血糖。对每位 2 型糖尿病的高危人群,建议其每年至少查一次空腹血糖。

2. **预防措施**　2 型糖尿病的预防应从青少年开始,对公众、尤其是高危人群进行糖尿病防治知识的健康教育,倡导积极健康的生活方式。包括改变不良的饮食习惯,避免高脂肪饮食,

摄入脂肪热量小于25％的低脂饮食，多吃蔬菜和富含维生素食品；防治超重和肥胖，保持理想体重；改变长期静坐的生活方式，增加体育锻炼；戒烟限酒；保持思想乐观，情绪稳定等。另外，尽早发现、治疗和长期管理糖尿病的各种危险因素。再者，对于老年人、妊娠妇女尤其是肥胖者等高危人群定期检查血糖。

1型糖尿病迄今尚无公认的有效的预防措施。

（二）二级预防

二级预防的目标是在已经诊断的2型糖尿病患者中，预防其并发症的发生。对2型糖尿病患者加强糖尿病教育、实施立体式综合管理、建立完善的健康档案、定期随访和评估、及早筛查和识别糖尿病患者的心血管疾病是二级预防的重要任务。

1. 加强糖尿病教育　对患者及其家属加强糖尿病教育，使其充分认识糖尿病，并掌握糖尿病的自我管理的技能。糖尿病健康教育包括对开展糖尿病防治工作的相关医务人员的培训和继续医学教育、患者及其家属和社会民众的卫生保健教育。在各级政府和卫生部门领导下，开展糖尿病的预防、基础知识、保健、自我管理和社区支持为主要内容的健康教育。糖尿病教育的目标是使患者及其同伴充分认识糖尿病及其危害，具备一定的糖尿病自我管理能力。

2. 实现综合达标　约有3/4的2型糖尿病患者合并有多种心血管危险因素，如高血压、血脂异常、肥胖、高尿酸血症等，这些心血管危险因素的簇集直接促进动脉粥样硬化性心血管疾病的发生，是2型糖尿病的主要致残和致死原因。单纯严格的血糖控制对减少2型糖尿病患者发生心血管疾病及其导致的死亡风险作用有限。因此，需要全面评估和控制心血管疾病危险因素，采取调节血糖、控制血压、调节血脂（主要是降低LDL-C）和及早应用阿司匹林（75～150mg/d），实现糖尿病及其各种可控的心血管危险因素的综合达标，预防心血管疾病和糖尿病微血管病变的发生。

3. 建立糖尿病档案、定期随访和建立评估系统　初诊糖尿病患者要详细询问糖尿病病情、家族史、患者及其家庭的健康危险因素。对已经诊断的糖尿病患者，了解血糖控制情况，对血糖控制不良者及时调整治疗方案。所有糖尿病患者均要进行体格检查、必要的化验检查和眼底检查、神经病变等相关的特殊检查；建立糖尿病档案；并定期随访；建立评估系统，定期评估其代谢控制和糖尿病并发症情况。综合患者的年龄和心血管危险因素或疾病史，为患者确定血糖、血压、血脂、体重控制等个体化目标，制订个体化的饮食和运动方案，有计划地戒烟，适当限制饮酒。指导患者合理应用降糖药和胰岛素、定期自我血糖监测，包括血糖测定的时间和频度，并做好记录，以便及早发现和治疗糖尿病的各种并发症。

（三）三级预防

三级预防的目标是减少已发生的糖尿病并发症的进展、降低致残率和死亡率，改善患者的生存质量。加强糖尿病并发症的教育、对糖尿病患者个体化治疗的督导、综合治疗糖尿病的并发症是三级预防的重要任务。

三级预防应加强糖尿病并发症的教育，如并发症的危险因素、临床表现和危害；坚持定期随访和评估，对不能实现综合达标的患者，及时查明原因，调整饮食、运动和药物等治疗方案；对已有心血管疾病者则要预防心血管事件的再发；对新发现的糖尿病并发症及时积极治疗，必要时，联系上级医院安排转诊，和专科医师一起制订个体化的方案，遏止糖尿病及并发症的发展，提高生活质量，降低致残率和死亡率。

总之，全科医生通过对社区一般人群和高危人群开展综合防治，一级、二级和三级预防相结合，非药物和药物协调治疗，实现糖尿病的立体式管理和综合达标，减少和延缓糖尿病及其并发症的发生、发展。

第三节　全科医疗中糖尿病的诊治与管理

一、糖尿病的诊断与分型

(一) 糖尿病的诊断

大多糖尿病患者，尤其是 2 型糖尿病早期，并无明显症状。在临床工作中，要善于发现糖尿病，尽可能早期诊断和治疗。

1. 诊断线索　① "三多一少" 症状；② 以糖尿病各种并发症为首诊的患者：原因不明的酸中毒、昏迷，反复感染，冠心病、脑卒中、肾病、视网膜病变、周围神经炎等；③ 高危人群：IFG 和（或）IGT、肥胖或超重、年龄大于 45 岁、糖尿病家族史、巨大胎儿史等。

2. 诊断标准　糖尿病的诊断是基于空腹、任意时间或 OGTT 中 2 小时的静脉血糖值。见表 9-1。

表 9-1　糖尿病的诊断标准（WHO 1999）

	静脉血浆葡萄糖水平 [mmol/L (mg/dl)]
(1) 糖尿病症状（典型症状包括多饮、多尿和不明原因的体重下降）+	
1) 空腹血糖（指 8～10 小时内无任何热量摄入）或	≥7.0 (126)
2) 随机血糖（指不考虑上次用餐时间，一天中任何时间的血糖）或	≥11.1 (200)
3) 葡萄糖负荷后 2 小时血糖	≥11.1 (200)
(2) 无糖尿病症状者，需另日重复检查明确诊断	≥11.1 (200)

注：须再测一次诊断才能成立；mmol/L 转换为 mg/dl 的换算系数是乘以 18

3. 糖代谢分类　在糖尿病自然病程中，可能经过以下阶段：正常血糖、糖调节受损、糖尿病，见表 9-2。糖调节受损的人群均应行 OGTT 检查，以降低糖尿病的漏诊率。

表 9-2　糖代谢分类（WHO 1999）

糖代谢分类	空腹血糖（FBG）(mmol/L)	餐后 2 小时血糖（2hBPG）(mmol/L)
正常血糖（NGR）	<6.1	<7.8
空腹血糖受损（IFG）	6.1～<7.0	<7.8
糖耐量减低（IGT）	<7.0	≥7.8～<11.1
糖尿病（DM）	≥7.0	≥11.1

注：IFG 或 IGT 统称为糖调节受损（impaired glucose regulation，IGR），即糖尿病前期

(二) 糖尿病的分型（表 9-3）

1. 1 型糖尿病　多在青少年期发病，起病急，症状明显，有自发酮症酸中毒倾向，占糖尿病中的 5%～10%。患者一般很少肥胖。1 型糖尿病胰岛素绝对缺乏，必须依赖补充胰岛素控制血糖。

2. 2 型糖尿病　多见于成年人，发病缓慢，症状轻或无症状。部分患者以糖尿病慢性并发症或体检时发现高血糖。早期不需要胰岛素治疗，随着病程进展，最后发展为需胰岛素控制血糖。常有糖尿病家族史，伴有肥胖或超重、血脂异常、高血压等代谢综合征表现。

第九章 糖尿病的全科医学处理

表 9-3 糖尿病的分型

1. 1型糖尿病（胰岛β细胞破坏导致胰岛素绝对缺乏）
   (1) 免疫介导性
   (2) 特发性
2. 2型糖尿病（从主要以胰岛素抵抗为主伴相对胰岛素不足到主要以胰岛素分泌缺陷伴胰岛素抵抗）
3. 其他特殊类型糖尿病
   (1) 胰岛β细胞功能遗传性缺陷
   (2) 胰岛素作用遗传性缺陷
   (3) 胰腺外分泌疾病：胰腺炎、创伤、胰腺切除术、感染和胰腺癌等
   (4) 内分泌病：拮抗胰岛素作用的激素分泌过多的疾病，包括：Cushing综合征、嗜铬细胞瘤、胰高血糖素瘤和肢端肥大症等
   (5) 药物和化学品所致糖尿病
   (6) 感染所致
   (7) 不常见的免疫介导糖尿病
   (8) 其他与糖尿病相关的遗传综合征
4. 妊娠期糖尿病（gestational diabetes mellitus，GDM）：包括糖尿病妊娠和妊娠期IGT

二、糖尿病的治疗原则

糖尿病是一种不可根治的疾病，需要终身的医疗关注。糖尿病治疗的近期目标是纠正代谢紊乱，消除症状，防止出现急性代谢并发症；远期目标是预防各种慢性并发症，提高糖尿病患者的生活质量和延长寿命。为了达到上述治疗目标，糖尿病的治疗强调早期、长期、综合治疗和治疗措施个体化的原则。其中，综合治疗包括两方面含义：糖尿病教育、医学营养治疗、运动疗法、血糖监测和药物治疗5个调节血糖的治疗要点，以及控制血压、纠正脂代谢紊乱、抗血小板治疗、调适心理、控制体重和戒烟等多重心血管危险因素的综合治疗措施。

（一）糖尿病健康教育

糖尿病健康教育是重要的基础治疗措施之一。每位患者一旦诊断即应接受糖尿病健康教育，包括：疾病的自然进程；临床表现及危害；如何防治急慢性并发症；如何确立个体化的治疗目标；如何制订个体化的生活方式干预措施，包括饮食计划、运动处方；口服药、胰岛素治疗及规范的胰岛素注射技术；自我血糖监测和尿糖监测具体操作技巧、测定结果的意义以及应采取的相应干预措施；口腔护理、足部护理、皮肤护理的具体技能；糖尿病妇女受孕必须做到有计划的全程监护等。

（二）医学营养治疗

医学营养治疗是糖尿病患者的首要治疗措施。通过提供均衡营养的膳食有利于患者的血糖控制在理想水平，减少心血管疾病的危险因素，如控制血脂代谢紊乱，维持合理体重以及减少降糖药物的剂量。医学营养治疗方案包括：

1. 计算总热量　根据患者的性别、理想体重[理想体重（kg）=身高（cm）-105]、工作性质和日常活动，计算每天所需总热量。不同劳动强度每天每千克理想体重所需的热量，见表9-4。每天所需的总热量=理想体重×每千克体重所需的热量。肥胖者应酌情减少，儿童、孕妇、乳母、消瘦、营养不良以及伴有消耗性疾病者应酌情增加，使体重逐渐恢复至理想体重的±5%左右。

2. 营养物质的构成　糖类所提供的热量应占总热量50%～60%。提倡低血糖指数食物如粗制米、面和杂粮，尽量避免葡萄糖、蜜糖、蔗糖及其制品，如各种糖果、甜点饼干、冰淇淋、水果和各种含糖饮料。可以适量摄入糖醇和非营养性甜味剂，如蛋白糖、木糖醇和甜菊片等。肾功能正常的糖尿病患者，蛋白质的摄入量占总热量的10%～15%，包括动物性蛋白，如各种瘦肉、鱼虾，和植物性蛋白，如黄豆及其制品、谷类等，成人每天每千克理想体重0.8～1.2g。脂肪提供的热量不超过总热量的30%。饱和脂肪、多价不饱和脂肪和单价不饱和

脂肪的比例应为 1：1：1。每天胆固醇的摄入量宜在 300mg 以下。

表 9-4 不同劳动强度的热量需求表

kcal/(kg 理想体重·d)			举例	劳动强度
肥胖	正常	消瘦		
15	15~20	20~25	——	卧床休息
20~25	30	35	办公室职员、教师、售货员、简单家务，或其相当的活动量	轻体力劳动
30	35	40	学生、司机、外科医生、体育教师、一般农活，或其相当的活动量	中体力劳动
35	40	45	建筑工、搬运工、冶炼工、重的农活、运动员、舞蹈者，或其相当的活动量	重体力劳动

注：消瘦指体重低于理想体重 20% 者；肥胖指体重超过理想体重 20% 者。
源自《中国 2 型糖尿病防治指南》（2013 年基层版）

此外，每天膳食中纤维素的含量不宜少于 40g。富含可溶性食用纤维的膳食可以延缓食物的吸收，减低餐后血糖高峰；促进胆固醇的排泄，有利于改善脂代谢紊乱；促进胃肠道蠕动，防治便秘。豆类、富含纤维的谷物类、蔬菜和含糖分低的水果均为膳食纤维的良好来源。食盐摄入量限制在每天 6g 以内。限制摄入含盐量高的食物，例如味精、酱油、调味酱等。不推荐糖尿病患者饮酒。

3. 合理分配　确定糖尿病患者每天摄入的总热量和糖类、蛋白质和脂肪的组成后，按照每克糖类、蛋白质产热 4kal，每克脂肪产热 9kal，将热量换算成食品后制订食谱。根据患者的病情、生活习惯和药物治疗进行三餐安排，可按 1/3、1/3、1/3 或 1/5、2/5、2/5 的食物分配比例。

（三）体育锻炼

体育锻炼在糖尿病的治疗中占有重要地位。适量的规律的体育锻炼有助于调节血糖、改善胰岛素抵抗和血脂紊乱、减轻体重。主要适用于病情控制稳定的 2 型糖尿病，尤其是超重或肥胖的患者。根据患者的体力状况、心功能、血压及并发症的程度制订不同的运动方案。体育锻炼的方式以有氧运动为主，如快走、慢跑、打太极拳、骑自行车、球类活动和园艺活动等。最佳运动时间为餐后 1 小时（以进餐开始计时）。运动频率和时间为每周至少 150 分钟，例如一周运动 5 天，每次至少 30 分钟。运动负荷由轻量开始递增，运动时间由短时间逐渐延长，循序渐进。肥胖患者可适当增加运动时间和运动频率。

体育锻炼时的注意事项：①不宜在空腹状态下进行运动，以免低血糖发生；②血糖高于 14~16mmol/L、糖尿病急性代谢紊乱以及各种严重慢性并发症、明显的低血糖症或者血糖波动较大的患者暂不宜运动；③运动时随身携带糖尿病卡以备急需。

（四）血糖监测

1. 糖化血红蛋白　糖化血红蛋白 A1c（hemoglobin A1c，HbA1c）是葡萄糖与血红蛋白的氨基发生非酶催化反应的产物，为不可逆反应，其量与血糖浓度呈正相关。糖化血红蛋白有 a、b、c 三种，HbA1c 最为主要，正常人 HbA1c 占血红蛋白的 4%~6%。由于血液循环中红细胞的寿命约 120 天，因此，HbA1c 反映患者近 8~12 周总体血糖水平。HbA1c 是评价糖尿病控制情况的金指标，也是指导临床调整治疗方案的重要依据之一。患有贫血和血红蛋白异常疾病的患者，HbA1c 的检测结果是不可靠的，可用血糖、糖化血清白蛋白评价血糖的控制。

2. 自我血糖监测　自我血糖监测是指糖尿病患者在家中应用便携式血糖仪检测毛细血管血糖的监测方法，用以了解血糖的控制水平和波动情况，是最理想的血糖监测手段。自我血糖监测是糖尿病教育和管理方案中的重要部分，是调整血糖达标的重要措施，也是减少低血糖风险的重要手段。

自我血糖监测时间点主要包括：餐前血糖，包括空腹血糖；餐后血糖（从进食开始计时，餐后 2 小时血糖）；睡前血糖；夜间血糖（主要了解夜间有无低血糖）。出现低血糖症状或怀疑低血糖时应随时监测血糖。另外，剧烈运动前后宜监测血糖。

自我血糖监测的时间点取决于病情、治疗的目标和治疗方案。当血糖水平很高时应首先关注空腹血糖水平。使用口服降糖药并且病情比较稳定者可每周监测 2~4 次空腹或餐后血糖或在就诊前一周内连续监测 3 天，每天监测 7 个时间点血糖（早餐前后、午餐前后、晚餐前后和睡前）。使用胰岛素治疗者可根据胰岛素治疗方案进行相应的血糖监测。

3. 尿糖的自我监测　如果条件所限不能检测血糖时，也可以采用尿糖进行自我监测。尿糖的控制目标是任何时间尿糖均为阴性。特殊情况下，如肾糖阈增高（如老年人）或降低（如妊娠）时，尿糖监测对治疗的指导作用意义不大。尿糖监测对发现低血糖没有帮助。

（五）药物治疗

1. 降糖药物治疗　根据作用机制的不同，可以分为促胰岛素分泌剂：磺脲类、格列奈类和肠促胰素类；非促胰岛素分泌剂：双胍类、α-糖苷酶抑制剂和噻唑烷二酮类。

（1）磺脲类（sulfonylureas，SUs）：通过刺激胰岛 β 细胞膜上的 ATP 敏感的钾离子通道（K_{ATP}）促进胰岛素的分泌。降血糖作用有赖于尚存的 30% 以上的有功能的胰岛 β 细胞。该类制剂有格列本脲、格列美脲、格列齐特、格列吡嗪和格列喹酮。

适应证：2 型糖尿病，尤其是新诊断的 2 型糖尿病非肥胖患者。

禁忌证：1 型糖尿病；胰岛 β 细胞功能严重下降或应激状态，需要补充胰岛素治疗的 2 型糖尿病；孕妇、哺乳期的妇女；对 SUs 过敏或有严重不良反应者等。

不良反应：最常见的不良反应为低血糖反应，特别是老年人和肝肾功能不全者；体重增加；消化道反应，如食欲减退，偶见肝功能损害。

临床应用：格列苯脲作用最强，格列美脲次之，格列吡嗪和格列喹酮作用缓和，适用于老年人。肾功能不全者，宜选择格列喹酮。消渴丸为含有格列本脲和多种中药成分的复合制剂。

（2）格列奈类：为非磺脲类的胰岛素促泌剂，包括瑞格列奈、那格列奈和米格列奈钙。也作用于胰岛 β 细胞膜上的 K_{ATP}，但结合位点与 SUs 不同。主要刺激胰岛素的早期分泌，吸收快、起效快和作用时间短，主要用于控制餐后高血糖，需在餐前即刻服用。适应证、禁忌证与 SUs 相同。主要副作用是低血糖和体重增加，但低血糖发生风险和程度较磺脲类药物轻。

（3）双胍类（biguanides）：通过激活一磷酸腺苷活化的蛋白激酶（AMPK）信号系统而发挥代谢调节作用。可以减少肝葡萄糖的输出，增加外周组织对葡萄糖的摄取和利用，改善外周组织对胰岛素的敏感性，减轻胰岛素抵抗。可以使体重下降。此外，有助于延缓或改善糖尿病血管并发症。该类制剂主要为二甲双胍。

适应证：2 型糖尿病，尤其是肥胖或超重者；也可用于糖尿病前期。

禁忌证：肾功能不全；肝功能不全；严重感染、缺氧或接受大手术；对双胍类过敏者。

不良反应：最常见的不良反应为胃肠道反应，如食欲减退、恶心、腹泻等。从小剂量开始，逐渐增加剂量，餐中或餐后服药等可以减轻不良反应。肾功能不全以及缺氧时易发生乳酸性酸中毒。偶见皮肤过敏反应。

临床应用：是目前治疗 2 型糖尿病的一线用药和联合用药中的基础用药。单独应用不发生低血糖。准备做静脉注射碘造影剂检查的患者，应暂时停用二甲双胍。

（4）α-糖苷酶抑制剂（α-glucosidase inhibitors，AGI）：α-糖苷酶抑制剂通过抑制小肠黏膜刷状缘上的 α-葡萄糖苷酶延缓糖类的吸收，降低餐后血糖。该类制剂有阿卡波糖、伏格列波糖和米格列醇。

适应证：以糖类为主要食物成分和餐后血糖升高的 2 型糖尿病患者。

禁忌证：肝肾功能不全者慎用。胃肠功能紊乱者、孕妇和儿童不宜应用。

不良反应：常见胃肠道反应如腹胀、排气等。

临床应用：单独应用不发生低血糖，如与SUs或胰岛素合用，可发生低血糖，一旦发生低血糖，进食蔗糖或淀粉类食物的效果差，需应用葡萄糖或蜂蜜纠正低血糖。不增加体重，并且有使体重下降的趋势。服药时从小剂量开始，逐渐增加剂量是减少不良反应的有效方法。

（5）噻唑烷二酮类（thiazolidinediones，TZDs，格列酮类）：TZDs属胰岛素增敏剂，通过增加靶组织对胰岛素的敏感性，减轻胰岛素抵抗。该类制剂有罗格列酮和吡格列酮。

适应证：2型糖尿病，尤其肥胖，存在明显高胰岛素血症的患者。

禁忌证：心力衰竭［纽约心脏学会（NYHA）心功能分级Ⅱ级以上］、活动性肝病或转氨酶升高超过正常上限2.5倍、严重骨质疏松、有骨折病史的患者。

不良反应：体重增加和水肿，与胰岛素联合应用时表现更加明显。

临床应用：单独应用不导致低血糖，但与胰岛素或促胰岛素分泌剂联合应用时可增加低血糖发生的风险。

（6）肠促胰素类：包括两类制剂：二肽基肽酶-4（dipeptidyl peptidase-Ⅳ，DPP-4）抑制剂和胰高血糖素样肽-1（glucagon like peptide 1，GLP-1）受体激动剂。

DPP-4抑制剂：GLP-1是由肠道L细胞分泌的肽链，以葡萄糖浓度依赖的方式增强胰岛素分泌。GLP-1可以抑制胰高血糖素分泌、抑制肝糖异生、延缓胃排空，并且有潜在的心血管保护作用。天然的GLP-1半衰期短，在肠道很快被二肽基肽酶-4（DPP-4）水解。DPP-4抑制剂通过抑制DPP-4而减慢GLP-1在体内的降解，升高GLP-1在体内的浓度和延长其作用时间。该类制剂有西格列汀、维格列汀、沙格列汀、利格列汀和阿格列汀。在临床应用中，尚未出现明显的副作用，耐受性良好。

GLP-1受体激动剂：通过模拟天然GLP-1激活GLP-1受体而发挥作用，该制剂不易被DDP-4识别和（或）降解，以外源性补充GLP-1的方式来提升体内的GLP-1水平。主要有两种制剂：一种是短效的GLP-1受体激动剂艾塞那肽，另一种是长效人GLP-1类似物利拉鲁肽和利西拉来。GLP-1受体激动剂用于单药、与二甲双胍联合治疗，或与二甲双胍加磺脲类的三药联合治疗。常见的不良反应为恶心、呕吐等胃肠道反应。

单独使用DPP-4抑制剂和GLP-1类似物均不增加低血糖发生的风险，也不增加体重。

口服降糖药物的特点，见表9-5。

表9-5　口服降糖药物的主要特点及应用

药物分类	剂量范围	用药次数	用药时间
磺脲类			
格列苯脲	2.5～15mg/d	1～3次/日	餐前
格列美脲	1～8mg/d	1次/日	早餐时顿服
格列齐特	80～320mg/d	1～3次/日	餐前
格列喹酮	30～180mg/d	1～3次/日	餐前30分钟
格列吡嗪	2.5～30mg/d	1～3次/日	餐前30分钟
格列奈类			
瑞格列奈	1～16mg/d	3次/日	餐前5～15分钟
那格列奈	120～360mg/d	3次/日	餐前1～5分钟
米格列奈钙	30～60mg/d	3次/日	餐前1～5分钟
双胍类			
二甲双胍	0.5～2g/d	3次/日	餐中或餐后立即服用
α-糖苷酶抑制剂			
阿卡波糖	100～100mg/d	3次/日	第一口饭时嚼服
伏格列波糖	0.2～0.9mg/d	3次/日	餐前服用

续表

药物分类	剂量范围	用药次数	用药时间
噻唑烷二酮类			
罗格列酮	4～8mg/d	1～2次/日	基本不受进食影响
吡格列酮	15～45mg/d	1次/日	不受进食影响
肠促胰素类			
DPP-4抑制剂			
西格列汀	100mg/d	1次/日	不受进食影响
维格列汀	100mg/d	2次/日	不受进食影响
沙格列汀	2.5～5mg/d	1次/日	不受进食影响
利格列汀	5mg/d	1次/日	不受进食影响
阿格列汀	25mg/d	1次/日	不受进食影响
GLP-1受体激动剂			
艾塞那肽	10μg/d	2次/日	早餐和晚餐前60分钟内
利拉鲁肽	0.6～1.8mg/d	1次/日	不受进食影响

2. 胰岛素治疗

适应证：① T1DM；②糖尿病急性并发症：糖尿病酮症酸中毒，高渗昏迷和乳酸酸中毒；③新诊断的2型糖尿病伴有明显高血糖者；④2型糖尿病的β细胞功能明显减退者；⑤各种严重的糖尿病慢性并发症；⑥手术、妊娠和分娩；⑦全胰腺切除引起的继发性糖尿病。

胰岛素制剂：胰岛素制剂根据起效快慢和维持时间，可分为常规（短效）胰岛素、中效胰岛素和长效胰岛素。胰岛素制剂的特点，见表9-6。短效胰岛素是唯一可经静脉注射的胰岛素，也可用于持续皮下胰岛素输注。不同剂型的胰岛素按一定比例混合，制成预混胰岛素。其中，中效胰岛素和短效胰岛素按70：30或50：50比例混合而成的预混胰岛素临床上比较常用，可以减少胰岛素的注射次数。短效胰岛素主要控制一餐餐后高血糖；中效胰岛素主要控制两餐餐后高血糖，以第二餐为主；长效胰岛素无明显作用高峰，主要提供基础水平胰岛素。

表9-6 胰岛素制剂的特点

作用类别	制剂	皮下注射作用时间（h）		
		开始	高峰	持续
短效	普通胰岛素（RI）	0.5	2～4	6～8
中效	低精蛋白胰岛素（NPH） 慢胰岛素混悬液	1～3	6～12	18～26
长效	精蛋白锌胰岛素 特慢胰岛素锌悬液	3～8	14～24	28～36

注：受胰岛素剂量、吸收和降解等多种因素影响，个体差异大，仅供参考

根据胰岛素的来源和化学结构，可分为动物胰岛素、人胰岛素和胰岛素类似物。动物胰岛素从猪、牛的胰腺中提取，人胰岛素应用DNA重组技术制成，比动物源性胰岛素更少引起免疫反应。胰岛素类似物制剂的特点，见表9-7。目前临床上常用的有速效和长效胰岛素类似物。速效胰岛素类似物模拟生理性胰岛素分泌优于人胰岛素，起效快速，峰效时间与餐后血糖峰值同步，更好地控制餐后血糖升高，并且低血糖发生风险较低。

表 9-7 几种胰岛素类似物制剂的特点

作用类别	制剂	皮下注射作用时间		
		开始	高峰	持续
速效	门冬胰岛素	10~15min	1~2h	4~6h
	赖脯胰岛素	10~15min	1~1.5h	4~5h
长效	甘精胰岛素	2~3h	无峰	30h
	地特胰岛素	3~4h	3~14h	24h

注：受胰岛素类似物剂量、吸收和降解等多种因素影响，个体差异大，仅供参考

不良反应：①低血糖反应：是胰岛素可能出现的最主要的副作用。与胰岛素用量相对过大和（或）饮食无规律有关。②过敏反应：可以仅为注射局部出现斑丘疹，伴明显瘙痒，也可为全身性的荨麻疹，后者比较少见。③视物模糊：为晶状体屈光改变所致，常于数周内自行缓解。主要出现在胰岛素使用初期，之前血糖水平较高的患者。④水肿：因轻微的钠水潴留所致，可自行缓解。⑤脂肪营养不良：注射部位皮下脂肪萎缩。

临床应用：①2型糖尿病的胰岛素起始治疗：在控制饮食、适当运动等生活方式干预和口服降糖药联合治疗的基础上，如果血糖仍未达到控制目标，HbA1c仍大于7.0%，可以启动胰岛素治疗。根据患者的具体情况，可选用基础胰岛素或预混胰岛素起始治疗。a. 基础胰岛素的起始治疗：继续口服降糖药治疗，睡前加用基础胰岛素，基础胰岛素包括中效人胰岛素和长效胰岛素及其类似物。适合于经口服降糖药充分治疗，空腹血糖仍未达标的患者。起始剂量为0.2U/(kg·d)。b. 预混胰岛素的起始治疗：预混胰岛素包括预混人胰岛素和预混胰岛素类似物。根据血糖水平，可选择每日1~2次的注射方案。每日1次注射预混胰岛素方案适合于胰岛功能损害较轻，仅白天三餐后的血糖较高而空腹血糖控制良好的患者，起始的胰岛素剂量一般为0.2U/(kg·d)。每日2次注射预混胰岛素方案适用于空腹和餐后血糖轻度升高的患者。起始的胰岛素剂量一般为0.2~0.4U/(kg·d)，按1:1的比例分配到早餐前和晚餐前。②2型糖尿病的胰岛素强化治疗：强化胰岛素治疗有三种方案：a. 基础胰岛素追加方案：通过基础胰岛素充分治疗血糖仍未达标者，应改为基础胰岛素追加方案，即睡前基础胰岛素加任一餐时短效胰岛素或短效胰岛素类似物。b. 三餐前注射短效胰岛素（或短效胰岛素类似物）加睡前注射中效胰岛素（或长效胰岛素类似物）。c. 持续皮下胰岛素输注：是胰岛素强化治疗的另一种形式，需要借助胰岛素泵实施。根据患者病情、个人需要和经济状况等因素选择不同的强化胰岛素治疗方案。

3. 中医中药治疗　糖尿病相当于中医的消渴病，由于先天禀赋不足、饮食不节、情志失调、劳倦内伤等导致阴津亏损，燥热偏盛，阴虚为本，燥热为标，故清热润燥、养阴生津为基本治疗原则。具体的治法取决于其辩证分型。

（六）综合治疗

综合治疗的措施主要包括：①控制血压：控制患者血压，首选血管紧张素转化酶抑制剂或血管紧张素Ⅱ受体抑制剂。②调节血脂：降低LDL-C作为首要的治疗目标。对于患有心血管疾病的糖尿病患者、没有心血管疾病且年龄在40岁以上者，如果LDL-C高于2.5mmol/L或总胆固醇高于5.2mmol/L者以及年龄在40岁以下，如同时存在其他心血管疾病危险因素的患者，均使用他汀类调脂药进行治疗。③抗凝治疗：及早开始和维持应用阿司匹林，75~150mg/d。④其他：控制体重和戒烟等。2型糖尿病控制的目标，见表9-8。

表 9-8　2 型糖尿病的控制目标

控制项目		目标值
血糖（mmol/L）*	空腹	3.9～7.2（70～130mg/dl）
	非空腹	≤10.0（180mg/dl）
HbA1c（%）		<7.0
血压（mmHg）		<130/80
HDL-C（mmol/L）	男性	>1.0（40mg/dl）
	女性	<1.3（50mg/dl）
TG（mmol/L）		<1.7（150mg/dl）
LDL-C（mmol/L）	未合并冠心病	<2.6（100mg/dl）
	合并冠心病	<1.8（70mg/dl）
体重指数（kg/m^2）		<24
尿白蛋白/肌酐比值（mg/mmol）		
	男性	<2.5（22mg/g）
	女性	<3.5（31mg/g）
或：尿白蛋白排泄率		<20μg/min（30mg/24h）
主动有氧活动（分钟/周）		≥150

注：源自《中国 2 型糖尿病防治指南》（2013 年基层版）

上述的各项治疗目标仅供参考，不同患者根据其病程、合并的并发症以及其心血管危险因素，治疗目标应个体化

（七）急性代谢紊乱的处理原则

1. 糖尿病酮症酸中毒　对于单有酮症的 DKA，仅需给予足够的短效胰岛素和口服液体，严密观察病情，定期复查血糖、血酮体，调节胰岛素用量，持续到酮体消失。严重的 DKA 应积极治疗或抢救，具体措施如下：

（1）补液：补液是抢救 DKA 的首要措施。补液速度应先快后慢，并根据血压、心率、每小时尿量及周围循环状况决定输液量和输液速度。患者清醒后鼓励饮水。

（2）小剂量胰岛素治疗：即以 0.1U/(kg·h) 的短效胰岛素加入生理盐水中持续静滴或静脉泵入，血糖下降速度一般以每小时 3.9～6.1mmol/L 为宜，每 1～2 小时复查血糖，根据血糖下降情况调整胰岛素用量。当血糖降至 13.9mmol/L 时，改输 5% 葡萄糖液并加入短效胰岛素（按每 2～4g 葡萄糖加 1U 胰岛素计算），胰岛素剂量减至 0.05～0.10U/(kg·h)。每 4～6 小时复查血糖，调节胰岛素剂量。酮体消失后，根据血糖、进食情况可改为皮下注射胰岛素，病情稳定后恢复平时的治疗。

（3）纠正电解质紊乱和酸中毒：根据治疗前血钾水平和尿量决定补钾的时机、补钾量和速度。治疗前，如血钾水平高于正常（≥6.0mmol/L）或无尿时暂缓补钾；如已有低钾血症，尿量≥40ml/h 时，在胰岛素及补液治疗同时必须补钾。如开始胰岛素及补液治疗后，患者的尿量正常，血钾低于 5.5mmol/L 即可静脉补钾。轻、中度酸中毒经充分补液和胰岛素治疗可以纠正，无须补碱。

（4）去除诱因和适时转诊：预防和及时治疗感染及其他诱因。如果出现休克、严重感染、心力衰竭和心律失常、脑水肿和肾衰竭等急性严重的应激，需尽快联系并转诊至上级医院进一步诊疗。

2. 高血糖高渗透压综合征　治疗基本同 DKA，主要包括积极补液，纠正脱水；小剂量胰岛素静脉输注控制血糖，纠正水、电解质和酸碱失衡以及去除诱因和积极转诊。预后不良，死亡率为 DKA 的 10 倍以上，一旦确诊，应尽快有效地转诊至上级医院。

三、糖尿病的转诊服务

如果糖尿病病情超出了全科医生处理能力或初级保健门诊医疗资源，应该与患者及其家属及时沟通，进行转诊。2013 年《中国 2 型糖尿病防治指南》（基础版）提出的糖尿病转诊对象可作参考：

1. 初次发现血糖异常，病因和分型不明确者。
2. 儿童和年轻人（年龄＜25 岁）糖尿病患者。
3. 妊娠和哺乳期妇女血糖异常者。
4. 糖尿病急性并发症：随诊血糖≥16.7mmol/L 伴或不伴有意识障碍（确诊的糖尿病酮症；疑似为糖尿病酮症酸中毒、高血糖高渗综合征或乳酸性酸中毒）。
5. 反复发生低血糖或发生过一次严重低血糖。
6. 血糖、血压和（或）血脂不达标者：
1) 血糖（FPG、餐后 2 小时血糖或 HbA1c）控制不达标，调整治疗方案规范治疗 3～6 个月后 HbA1c＞8.0％者。
2) 血压控制不达标，调整治疗方案并规范治疗 3 个月后血压＞130/80mmHg。
3) 血脂控制不达标，调整治疗方案并规范治疗 6 个月后血脂 LDL-C＞2.6mmol/L。
7. 糖尿病慢性并发症（视网膜病变、肾病、神经病变、糖尿病足或周围血管病变）的筛查、治疗方案的制订和疗效评估在社区处理有困难者。
8. 糖尿病慢性并发症导致严重靶器官损害需要紧急救治者（急性心、脑血管病；糖尿病肾病导致的肾功能不全；糖尿病视网膜病变导致的严重视力下降；糖尿病外周血管病变导致的间歇性跛行和缺血性症状；糖尿病足）。
9. 血糖波动较大，基层处理困难或需要制订胰岛素控制方案者。
10. 出现严重降糖药物不良反应难以处理者。

适当的转诊是全科医生工作的重要内容，转诊后仍然需要对患者负责。两周内了解患者的转诊病情，记录在健康档案接诊记录中，明确诊断和治疗方案后转回基层医疗机构继续随访和复查。

四、随访、复查与长期指导

（一）医学营养指导

医学营养指导是所有糖尿病患者的一项重要的基础治疗措施，无论病情轻重或有无并发症，以及是否应用降糖药物治疗，应终身实施。指导患者及家属制订合理的饮食计划、掌握饮食的具体措施、调整的原则和方法、纠正不良的饮食习惯和掌握观察病情的方法。

1. 制订合理的饮食计划　教会糖尿病患者及家属糖尿病饮食估算方法：①普通膳食：应用于一般状况良好，体重大致正常的患者，见表 9-9。②低热量膳食：适用于肥胖者。主食及副食按普通膳食减少 10％以上，为了避免饥饿感，可适当增加蔬菜的摄入量。③高蛋白摄食：适用于儿童、孕妇、乳母、营养不良以及慢性消耗性疾病患者，可比普通膳食增加 10％以上，动物性蛋白质增加 20％以上。④低蛋白摄食：伴有显性蛋白尿而肾功能正常者，蛋白摄入量宜限制在 0.8g，血肌酐升高者宜限制在 0.6g。

表 9-9 糖尿病饮食估算情况表

劳动强度	能量(kcal)	主食(两)	新鲜蔬菜(kg)	瘦肉+豆制品(两)	奶类(ml)	鸡蛋(个)	油脂(g)
休息	1400	4	0.5～0.75	2	250	1	20
轻体力劳动	1600	5	0.5～0.75	2	250	1	20
中体力劳动	1800	6	0.5～0.75	2	250	1	20
重体力劳动	2000	7	0.5～0.75	2	250	1	20

注：1汤匙＝10g

2. 纠正不良的饮食习惯

(1) 改变不良饮食行为：改变不良饮食行为的技巧，如限定进餐次数，限定在家中进餐，使用小容器餐具，养成细嚼慢咽的习惯。为增加饱腹感，每次进餐前先喝200ml水，适量增加膳食纤维。不选择高热量食品。

(2) 合理选择水果：水果中主要含葡萄糖、蔗糖、果糖、淀粉和果胶等，含糖类约为6%～20%。当空腹血糖控制在7mmol/L以下，餐后2小时血糖<10mmol/L，HbA1c<7.0%，可选择水果代替部分主食。食用最佳时间为两餐之间，若血糖控制不良，可选择含糖量低的黄瓜。含糖量较高的水果如大枣、桂圆和葡萄干等，尽量少食。

(3) 注意饮食的总热量：肥胖或超重者，尽量避免零食、巧克力、甜食、坚果、油炸或油煎食物，炒菜尽量用植物油，控制动物内脏、鱼子、蟹黄等含胆固醇高的食物。

(4) 限制饮酒：糖尿病患者每日的饮酒量不超过20g。饮酒时需要把饮酒中所含的热量计算入总热量的范围内。1g酒精提供7kal热量。另外，酒精可使血糖控制不稳定，饮酒可以使应用口服磺脲类降糖药或补充胰岛素治疗的患者出现低血糖，随后继发血糖升高。

3. 病情观察　定期观察患者的营养状况和监测体重的控制情况。根据体重的变化，调整饮食的总热量，使患者体重尽量接近理想体重。

(二) 体育锻炼指导

根据糖尿病的病情，指导患者及家属选择合适的运动方式、运动强度和时间。运动的选择宜简单和安全，多采用低强度和中轻度的有氧运动方式，见表9-10。运动时间的计算包括运动前做准备活动和运动结束时的整理运动时间，一般每次运动持续时间为30～60分钟。运动强度和时间通常相对固定。

表 9-10 对2型糖尿病患者推荐的运动方式

运动强度	运动方式
轻度	购物、散步、做操、太极拳、气功等
中度	快走、慢跑、骑车、爬楼梯、健身操等
稍强度	跳绳、爬山、游泳、球类、跳舞等

注：源自《中国2型糖尿病防治指南，2013年》（基层版）

运动前，随身携带糖果或饼干，当出现低血糖症状时及时食用，并暂停运动。注射胰岛素的患者，最好将胰岛素注射在身体的非运动区，避免低血糖的发生。运动中，注意适量补充水分。若出现心悸、胸闷、胸痛、头晕、乏力、出汗或视物模糊等不适，立即停止运动，就地休息。运动后仔细检查双脚，若发现水疱、血疱、红肿或青紫，应及时就医。定期在运动前和运动后各测一次血糖，不适时尽量随时自测血糖，以便掌握患者血糖变化的规律和合适的运动强度。同时做好运动日记，以便观察运动疗效和不良反应。

(三)用药指导

1. 强调早期治疗和治疗目标个体化　对于新诊断的2型糖尿病患者,强化血糖控制达标和糖化血红蛋白水平的下降可使微血管并发症发生的风险显著下降,早期强化降糖治疗是减少糖尿病大血管、微血管并发症的关键。然而,除了关注血糖达标之外,还要避免低血糖事件和血糖的波动,在获益和安全之间寻找平衡点。对于高龄、病程长、血糖基线水平高和曾有高危心、脑血管风险的老年患者,对低血糖耐受性差,低血糖可以诱发心、脑血管事件,甚至导致死亡。因此,血糖控制目标应遵循个体化原则,对于老年2型糖尿病患者,治疗的重点不是强化血糖达标,而是避免低血糖、减少心、脑血管事件的发生。将血糖控制的目标放宽一些更适合,同时选用一些低血糖发生率低、肝肾功能影响小的药物作为一线用药。

2. 明确治疗方案,注意识别药物的不良反应　①强调医学营养治疗和体育锻炼的重要性,所有的药物治疗必须是在此基础上的进一步治疗。②明确治疗方案,强调长期坚持用药。告知患者口服降糖药、胰岛素、降压药、降脂药物、抗凝药物的名称、剂量、用法和作用以及不良反应,并提供书面材料。如:为了充分发挥药物的疗效,磺脲类药物通常于餐前服用,α葡萄糖苷酶抑制剂类药物应与第一口饭同时服用,降脂药通常于晚饭后、睡觉前服用。为了减轻二甲双胍的不良反应,通常在餐中或餐后服药。另外,当血糖控制比较满意时,不能擅自突然停药,以免诱发糖尿病的各种急性严重的代谢紊乱。③注意识别药物的副作用。教会患者观察药物的疗效和不良反应,尤其是低血糖症。

3. 掌握正确的胰岛素注射技术　正确的胰岛素注射技术是保证胰岛素治疗效果的重要环节。指导正在接受胰岛素治疗的患者,掌握正确的胰岛素注射的相关技术,包括:胰岛素治疗的方案,注射装置的选择及管理,注射部位的选择与轮换,正确的注射技术(包括注射角度、注射速度等),注射相关并发症及其预防。如果注射部位出现肿胀、红斑、硬结、水疱等不良反应,应及时就诊。另外,要得到理想的疗效,注射胰岛素时需注意以下几点:①确定吃饭的时间后,再注射胰岛素。短效胰岛素、预混胰岛素需餐前30分钟皮下注射,短效胰岛素类似物则需要餐前即刻注射。②调整胰岛素剂量或更换胰岛素品种,在最初的两周内需密切监测血糖。③在胰岛素药效发挥最强的时刻,以及注射胰岛素后吃饭前,黄昏或夜间都尽量不要进行运动,以防发生低血糖。④做一张救助卡,注明姓名、病情、诊断情况、家庭联络方式,以及家庭医生的联络电话等信息,并随身携带。

(四)病情监测指导

指导患者及家属识别糖尿病常见的急性、慢性并发症的临床表现、定期随访,见表9-11。正确记录各项监测结果,每次就诊携带记录本,作为医生调整治疗方案或选择用药的依据。根据血糖控制水平、综合管理的效果和药物的不良反应及时调整治疗方案。如出现血糖明显增高、感染、应激、症状加重或并发症时,立即就诊,防止病情进展和恶化。

表9-11　临床监测随访方案

监测项目	初访	随访	季度随访	年随访
体重/身高	√	√	√	√
BMI	√			
血压	√	√	√	√
空腹/餐后血糖	√	√	√	√
HbA1c	√		√	√
尿常规	√	√	√	√
胆固醇、TG、HDL-C/LDL-C	√			√
尿白蛋白/尿肌酐[a]	√			√

续表

监测项目	初访	随访	季度随访	年随访
肌酐/BUN	√			√
肝功能	√			√
心电图	√			√
眼：视力及眼底	√			√
足：足背动脉搏动，神经病变的相关检查	√		√	√

注：a 如具备监测条件；BUN，尿素氮

源自《中国 2 型糖尿病防治指南》（2013 年基层版）

（五）精神心理调适

糖尿病漫长的病程、严格的饮食控制、大血管和微血管的各种危险因素以及其慢性并发症易导致患者产生苦恼、忧虑和抑郁等心理反应，对长期治疗缺乏信心，治疗的依从性差。另外，良好的情绪有利于使糖尿病患者的血糖达标并稳定，不稳定的情绪如抑郁、悲伤、精神紧张等可导致交感神经的兴奋性增加，引起肾上腺素分泌增加，血糖升高。因此，治疗前，对患者性格特点、个人生活经历中的应激情况和家庭背景等与疾病有关的因素进行全面了解和评估，给予患者适当的心理调适指导。

1. 认识和疏导负面情绪　指导患者正确处理糖尿病所导致的生活压力，树立与糖尿病长期斗争和战胜疾病的信心，合理面对疾病；针对患者的负性情绪，给予疏导、解释和安慰等，鼓励患者保持豁达开朗的心境，并培养广泛的兴趣爱好。

2. 鼓励患者自我心理调适　对糖尿病患者进行教育，使其掌握各种自我放松和自我心理调适的方法，包括转移、宣泄、音乐疗法、安慰、让步等。给患者制订糖尿病控制目标，激发患者对家庭和社会的责任感，鼓励自强，正确认识和对待疾病，争取糖尿病长期综合达标。

3. 参与集体活动　定期组织患者集体学习糖尿病的知识或座谈，以达到相互学习、相互启发、相互鼓励，提高糖尿病治疗的依从性。同时，也可以让患者参加集体娱乐活动，充实生活。

4. 建立社会支持体系　良好的家庭社会支持不仅为糖尿病患者提供有效的心理支持，使患者的情绪稳定，而且，家人及朋友的鼓励、强化和监督有利于提高患者饮食、运动、用药等依从性。加强对家庭成员或同伴对糖尿病认知的教育，引导其对患者的重视和积极支持，创造一个良好的身心休养环境。避免对患者施加压力。当患者出现紧张、焦虑或烦躁等不良情绪时，予以理解并积极疏导，必要时争取患者工作单位领导和同事的支持。

（吴　浩　魏学娟）

思 考 题

1. 2 型糖尿病的主要危险因素有哪些？
2. 简要阐明糖尿病的三级预防内容。
3. 作为全科医生如何对 2 型糖尿病进行长期的指导和管理？
4. 糖尿病治疗的首要措施是什么？在临床实践中，如何指导患者？

第十章 心、脑血管疾病的全科医学处理

第一节 全科医疗中常见的心、脑血管疾病

全科医疗常见的心、脑血管疾病包括高血压、冠状动脉粥样硬化性心脏病（简称冠心病）（稳定型心绞痛、不稳定型心绞痛、急性心肌梗死等）、充血性心力衰竭、短暂性脑缺血发作、脑梗死（动脉粥样硬化性血栓性脑梗死、脑栓塞、腔隙性脑梗死、脑分水岭梗死）、脑出血和蛛网膜下腔出血等。随着我国心、脑血管疾病的危险因素持续增长，心、脑血管疾病已占总死亡原因的首位，疾病负担日益加重，成为我国重要的公共卫生问题，加强防治工作刻不容缓。

一、心、脑血管疾病流行情况

（一）心、脑血管疾病流行病学简介

1. 心、脑血管疾病流行病学研究的内容　传统的流行病调查主要是研究疾病的时间分布、地区分布和人群分布，即所谓的"三间分布"。近年来，随着相关疾病的三级预防及其致残和社会经济负担等研究的纳入，心、脑血管疾病流行病学研究内容更加丰富。

2. 心、脑血管疾病发病概况　总体上看，我国人群心、脑血管病（心脏病、脑卒中）的患病率处于持续上升阶段。目前估计全国有2.3亿人罹患心、脑血管疾病，其中高血压至少2.0亿、心肌梗死200万人、脑卒中至少700万人。每5位成年人中有1人患心、脑血管病。2008年我国调查数字显示：①缺血性心脏病患病率城市、农村分别为15.9‰和4.8‰，城乡合计7.7‰，比2003年有较大幅度升高；②脑血管病患病率城市、农村分别为13.6‰和8.3‰，城乡合计9.7‰。

（二）心、脑血管疾病的流行病学特点

1. 时间分布　脑卒中一年四季均可发病，但寒冷季节发病率高，发病高峰时间是上午与中午临近的一段时间。冠心病在冬季（12月到次年2月）较为频发，1月为发病高峰。

2. 地区分布　我国高血压患病率从南方到北方呈递增趋势。中国北方冠心病发病率同样明显高于南方。除西藏自治区外，脑血管病发病呈"北高南低、东高西低"的发展趋势。同一地区，心、脑血管疾病的发病率城市高于农村。

3. 人群分布　高血压患病率随年龄增长而增加，更年期前女性患病率略低于男性，但更年期后迅速升高，甚至高于男性。冠心病患者在50岁以前，男性患病率高于女性，60岁以后，两者患病率大体相等。随年龄的增加，脑卒中患者的发病率和死亡率都增高，年龄每增加5岁，脑卒中患者的死亡率接近增加1倍。脑卒中患者的性别比例是男性稍多于女性，但这种差异没有统计学意义。

（三）心、脑血管疾病发病率的相互影响

1. 各种类型的心脏病都与脑卒中密切相关　心、脑血管疾病共同的危险因素使冠心病、脑卒中的发病率相互影响。美国明尼苏达州的一项前瞻性研究结果表明，无论在何种血压水

平，有心脏病的人发生脑卒中的危险都要比无心脏病者高2倍以上。对缺血性卒中而言，高血压性心脏病和冠心病者其相对危险度（暴露组的危险度与对照组的危险度之比）均为2.2。在老年患者中，缺血性卒中和冠心病常合并存在，32%的冠心病患者合并卒中，56%的卒中患者合并冠心病。

2. 心房纤颤是脑卒中的一个非常重要的危险因素　有心房纤颤者发生卒中的危险性增加5倍。有国外研究显示：应用华法林治疗可使血栓栓塞性卒中发生的相对危险减少68%。

3. 医学界已提出要将脑卒中视为冠心病的"等危症"　大血管动脉粥样硬化性脑卒中与冠心病拥有共同的病理生理学机制。有证据表明，缺血性脑卒中患者是致死性或非致死性心肌梗死或猝死的高危患者，其10年冠心病绝对风险≥20%。

二、常见心、脑血管疾病的危险因素、危害和照顾需求

（一）心、脑血管疾病的危险因素

心、脑血管疾病的危险因素包括可改变危险因素和不可改变危险因素。后者虽然对预防疾病没有作用，但是对更早发现疾病和更早预判患病风险有意义。了解心、脑血管疾病的危险因素，对于专科医师来说主要是起到辅助诊断的意义，而全科医师应更加关注危险因素，更早干预生活方式，尽可能避免或延缓心、脑血管疾病的发生。

1. 高血压的主要危险因素

（1）不可改变的危险因素：①年龄：无论男性还是女性，随着年龄的增长，患病率增高；②性别：45岁前高血压患病风险男性高于女性，45岁后女性高于男性；③家族史：有高血压家族病史的患病风险是没有家族病史的2倍。

（2）可改变的危险因素：

1）高钠、低钾膳食：高钠、低钾膳食是我国大多数高血压患者发病主要的危险因素之一。在盐与血压的国际协作研究（INTERMAP）中，我国人群24小时尿钠/钾比值（反映膳食钠/钾比例）在6以上，而西方人群仅为2～3。

2）超重和肥胖：BMI大于等于$24kg/m^2$者发生高血压的风险是体重正常者的3～4倍。腰围男性≥90cm或女性≥85cm，发生高血压的风险是腰围正常者的4倍以上。

3）大量饮酒：虽然少量饮酒后短时间内血压会有所下降，但过量饮酒是高血压发病的危险因素。人群高血压患病率随饮酒量增加而升高。

4）精神紧张：长期精神过度紧张也是高血压发病的危险因素。

5）血脂异常：血脂异常患者高血压发病率均高于正常者。

6）缺乏体力活动等其他危险因素。

2. 冠心病、脑卒中的危险因素

（1）高血压：任何类型（收缩期的或舒张期的）、任何程度、任何年龄和性别的高血压都是冠心病和脑卒中的最主要危险因素。需要注意的是，血压水平正常偏高时（SBP 120～139mmHg和（或）DBP 80～89mmHg），冠心病、脑卒中的发病率已显著上升。

（2）吸烟：吸烟者冠心病的发病率和病死率比不吸烟者增高2～6倍。吸烟量大的男性患者，发生脑卒中的危险性为非吸烟者的3倍，且与每日吸烟的支数成正比。

（3）血脂异常：我国资料表明血脂异常不仅增加冠心病发病危险，也增加缺血性脑卒中发病危险。近年认为载脂蛋白A的降低和载脂蛋白B的增高也是独立的致病因素。

（4）糖尿病：糖尿病是发生冠心病、脑卒中的一个独立危险因素，已列为冠心病等危症。糖尿病患者中冠心病发病率升高，发生脑卒中的危险性比血糖正常者高出近2倍。

（5）肥胖：肥胖在心血管病发生中具有独立的作用。腹型肥胖与脑卒中发病率有关。

（6）代谢综合征：中国人群研究表明，有代谢综合征者发生心血管事件的风险比无代谢综

合征者显著增多。国内外研究均显示代谢综合征患者脑卒中发病率增高。

(7) 其他因素：遗传因素、体力活动不足、长期精神紧张、易激动、致动脉粥样硬化性饮食等都是影响因素。

(二) 心、脑血管疾病的危害

1. 死亡率增高

1) 国际数据：2010年，缺血性心脏病和卒中共导致全球1290万人死亡，占全球死亡的24.4%。也就是说，2010年全球每死亡4个人，就有1个人死于心、脑血管疾病，而1990年这一数据是5：1。

2) 国内数据：近30年来，心、脑血管疾病始终是我国城乡居民首位死因，在中国人总死亡中约占40%。2009年数据显示：①我国居民冠心病死亡粗率城市94.9/10万，农村71.3/10万。②居民脑卒中死亡粗率城市126.3/10万。农村152.1/10万。估算我国2009年死于脑血管病的城镇居民为84万人，农村居民85万人。总体上看农村地区脑血管病死亡粗率高于城市地区，城市、农村地区的男性均高于女性。

2. 医疗开支不堪重负　高血压、脑卒中、心肌梗死、心力衰竭等心、脑血管疾病不仅致残、致死率高，而且严重消耗医疗和社会资源，给家庭和社会造成沉重负担。

(1) 发病患者数增加导致的经济负担：《中国高血压防治指南》(2005年修订版)中指出：心、脑血管疾病每年直接医疗费和间接耗费达人民币3000亿元。2010年中国100张床位以上医院心血管药品总购药额占全部药品的12.36%（386.74亿元/3127.96亿元）。考虑到我国高血压治疗率不足，相信随着发现更多的病例和治疗率的上升，高血压等心血管病治疗的费用会进一步增加。

(2) 住院人数增多导致的经济负担：1980—2010年间，中国心、脑血管疾病患者出院人数年均增长9.54%，而同期总住院人次数年均增长仅为6.00%，两者的差异说明心、脑血管疾病住院病例数增加迅速。2010年急性心肌梗死住院总费用42.87亿、颅内出血为123.51亿、脑梗死为227.47亿。扣除物价因素，2004年以来上述疾病住院总费用年均增长33.14%、24.01%和33.10%。

(3) 个人和家庭的经济负担：即使是有各种医疗费用支持（公费医疗、医疗保险或新型农村合作医疗）的患者，个人的经济负担仍然不小。对于无费用支持的患者和家庭，有时会出现因为费用问题不愿健康体检或接受规范治疗的情况。

3. 工作生活能力下降　心、脑血管疾病具有致残率高、并发症多的特点。幸存下来的部分患者不同程度丧失劳动能力或生活不能完全自理，导致患者工作能力下降，收入减少。家庭成员为照顾患者同样需要付出更多的时间和精力。

4. 心理负担　心理问题与心、脑血管疾病相互影响。目前已有证据表明，包括抑郁和焦虑在内的精神心理问题对心脏有负面的影响。心血管病患者常伴发紧张、焦虑、惊恐、悲伤和抑郁等精神心理问题，而这些精神心理问题又会进一步增加心血管事件的发病率和病死率。例如，脑卒中造成的躯体功能丧失是突发的，患者在急性期易发生严重的焦虑和慌乱；所有患者对治疗寄予希望，但多数患者可能出现不同程度的肢体瘫痪和语言障碍，易导致抑郁情绪；一部分急性心肌梗死的患者在发病初期，由于对本病紧张或恐惧致心率增快，加上休息和睡眠不好，容易诱发心律失常；而另一部分患者在胸痛缓解后不够配合或擅自早期活动，容易导致心力衰竭、心脏破裂等。值得注意的是我国心、脑血管疾病患者的心理问题检出率和治疗率不容乐观。

(三) 心、脑血管疾病的照顾需求

1. 可及性照顾需求　可及性照顾的需求不仅仅是到医疗机构就诊的便捷性和就诊时无需等候。对大部分患者来说，他们愿意和全科医师成为"朋友式的医患关系"，因为全科医师是社区居民最具"可及性"健康照顾者。能否建立这种双方都希望的关系，取决于全科医师在健康维护和疾病治疗方面的可信性和实效性。患者可能希望一个简单的电话就可以解决心、脑血管疾病的饮食指导；也可能希望全科医师可以对患者的其他家庭成员进行健康教育；也可能希望在遇到心、脑血管疾病急性发作时能够得到医生的快速帮助；也可能希望即使经常看病的全科医生不在时仍能得到全天候的医疗保障。

2. 连续性照顾需求

（1）时间的连续性：心血管疾病患者对连续性服务的需求很高，一方面是这些疾病都是需要终生治疗的，另一方面是全科医师作为了解病情的医务人员可以在患者突发疾患的情况下给予紧急的处置和转诊。这就要求全科医师在患者病情平稳时收集个性、性格、健康知识水平、遵医行为等资料，不断规范患者的生活方式、调整治疗方案，积极控制危险因素，预防冠心病、脑卒中的发生或复发，并在患者急性发作时立即做出准确的判断和初步处理。

（2）地域的连续性：无论患者在什么地方，全科医生有责任为他的患者提供照顾。

1）出诊服务：虽然家庭出诊效率很低（在同样的时间内只能看一个患者，在诊所里可以看很多患者），并且心、脑血管疾病的治疗对化验检查依赖性较大，但是全科医生可以在患者确实不便就诊、可能发生危险不宜搬动以及考虑到家庭环境对疾病治疗起负面作用需要入户评估和健康教育时提供出诊服务。

2）健康档案随患者迁移：当患者居住地改变时，患者的需求就是及时地将健康档案和诊疗记录转给新的全科医师，保证疾病治疗的连续性。

（3）医师的连续性需求：包括全科医师在内的任何一名医师都不可能解决心、脑血管疾病患者的全部问题。当患者出现严重疾患和需要更高层次检查时，全科医师更适合扮演一名值得信赖的、提供全面的咨询和转诊服务的健康照顾者的角色。

（4）家庭照顾的连续性需求：心、脑血管疾病患者不只是需要全科医师照顾自身的健康，同样需要照顾家人的健康，全科医师应尽量满足这种需要。其一是心、脑血管疾病非常容易在家庭成员内高发，将家庭作为一个整体对其照顾，就比较容易起到干预和预防家庭其他成员发病的作用；其二是家庭其他成员在获得预防心、脑血管疾病知识后有助于改善患者的生活习惯和遵医行为。

3. 综合性照顾的需求　心、脑血管疾病患者既需要全科医师提供相关疾病的预防和治疗，也需要治疗如膝关节痛、呼吸困难等其他疾病和获得心理照顾。这就要求全科医师掌握与患者接触和交流的技巧、具备处理常见疾病或健康问题的能力、具备识别不常见疾病和准确转诊的能力等。

4. 协调性照顾需求　心、脑血管疾病的高致残、高致死性的特点导致患者常常要求全科医师为其协调转诊到心、脑血管专业医生处就诊，这就需要全科医师能够判断转诊的时机和条件，协调转会诊医生或医疗机构。转会诊前，全科医师应将患者健康资料通过适当的途径传递给接受转诊的医生或医院。

每一名患者的照顾需求是不同的，这与其疾病的严重程度、对疾病的认识程度有关，所以全科医师应该对患者的需求进行调查和评估。需要注意的是，全科医师在满足患者合理需求的同时应力求引导符合患者长远利益的需求。例如，当一名患者不认为吸烟有害时，全科医师就应启发和引导患者戒烟指导的需求。

第二节　全科医生在心、脑血管疾病预防中的作用

心、脑血管疾病需要通过三级预防来实现防病的作用。一级预防在是疾病尚未发生时针对致病因素（或危险因素）所采取的预防措施。二级预防是为阻止或延缓疾病的发展而采取的措施，强调早发现、早诊断和早治疗（三早）。三级预防是为了减少疾病复发和减少致死、致残

疾病的发生。在一、二、三级预防中，相同的治疗方法对于不同心、脑血管疾病，起到的预防作用是不同的。例如限盐对于高血压高危患者来说是一级预防，而对于慢性心力衰竭患者来说是三级预防（防止心力衰竭发作）；再如降压治疗对高血压患者来说是三级预防，但对于冠心病高危患者来说就是一级预防；通过门诊筛查早发现、早诊断和早治疗高血压属于高血压的二级预防，但其对于脑卒中来说就是一级预防。

一、对患者的预防服务

（一）进行疾病危险分层分析

疾病危险分层（即一段时间内，通常为10年，某人发生某类心血管事件的可能性）是患者治疗的基础。分层结果对采取何种药物治疗，采取怎样的安全的运动疗法，明确健康教育的重点项目等问题至关重要。

心血管病的危险程度取决于个体同时具有的危险因素的数目和程度。现在心血管疾病危险分层主要有两种方法：一种是采用分类变量得到的半定量分层方法，即分为低危、中危、高危或极高危，是全科医师常用的方法；另一种是根据前瞻队列研究结果，采用连续变量得出的危险评估模型来估算心血管发病或死亡危险概率。

（二）积极治疗相关疾病

积极治疗高血压、高脂血症、糖尿病等疾病是减少心、脑血管疾病的重要手段；对于冠心病和缺血性脑卒中患者长期使用小剂量阿司匹林等抗血小板药物可减少复发；服用β受体阻滞剂能明显减低高血压、冠心病患者的心律失常和猝死发生率，同时兼有减轻症状及改善缺血和改善预后（降低死亡率、预防再梗死）两方面的作用；对于有冠心病或冠心病等危症者应将LDL-C降至100mg/dl（2.59mmol/L）以下，甚至更低。

（三）缓解心理压力

紧张和压力累积到一定程度就会增加心、脑血管疾病的发生，所以全科医师应关注个体心理健康，减少职业性紧张等心理压力。

（四）健康教育

患者教育原则是反馈、强化、个体化、易行、相关性及利用多方面教育渠道。患者教育的内容包括：

1. 通过限制热量摄入和增加热量消耗来实现控制体重　前者应遵循食用低脂、低胆固醇膳食并限制酒、蔗糖及含糖食物摄入的原则，而后者主要靠规律的运动。

2. 减少膳食脂肪、增加蛋白质摄入量　脂肪摄入量不超过总热量的30%，其中动物性脂肪不超过10%，每日摄入胆固醇不超过300mg。如血清胆固醇、三酰甘油等升高，应食用低胆固醇、低动物性脂肪食物。提倡以鱼肉、鸡肉、各种瘦肉、豆制品等低脂、低胆固醇食物替代肥肉、肝等内脏和牡蛎、墨鱼、蛋黄、奶油及其制成品。全科医师应告知社区居民瘦肉同样含有脂肪，每日进食应按照"膳食宝塔"进行种类分配。

3. 限钠补钾　成人每人每日食盐摄入量不超过5g。最佳补钾方案是补充新鲜水果、蔬菜。

4. 鼓励运动　鼓励并指导患者参加一定的体力劳动和体育运动。

5. 戒烟、限酒　反复宣传吸烟的害处，鼓励吸烟者戒烟并给予戒烟支持；推荐不饮酒或适度饮酒。

（五）就诊指导

对急性心肌梗死和急性缺血性脑卒中患者来说，早治疗的意义在于发病后及早溶栓治疗能显著地防止梗死面积的扩大，改善预后。全科医师除指导病情平稳时复诊和随访的时间及注意事项外，还应使患者及其家属清楚重症疾病的先兆症状，以便出现不适时可以及时求救。这些先兆症状包括突然出现的偏身麻木或无力，或突然出现的失明、黑矇、眩晕等症状，或出现胸闷不适、气短心慌、烦躁不安等。全科医师应叮嘱患者，即使有时症状在短时间内恢复，仍应及时就医。

（六）周期性健康检查

定期测量血压、血脂、血糖，以便不断根据新的临床情况评估患者所处危险的程度，采取更有力的干预措施，使心、脑血管疾病的发生率和死亡率降低。

二、对患者家庭的预防服务

（一）发现潜在的患者

通过评估患者的家庭成员是否具有遗传因素和相同的危险因素，并进行血脂、血压、血糖和心电图等相关的检查，有助于发现新的患者或危险人群。

（二）解决家庭内的共性问题

通过以家庭为单位的健康教育和指导，降低家庭成员的危险因素，避免心、脑血管疾病的发生。例如共同的饮食习惯可能是心、脑血管疾病家庭内高发的原因之一，解决这一问题可以使全家受益。再如家庭矛盾可以增加所有家庭成员的紧张情绪，全科医师虽然不能解决大部分家庭矛盾，但至少应使家庭成员知晓心理紧张对突发心、脑血管疾病的作用。

（三）寻找"关键人物"

寻找家庭中的"关键人物"，使之成为家庭成员预防和治疗心、脑血管疾病的"照顾者"和改变不良习惯的"监督人"。例如患者配偶可以成为健康饮食的执行者，患者子女可以成为按时复诊的监督人和支持人，儿童有时在戒烟监督中可以起到成人无法起到的作用。

三、群体预防

群体预防主要是通过健康教育开展一、二级预防。群体的健康教育更多地是解决社区内与心、脑血管疾病相关的共性问题。内容主要是摒弃不良生活方式（高盐饮食、吸烟酗酒、睡眠不规律、静坐生活方式等）和养成正确生活习惯（劳逸结合、避免情绪波动、保持适当的体育锻炼、多吃蔬菜和植物油等）。需要指出的是，群体教育主要是传播健康知识和健康理念，难以做到有针对性地干预社区居民的个人行为，所以健康促进效果有限。细分健康干预人群，如高血压自我管理小组教育可以在一定程度上解决针对性差的问题，但如果实现干预目标，仍需进行个体化教育和指导。

第三节　全科医疗中高血压的诊治与管理

高血压既是发病率最高的的心、脑血管疾病又是冠心病、脑卒中等疾病的危险因素，全科医师更早地识别高血压危险因素不但有利于更早地预防高血压还对预防冠心病、脑卒中有积极意义。

一、高血压的诊断标准、分级及危险分层

（一）高血压的诊断标准

虽然动态血压监测可用于高血压的诊断评估，家庭血压监测可测量长期血压变异，避免白大衣效应，但是诊室血压目前仍是临床诊断高血压和分级的常用方法。

1. 正常血压　收缩压（SBP）<120mmHg 且舒张压（DBP）<80mmHg。
2. 正常高值　SBP 120~139mmHg 和 DBP 80~89mmHg。
3. 高血压　在未使用降压药物的情况下，非同日 3 次测量血压：①SBP≥140mmHg 和

（或）DBP≥90mmHg；②SBP≥140mmHg 且 DBP＜90mmHg 为单纯性收缩期高血压；③患者既往曾诊断高血压，目前正在使用降压药物，即便血压虽然低于诊断标准，也诊断为高血压。

（二）高血压的分级

根据血压升高水平，高血压分为三级：①1级高血压：SBP 140～159mmHg 和（或）DBP 90～99mmHg；②2级高血压：SBP 160～179mmHg 和（或）DBP 100～109mmHg；③3级高血压：SBP≥180mmHg 和（或）DBP≥110mmHg。当收缩压和舒张压分属于不同级别时，以较高的分级为准。

（三）高血压的评估和危险分层

高血压的危险分层是高血压患者发生脑卒中、心肌梗死等严重心、脑血管事件可能性的评估和预测。全科医师据此进而确定启动降压治疗的时机，优化的降压方案，确立合适的血压控制目标，实施危险因素的综合管理。

1. 评估依据

(1) 心血管疾病危险因素：①血压水平（分级）；②年龄：男性＞55岁；女性＞65岁；③吸烟；④糖调节受损（包括空腹血糖受损和（或）糖耐量减低）；⑤血脂异常；⑥早发心血管病家族史（一级亲属发病年龄＜50岁）；⑦腹型肥胖或肥胖；⑧血同型半胱氨酸升高＞10μmol/L。

(2) 靶器官损害：①左心室肥厚；②颈动脉超声颈动脉内膜中层增厚或动脉粥样斑块；③估算的肾小球滤过率降低或血清肌酐轻度升高；④微量白蛋白尿：30～300mg/24h 或白蛋白/肌酐比≥30mg/g。

(3) 伴临床疾患：①脑血管病（脑出血、缺血性脑卒中、短暂性脑缺血发作）；②心脏疾病（心肌梗死史、心绞痛、冠状动脉血运重建、充血性心力衰竭）；③肾疾病（糖尿病肾病、肾功能受损、血肌酐男性＞133mmol/L 或女性＞124mmol/L、蛋白尿大于300mg/24h）；④外周血管疾病（视网膜病变，含出血或渗出以及视乳头水肿）；⑤糖尿病（心、脑血管疾病等危症）。

2. 评估方法　高血压患者心血管风险水平分层的依据是"高血压分级"和"其他危险因素和病史"。

(1) 低危：1级高血压且不存在其他危险因素和病史。

(2) 中危：①1级高血压且存在1～2个其他危险因素；②2级高血压不存在和（或）存在1～2个其他危险因素。

(3) 高危：①1级或2级高血压且存在≥3个其他危险因素或任一靶器官损害；②3级高血压且无任何危险因素、靶器官损害和临床并发症。

(4) 极高危：①任何级别高血压合并临床并发症或糖尿病；②3级高血压且存在任一危险因素或靶器官损害。

二、高血压的治疗原则

（一）主要目的

进行综合干预，降低可改变血管危险因素，最大程度地降低心、脑血管并发症发生和死亡的总体危险。

（二）平稳降压

非药物和药物结合，坚持长期平稳有效地控制血压，采用个体化治疗，大多数患者需长期，甚至终身坚持治疗。

（三）依据危险分层决定治疗策略

无论何种危险程度，治疗都应该建立在非药物治疗的基础之上。极高危患者和高危患者立即开始降压治疗并对危险因素和临床情况进行综合治疗；观察中危患者（数周）和低危患者（数月）的血压及其他危险因素，决定是否以及何时开始药物治疗。

(四)个性化降压目标

应尽可能实现降压达标。①一般高血压患者应降至140/90mmHg以下;②65岁及以上老年人控制在150mmHg以下,如能耐受还可进一步降低;③伴有肾疾病、糖尿病或病情稳定的冠心病的高血压患者控制在130/80mmHg以下;④急性期的冠心病或脑卒中患者,应按照相关指南进行血压管理。值得注意的是舒张压低于60mmHg的冠心病患者,应在密切监测血压的情况下逐步达标。

三、高血压的转诊服务

(一)转出(指由社区服务机构转至综合医院)

1. 初诊高血压转出指征

(1) 怀疑继发性高血压的患者:继发性高血压在高血压人群中约占5%~10%。常见病因为肾实质性、内分泌性、肾血管性高血压和睡眠呼吸暂停综合征。精神心理问题也可引发的高血压。

(2) 出现合并临床情况:已经出现冠心病、脑卒中、肾疾病、外周血管疾病、视网膜病变等严重的临床情况或靶器官的损害。

(3) 特殊人群:例如年龄小于30岁且血压水平达3级,妊娠和哺乳期妇女。

(4) 考虑有"白大衣高血压"的可能,需行动态血压监测者。

2. 随诊高血压转出指征

(1) 治疗困难:例如按治疗方案用药2~3个月,血压控制不达标;血压控制平稳的患者,再度出现血压升高并难以控制者;血压波动较大,临床处理有困难者。

(2) 出现新的临床情况:例如发现新的严重临床情况或靶器官损害。

(3) 患者服降压药后出现不能解释或难以处理的不良反应或合并症。

(二)转入(指由综合医院转至社区卫生服务机构)

对于高血压的诊断已明确、治疗方案已确定、血压及伴随临床情况已控制稳定的患者可以转回全科医师处理。

四、高血压患者自我管理与长期指导

(一)高血压患者自我管理

患者是高血压自我管理的主体,对控制血压的成败至关重要。高血压患者应做好以下工作:

1. 遵医嘱治疗 遵医嘱服药,按时随访,及时得到医师指导。

2. 自我监测 自我监测血压并记录血压值。

3. 自我观察病情 熟悉需要及时就诊的情况。

4. 限盐 每日食盐量逐步降至5g。尽可能用量具(如盐勺)称量,尽量避免使用其他含盐(腌制、卤制、泡制)食品和调味品(酱、酱油等)。

5. 规律运动 适用于没有严重心血管病的患者。每周3~5次;每次持续30分钟左右。运动的形式可以选择步行、快走、慢跑、游泳、气功、太极拳等。应注意量力而行,循序渐进。

6. 合理膳食 ①摄入食用油(包括植物油)小于25g/d;②不吃或少吃肥肉和动物内脏;③其他动物性食品也不应超过50~100g/d;④多吃蔬菜,每日400~500g;水果100g;⑤每周可吃蛋类5个;⑥适量摄入豆制品或鱼类,奶类每日250g。

7. 控制体重 BMI<24;腰围:男性<90cm;女性<85cm。首先要控制食物总摄入量,其次要增加足够的活动量。

8. **彻底戒烟** 并避免被动吸烟。

9. **限制饮酒** 高血压患者不提倡饮酒。如暂时不能戒酒，每天白酒<1两、葡萄酒<2两、啤酒<5两（不重复计算）。

10. **减轻精神压力** 保持心理平衡，必要时寻求专业心理辅导或治疗。

(二) 高血压患者的长期指导

全科医生应通过长期的连续随访做好以下工作：

1. 对患者及家属进行高血压的一般常识的宣教，提高患者自我管理的积极性的能力。
2. 要使患者与医生合作，坚持治疗，定期随访，承担起自我管理的主要任务。
3. 监测血压方法指导及评估患者是否准确掌握，评价降压效果。
4. 评价非药物治疗落实程度和安全性，例如运动的强度是否达标和评估运动的安全性。
5. 评价药物不良反应，根据实际情况修改治疗方案。
6. 评价危险因素干预效果，例如追踪戒烟的效果和不能戒烟的困难。

第四节 全科医疗中稳定型心绞痛的诊治与管理

冠状动脉粥样硬化性心脏病简称冠心病，是由于冠状动脉粥样硬化使血管狭窄或因冠状动脉功能性改变（痉挛）导致心肌缺血、缺氧或坏死而引起的心脏病。临床分型主要分为慢性冠心病（包括慢性稳定型心绞痛、无症状性心肌缺血、冠状动脉正常心绞痛及缺血性心肌病）和急性冠状动脉综合征（不稳定型心绞痛、非ST段抬高型心肌梗死和ST段抬高型心肌梗死的总称）。稳定型心绞痛是冠心病中需要全科医师处理最多的类型，本节重点介绍。

一、稳定型心绞痛的定义、分级及诊断原则

(一) 定义

稳定型心绞痛是指心绞痛发作的程度、频度、性质及诱发因素在数周内无显著变化。

(二) 心绞痛严重度的分级

根据加拿大心血管病学会（CCS）分级分为四级：

1. **Ⅰ级** 一般体力活动（如步行和登楼）不受限，仅在强、快或持续用力时发生心绞痛。
2. **Ⅱ级** 一般体力活动轻度受限。快步行走、饭后行走、寒冷或风中行走、精神应激或醒后数小时内发作心绞痛。一般情况下平地步行200米以上或登楼一层以上受限。
3. **Ⅲ级** 一般体力活动明显受限，一般速度平地步行200米，或登一层楼梯时引起心绞痛。
4. **Ⅳ级** 轻微活动或休息时即可发生心绞痛。

(三) 诊断原则

1. **依靠症状做出初步诊断** 患者出现典型心绞痛的发作特点，结合存在冠心病危险因素即可做出初步诊断。
2. **确定诊断的条件** 如果发现发作时心电图改变、放射性核素心肌显像缺血表现等心肌缺血的客观依据即可明确诊断。包括多层螺旋CT造影和冠状动脉造影等影像学检查不但可以明确诊断，还有助于明确冠状动脉病变的严重程度、范围，对决定进一步治疗方案有意义。
3. **鉴别诊断** 在做出稳定型心绞痛诊断之前必须进行严格的鉴别诊断，尤其要避免漏诊急性冠状动脉综合征。鉴别诊断包括：①急性冠状动脉综合征的疼痛剧烈、持续时间长，结合心电图（ST段改变及异常Q波）和实验室检查可鉴别。②胸主动脉夹层往往表现为突发的、

剧烈的、胸背部、撕裂样疼痛。严重的可以出现心衰、晕厥，甚至突然死亡；多数患者同时伴有难以控制的高血压，需CT鉴别。③肺栓塞可表现为突然呼吸困难、濒死感、发绀、右心衰竭，也可以表现为突然呼吸困难伴胸痛或咯血，查体可见胸膜摩擦音或胸腔积液，需放射性核素显像灌注扫描、胸部螺旋CT或磁共振检查、肺动脉造影进行鉴别。④张力性气胸患者通常出现突发而剧烈的胸痛，呼吸困难，疼痛可放至同侧肩部。查体可发现患侧肺叩诊鼓音，语颤减弱或消失，患侧运动减弱，纵隔向对侧移位，胸部X线即可鉴别。⑤肋间神经痛和肋软骨炎的疼痛常累及1~2个肋间，多为持续性刺痛或灼痛，沿神经走行处有压痛。⑥心脏神经症的患者常诉胸痛部位多在左胸乳房下心尖部附近，或经常变动，含用硝酸甘油无效或在十多分钟后才"见效"，常伴有心悸、疲乏、头晕、失眠及其他神经症的症状。⑦不典型疼痛还需与反流性食管炎等食管疾病、膈疝、消化性溃疡、肠道疾病、颈椎病等相鉴别。

二、稳定型心绞痛的早期发现与治疗

（一）稳定型心绞痛的早期发现

由于稳定型心绞痛发作时间短，相当一部分患者在发作后并未就诊。这就要求全科医师对具备冠心病危险因素的患者追问是否曾有心绞痛症状。

1. 心绞痛症状

（1）部位：心绞痛主要发生在胸骨体中段或上段之后，可波及心前区，甚至横贯前胸，有手掌大小范围，界限不很清楚。常放射至左肩、左后背、左臂内侧达无名指和小指，或至颈、咽或下颌部；临床常见疼痛部位不典型的心绞痛患者，这些患者常以"胃痛"或"季肋部不适"就诊，所以有医生提出"颌面以下，脐以上的所有疼痛均需排除心绞痛"的工作思路，这对预防心绞痛漏诊很有帮助。

（2）胸痛性质：常为压迫、发闷或紧缩性，也可有烧灼感、奔跑后心跳不适，但不像针刺或刀扎样锐性痛，偶伴濒死的恐惧感觉。发作时，患者往往被迫停止正在进行的活动，直至症状缓解。

（3）诱发因素：发作常由体力劳动或情绪激动（如愤怒、焦急、过度兴奋等）所诱发，疼痛多发生于劳力或激动的当时，而不是在劳累之后发作。饱食、寒冷、吸烟、心动过速、休克等亦可诱发。

（4）持续时间：疼痛出现后常逐步加重，达到一定程度后持续一段时间，然后逐渐消失，心绞痛一般持续数分钟至十余分钟，很少超过半小时。

（5）缓解因素：停止原来活动或舌下含用硝酸甘油可在几分钟内缓解。

2. 心绞痛体征　正在发病的患者可能有心率增快、血压升高、表情焦虑、皮肤冷或出汗，有时出现第四或第三心音奔马律。

3. 心电图检查　心电图检查是发现心肌缺血、诊断心绞痛最常用的检查方法。无论正在发生心绞痛的患者，还是既往有可疑心绞痛症状的患者甚至有冠心病危险因素的患者，心电图检查都是必要的。

（1）未发作时心电图：约半数心绞痛患者静息时心电图在正常范围，也可能有陈旧性心肌梗死的改变或非特异性改变，如ST段和T波异常、心律失常等。

（2）发作时心电图：心电图可出现ST段压低，见于大多数心肌缺血发作，缓解后恢复；少数患者ST段一过性抬高；平时T波持续倒置的患者，发作时可能变为直立，即"假性正常化"。

（3）动态分析心电图：心电图的ST段、T波的动态改变更有意义。任何一次正在发作的心绞痛都不能排除心梗发作，所以必要时患者应在第一次心电图检查后30分钟内复查心电图。病情平稳的患者应在就诊时携带既往心电图。

（二）稳定型心绞痛的社区治疗

稳定型心绞痛的社区治疗目标是降低危险因素，减少复发，避免急性冠状动脉综合征的发生。

1. 一般性治疗和危险因素控制

（1）生活方式改变：运动、减轻体重、戒烟、合理膳食。全科医师对初步考虑稳定型心绞痛诊断的患者也应该立即开始进行生活方式干预，因为无论是戒烟还是合理膳食对任何人都是有益的，但是否启动运动疗法需格外谨慎。

（2）控制血压、血糖和血脂（特别是 LDL-C）等冠心病危险因素。

2. 药物治疗

（1）急性发作时：①立刻休息，停止活动；②舌下含服或喷雾用硝酸甘油，也可在运动前数分钟使用，以减少或避免心绞痛发作。

（2）缓解期的治疗：

1）阿司匹林：所有没有禁忌证的稳定型心绞痛患者都应该服用阿司匹林，剂量 75～150mg/d，不能耐受阿司匹林者改用氯吡格雷，剂量为 75mg/d；此外，目前主张支架植入后与阿司匹林合用 1 年半，应注意两药合用期间出血风险。

2）β 受体阻滞剂：无禁忌证时 β 受体阻滞剂作为稳定型心绞痛的初始治疗，有心肌梗死、左心室收缩功能异常或心力衰竭病史的患者应长期服用。宜使用选择性 β 受体阻滞剂。使用时剂量应个体化，从较小剂量开始，逐级增加，以能缓解症状且安静状态下心率不低于 50 次/分为宜。

3）调脂治疗：他汀类药物可有效降低 LDL-C。冠心病患者 LDL-C 的目标值应＜2.59mmol/L（100mg/dl），对于极高危患者［冠心病合并糖尿病或急性冠状动脉综合征患者的治疗目标为 LDL-C＜2.07mmol/L（80mg/dl）］。用药期间注意监测药物的安全性，监测转氨酶及肌酸激酶等生化指标；

4）硝酸酯制剂可减轻心肌缺血和改善症状，分为短效（硝酸甘油片）和长效制剂（单硝酸异山梨酯）。症状发作频繁时可选用短效制剂，但长期使用易产生耐药性，稳定患者可选用长效制剂。

5）所有冠心病合并高血压、糖尿病、心力衰竭或左心室收缩功能不全的高危患者均应使用 ACEI 或 ARB。

三、稳定型心绞痛的转诊服务

稳定型心绞痛可以发展为急性冠状动脉综合征，所以达到下列转诊条件之一的患者，应及时转到综合医院专科治疗。

（一）首次发生心绞痛

只有那些心绞痛发作的程度、频度、性质及诱发因素在数周内无显著变化的患者才能诊断稳定型心绞痛，所以首次发生的心绞痛患者均应转至上级医院进行超声心动图等检查，并在必要时行冠状动脉造影检查。

（二）病情出现变化

1. 症状变化　稳定型心绞痛出现发作频率增加，胸痛加重，持续时间延长，或伴发严重并发症时，提示患者可能出现急性冠状动脉综合征。全科医师在维持患者生命体征稳定的同时及时将患者转诊。

2. 心电图变化　心电图 ST-T 有动态异常改变或出现左、右束支传导阻滞，提示心肌缺血引起心脏传导系统改变，有发生严重心律失常的可能。

3. 出现新的其他心血管疾病　如首次发现陈旧性心肌梗死、急性冠状动脉综合征、有新近发生的心力衰竭等。

(三)需要进一步检查或需要调整治疗者

1. 需要调整抗血小板药物时、降脂难以达标时或需要进行运动试验、超声心动图或冠状动脉造影等检查时,应及时转诊患者。

2. 观察和询问出血倾向　长时间服用阿司匹林或氯吡格雷患者出现牙龈出血等情况时应及时转诊至上级医院检测凝血机制。

四、稳定型心绞痛患者的家庭及社区康复

(一)心脏康复的目的

心脏康复是所有心脏病患者治疗的一个重要部分,稳定型心绞痛、各种原因导致的慢性心力衰竭等心血管病患者均可以从心脏康复项目中获益。心脏康复不仅仅是训练因心血管疾病致残的患者去适应环境,而且要使他们能最大程度地恢复发病前的生活和工作。

(二)心脏康复的安全性评估

心血管疾病的康复治疗是以运动训练为核心,其安全性备受关注。全科医师在是否开始心脏康复和决定康复强度之前应采取谨慎态度,应主动请专业医师会诊,会诊内容为冠心病患者的康复安全危险分层、康复方案及注意事项。

2013年发布的《冠心病康复与二级预防中国专家共识》推荐了"冠心病患者危险分层"的方法,涉及运动和恢复期症状及心电图改变、心律失常、再血管化后并发症、心理障碍、左心室射血分数、心功能储备(METs)和血肌钙蛋白浓度等7项评价指标。低危患者的运动康复无需医学监护;中、高危患者的运动康复中仍需医学监护,应转至上级医院继续康复。

(三)心脏康复中全科医师的任务

1. 生存教育　生存教育的目的是帮助患者在家处理心脏突发问题,包括:①请患者回顾心脏病发作时的症状和先兆,以便再次出现时立即停止运动并视情况就诊;②关注胸痛或不适特征,告诉患者如何识别胸痛等不适症状是否与心脏病相关;③告诉患者如果采取有效治疗与康复,可使心脏事件再发可能性减小。

2. 突发情况的紧急处理步骤　①停止正在从事的任何事情;②马上坐下或躺下;③如果症状1~2分钟后没有缓解,立即舌下含服硝酸甘油1片(0.5mg);若3~5分钟后症状不缓解或加重,再舌下含服1片;必要时5分钟后再含服1片;如果经上述处理症状仍不缓解或不备有硝酸甘油应马上呼叫急救电话,就近就医。

3. 协助执行康复方案　专科医师根据患者的评估及危险分层,给予有指导的运动,其中运动处方的制订是关键。全科医师应指导督促患者严格按照运动处方开展康复治疗。需要指导的内容包括:

(1)康复前必须进行5~10分钟的准备活动,放松和伸展肌肉,提高关节活动度和心血管的适应性,预防运动诱发的心脏不良事件及预防运动性损伤。

(2)循序渐进开展有氧运动。常用有氧运动方式有行走、慢跑、骑自行车、游泳、爬楼梯,以及在器械上完成的行走、踏车、划船等,每次运动20~40分钟。建议初始从20分钟开始,根据患者运动能力逐步增加运动时间,运动频率3~5次/周,并逐步达到专科医师要求的运动强度。

(3)使患者掌握常用的监测运动强度的方法,包括心率储备法,即目标心率=(最大心率−静息心率)×运动强度%+静息心率,目标心率法(在静息心率的基础上体能差的增加20次/min,体能好的增加30次/min)和自我感知劳累程度分级法(采用Borg评分表,通常建议患者在12~16分范围内运动)。

(4)康复结束时必须进行放松运动,避免心脏负荷突然增加诱发心脏事件。放松方式可以是慢节奏有氧运动的延续或是柔韧性训练,病情越重放松运动的持续时间应越长。

(5) 使患者掌握运动停止的指标。运动中出现胸痛，有放射至臂部、颌部、耳部、背部的疼痛，头晕目眩，过度劳累，气短，出汗过多，恶心呕吐，脉搏不规则，应马上停止运动。停止运动上述症状仍持续，应寻求医生帮助。如果出现关节或肌肉不寻常疼痛，可能存在骨骼、肌肉的损伤，也应立即停止运动。

4. 其他生活指导。

(1) 能否驾车出行：一般而言，病情稳定1周后可开始尝试驾驶活动，但应避免在时间紧迫、天气恶劣、夜间、严重交通堵塞或超速等情况下驾驶。

(2) 性生活的话题：通常患者及其配偶在专科医师面前难以启齿事关患者安全的心肌梗死后性生活的问题，或许全科医生因为和患者关系密切可以与患者探讨这话题。一般情况下，建议患者出院2~4周后重新开始性生活，其中经皮冠状动脉介入治疗后患者出院后1周，冠状动脉旁路移植术后6~8周。如果患者能够在10~15秒内爬完20级楼梯未感呼吸急促、胸痛等症状，心跳与安静时相比增加不超过20~30次/min，进行性生活是安全的。如患者在性生活时出现心绞痛或其他相关不适，应及时停止并就医。同时应提醒患者硝酸甘油应成为床旁常备药。要特别提醒患者，西地那非类药物与硝酸甘油严禁同时使用，以避免严重低血压，甚至导致生命危险。

(3) 促进冠心病患者恢复工作：相当一部分青壮年心肌梗死患者心脏功能恢复后并未回归工作岗位，导致患者的社会功能明显受损，不仅影响患者生活质量，也导致社会损失青壮年劳动力。研究证明心脏功能状态并不是患者是否能够回归工作的有力预测因子。全科医师主要应根据运动负荷试验所测得的实际运动能力，指导患者回归工作。如果基层无法进行运动负荷试验，应动员患者向专科医生求助。

5. 家庭及社区康复环境建设

(1) 家庭康复是以家庭为基地进行康复的一种措施，目的是帮助患者具有适应家庭生活环境的能力，参加家庭生活和家务劳动。家庭康复是康复医疗整体服务中的一部分。全科医师应指导患者家属开展正确和安全的家庭活动，不断提高心脏功能。

(2) 社区康复是以农村乡镇或城市街道为基地，对残疾人提供康复服务。任务是建设一个有社区领导、社区团体、卫生人员、志愿人员、残疾人及其家属参加的基层康复系统。全科医师在其中扮演重要的专业角色，例如开展心脏健康方法及安全性教育，拟定康复宣传栏内容，指导健康步道（对心脏康复意义重大）建设等。

五、稳定型心绞痛患者自我管理与长期指导

(一) 稳定型心绞痛患者自我管理

1. 常规自我管理（见本章第三节高血压患者的自我管理）
2. 其他自我管理内容
(1) 自己监测心绞痛发作的情况（次数、程度、持续时间）；
(2) 自己定期监测血压、脉率和心率；
(3) 随身携带急救药物并掌握使用方法；
(4) 当心绞痛发作时，患者或家属能识别并正确自救和求助。

(二) 稳定型心绞痛的长期指导

全科医生除做好健康知识宣教、评估干预效果及药物不良反应外，对于稳定型心绞痛还应做好以下指导工作。

1. 指导患者准确监测血压、脉率和心率。
2. 教会并检查患者正确识别心绞痛发作及用药选择。

第五节 全科医疗中短暂性脑缺血发作的诊治与管理

一、短暂性脑缺血发作的定义、分类及诊断原则

(一) 定义

短暂性脑缺血发作（TIA）又称为一过性脑缺血发作，是局灶性脑或视网膜缺血所引起的一过性或短暂性的神经功能缺失发作，且没有急性脑梗死的证据。

(二) 分类

1. 颈动脉系统 TIA　突然偏身运动障碍、突然偏身感觉障碍、单眼一过性黑蒙、一过性语言障碍。

2. 椎基动脉系统 TIA　眩晕发作、平衡障碍、复视、吞咽困难、构音困难、交叉性运动和感觉障碍、跌倒发作。

(三) 诊断原则

1. 初步诊断　患者起病突然，迅速出现局灶性神经系统或视网膜功能缺损的症状和体征等，这种表现持续时间短暂，发作持续十几分钟至数十分钟，多在 1 小时内恢复（持续时间大于 1 小时，梗死灶的检出率可高达 80%）。并且患者完全恢复后不遗留神经功能缺损即可初步诊断 TIA。

2. 确定诊断　初步诊断后，需要行头颅 CT 或 MRI 检查排除其他疾病。

二、TIA 的早期发现与治疗

(一) 早期发现

与稳定型心绞痛类似，并不是所有 TIA 患者在发病时能够及时就诊。但是 TIA 是严重的、需紧急干预的卒中预警信号，越早发现对缺血性脑卒中预防意义越大。早期发现 TIA 病例的方法有：

1. 提高全科医生临床警惕性，准确识别 TIA 发作患者。

2. 通过全面了解生活习惯和病史，确定脑血管疾病高危人群，嘱咐这些人一旦出现相关症状立即就诊。

3. 通过既往症状回顾，发现可能曾经患 TIA 但未就诊的患者。

(二) TIA 患者短期发生卒中风险的分层工具

TIA 患者早期发生卒中的风险很高，因此，全科医师应对近期发作的患者进行紧急评估和治疗。国际常用的 TIA 分层工具为 ABCD 评分系统，其中 ABCD2 评分能很好地预测短期卒中的风险，不依赖大型检查设备，应用最为广泛，适合在基层医疗工作中推广。ABCD2 得分总分 0~7 分，分别为：①年龄≥60 岁（记为 1 分）；②收缩压＞140mmHg 或舒张压＞90mmHg（记为 1 分）；③症状持续时间≥60min（记为 2 分），1~59min（记为 1 分）；④临床症状中单侧无力（记为 2 分），不伴无力的言语障碍（记为 1 分）；⑤有糖尿病（记为 1 分）。

(三) 治疗原则

1. TIA 发作时的治疗原则　为预防脑卒中的发生，TIA 应根据 ABCD2 风险分层按"急症"处理。

(1) 疑似 TIA 患者如神经功能缺损症状未缓解，应遵循卒中临床路径进行诊治；如神经功能缺损症状已经缓解，应进入 ABCD2 评估流程。

(2) 使用 ABCD2 量表对患者进行卒中风险评估。如 ABCD2≤3 分，则 1 周内完成对患者

评估与考察；如 ABCD2≥4 分，则需 24 小时内完成对患者评估与考察。评估与考察内容包括：①检测生命体征，尤其注意血压和心率；②头颅 CT/MRI 成像，颈部及颅内 CT/MRI 血管成像；③心电图；④全身和神经系统检查，神经血管检查；⑤血常规，电解质，血糖，肾功能以及凝血功能；⑥颈部血管超声，经颅多普勒（TCD）。

2. TIA 患者的日常随访治疗

（1）非药物治疗：包括针对危险因素的干预、饮食、运动疗法等（见本章第三节）。

（2）抗血小板治疗：首选阿司匹林进行抗血小板聚集治疗，对阿司匹林不能耐受者可选用氯吡格雷。

（3）治疗并存疾病：积极治疗并存的包括心房颤动在内的心脏病、高血压、糖尿病、血脂异常等疾病。

三、TIA 的转诊服务

1. 全科医生对初步诊断和怀疑 TIA 发作的所有病例均应立即转诊。

2. 对 1 周内频繁发作、程度严重、症状逐渐加重或 24 小时内反复发作者应紧急处理后转诊。

四、TIA 患者自我管理与长期指导

（一）TIA 患者自我管理

1. 常规自我管理（见本章第三节高血压的自我管理）

2. 当出现可能的 TIA 时，例如出现突然偏身运动或感觉障碍、一过性黑矇或语言障碍；眩晕发作、吞咽困难时，无论是否很快恢复均应立即就诊。

（二）TIA 患者长期指导

1. 健康教育　由于 TIA 患者有发作完全恢复后不遗留神经功能缺损的特点，所以相当一部分患者缺乏自我管理的主动性。全科医师应反复开展健康教育，使患者了解反复发作的危害以及主动采取积极的预防措施的益处，促使患者采取健康的生活方式，积极治疗危险因素。宣教内容可大致归纳为三个主要方面：

（1）了解脑血管病的严重危害，使人们能够引起足够的重视，主动采取积极的预防措施。例如脑卒中的主要类型，脑卒中的危害。

（2）脑血管病发病的主要危险因素和诱发因素并知道如何预防。例如，脑卒中的危险因素，TIA 与缺血性脑卒中的密切关系。

（3）发生了脑卒中后应该如何应对。例如，脑血管病的早期症状和最佳就诊时机以及治疗原则。

2. 危险因素控制评价和指导　慢病管理的核心不是传授知识而是促进患者的行为改变。全科医师应促进患者做好以下工作：

（1）监控参加体育活动、减少脂肪摄入、控制体重、戒烟限酒、限盐等项目是否达标，不达标应予以督导。

（2）定期监测体重（计算 BMI）、心率、血压，定期复查血、尿常规、血液生化（血糖、血脂及肝肾功能），定期检查心电图、超声心动图和颈部动脉斑块及颈动脉狭窄情况。

（3）评估患者综合情况，根据存在的问题及时调整治疗方案或转诊，预约下次随诊时间。

第六节 全科医疗中脑梗死的诊治与管理

一、脑梗死的定义、分类及诊断原则

（一）脑梗死的定义

脑梗死又称缺血性脑卒中，指因脑部血液循环障碍，缺血、缺氧所致的局限性脑组织的缺血性坏死或软化。

（二）脑梗死的分类

1. 动脉粥样硬化性血栓性脑梗死　是脑梗死中最常见的类型。在脑动脉粥样硬化等原因引起的血管壁病变的基础上，管腔狭窄、闭塞或有血栓形成，造成局部脑组织因血液供应中断而发生缺血、缺氧性坏死，引起相应的神经系统症状和体征。

2. 脑栓塞　血液中的各种栓子随血流进入脑动脉而阻塞血管，引起该动脉供血区脑组织缺血性坏死，出现局灶性神经功能缺损。栓子可以来源于心脏如心房颤动、心瓣膜病、感染性心内膜炎、心肌梗死、心肌病、心脏手术、先天性心脏病等；可以来源于心脏意外的病变，如主动脉弓和颅外动脉（颈动脉和椎动脉）的动脉粥样硬化性病变斑块破裂及粥样物从裂口溢入血流。

3. 腔隙性脑梗死　大脑半球或脑干深部的小穿通动脉，在长期高血压的基础上，血管壁发生病变，导致管腔闭塞，形成小的梗死灶。常见的发病部位有壳核、尾状核、内囊、丘脑及脑桥等。

4. 脑分水岭梗死　脑内相邻动脉供血区之间的边缘带发生的脑梗死。

（三）诊断原则

全科医师一般不能明确诊断脑梗死，主要承担早期识别、现场处理、督促并指导立即转诊到上级医疗机构的任务。

二、脑梗死的早期发现与现场处理

（一）早期识别

若患者突然出现以下症状时应考虑脑梗死的可能：①一侧肢体无力或麻木；②一侧面部麻木或口角歪斜；③说话不清或理解语言困难；④双眼向一侧凝视；⑤一侧或双眼视力丧失或模糊；⑥眩晕伴呕吐；⑦既往少见的严重头痛、呕吐；⑧意识障碍或抽搐。

（二）诊断线索

脑梗死的临床特点是全科医师倾向性诊断的主要线索，包括：①多数在静态下急性起病，动态起病者可能是心源性脑梗死或出血性疾病；②部分病例在发病前可有 TIA 发作；③主要为局灶性神经功能缺损的症状和体征，如偏瘫、偏身感觉障碍、失语、共济失调等，部分患者症状可进行性加重或波动；④病情多在几小时或几天内达到高峰；⑤部分可有头痛、呕吐、昏迷等全脑症状。

（三）现场处理

脑梗死成功治疗的时间窗非常短暂（＜6 小时）。对疑似脑梗死的患者，应立即进行简要评估和急救处理并尽快送往就近有条件（能进行急诊 CT 检查，有 24 小时随诊的脑卒中专业技术人员）的医院。现场处理包括：

1. 无论患者是否昏迷，保持呼吸道通畅都十分重要。解开患者衣领，有义齿者应设法取出，必要时吸痰、清除口腔呕吐物或分泌物。

2. 处理呼吸和循环问题，维持生命体征。持续心电监护。
3. 吸氧，提高血氧饱和度。
4. 建立静脉通道。
5. 对昏迷患者评估有无低血糖，排除低血糖昏迷。
6. 不可过度降低血压，以免加重脑供血不足。
7. 全科医师一般情况下不能分辨脑梗死是出血性还是缺血性的，所以立即停用患者日常用药，特别是阿司匹林和中医活血化瘀药物，以免加重可能存在的出血性脑卒中以及干扰下一步的介入治疗。这一点与怀疑急性心肌梗死（阿司匹林300mg嚼服）时完全不同。

三、脑梗死的转诊服务

（一）转诊时机

当具有脑梗死危险因素（例如高血压、心脏病、糖尿病等）者突然出现上述表现时，无论症状轻重，均应高度怀疑脑梗死，应立即送往医院。无危险因素者突然出现意识模糊或昏迷者也要意识到脑梗死的可能性，立即送往上级医院。

（二）现场处理基础上的其他措施

1. 应迅速获取包括症状开始时间、近期患病史、既往病史和近期用药等简要病史，形成规范的病历记录，供转运医生和专科医生使用。
2. 尽可能采集血液标本以及便血常规、生化和凝血功能试验，以便能在到达上级医院时立即进行相关治疗。如果这些客观资料在转运前不能完成，可在获得数据后电话告知上级医院。

四、脑梗死患者的家庭及社区康复

脑梗死具有高发病率、高致残率的特点。多数的脑梗死患者因为残疾降低独立生活能力，康复是降低致残率最有效的方法。脑血管意外的各种类型都适合进行康复治疗。康复治疗应贯穿脑血管意外的各个时期，只是各个时期采取的康复治疗手段有所不同。

（一）康复治疗开始时间

脑梗死早期康复一直是康复领域专家推崇的理念，康复治疗开始的时间越早越好，只要患者意识清醒、生命体征稳定就可开始。一般脑梗死患者病后2~3日开始康复治疗，脑出血可稍推迟至1周左右。研究结果提示，在脑梗死后2周内开始康复（床上良肢位摆放应在发病时即开始实施）可以获得较好的康复效果。

（二）脑梗死的三级康复

脑梗死的一级康复是指患者早期在医院急诊室或神经内科的常规治疗和早期康复治疗，二级康复一般在康复中心和综合医院中的康复医学科进行。一般情况下全科医师不参与这两个时期的康复，但可以给予患者家属精神支持和遵医性指导。脑梗死的三级康复即脑梗死的社区康复，是全科医师脑梗死康复指导的重要内容。

1. 机构内康复内容

（1）运动功能障碍康复，包括：①肌力训练（增加肌肉力量）；②痉挛的防治（防治姿势异常、疼痛和关节挛缩）；③Bobath方法（抑制异常运动反应，促进正常运动模式）；④本体感觉神经肌肉促进技术（刺激本体感受器，促进神经和肌肉反应能力）；⑤强制性运动疗法（限制健侧上肢活动，强制使用和强化训练患肢）；⑥减重步行训练（减轻下肢负重，使患肢尽早负重并重复练习完整的步行周期）；⑦运动再学习方案（训练日常生活技能，重新获得运动能力）。

(2) 心肺功能障碍的康复。冠状动脉粥样硬化性心脏病与脑卒中有许多相同的危险因素,所以应对这些危险因素进行控制治疗。脑卒中早期卧床不动可导致严重的心血管调节失常。脑卒中后的适应性训练,如平板步行训练、水疗训练以及家庭干预方法等对脑卒中患者是有益的。但对于近期发作或严重的冠状动脉粥样硬化性心脏病患者,在训练时应注意患者心血管系统的负荷问题。

(3) 全科医师应定期开展日常生活活动评价,协助康复医师调整康复方案。

2. 家庭和社区康复指导　　正确的家庭和社区康复对脑卒中患者恢复生活能力和回归社会至关重要,全科医师家庭和社区康复指导包括:

(1) 开展对患者及其家属的康复宣教,使患者可以在家中进行常规的锻炼以维持机体功能。

(2) 根据患者居住环境制订康复计划并负责实施训练。

(3) 定期重新评价患者的功能,制订新计划并继续康复治疗。

(4) 发现患者抑郁倾向或诊断抑郁症时,教育家属当患者出现情绪不稳定或自杀倾向时应及时转诊并加强看护。

(5) 为尿便障碍的患者制订和执行膀胱、肠道训练计划。保证适当的液体、容量和纤维素的摄入,帮助患者建立一个规律的如厕时间。如果该作息时间与患者以前的大便习惯相一致,训练会更有效。教会家属配合这一方案,帮助患者恢复尿便功能。

(6) 避免压疮。自主活动能力受损、糖尿病、外周血管疾病、尿便失禁、体重指标过高或过低、感觉障碍、并发其他恶性疾病的脑卒中患者在卧床期容易发生压疮。通过摆放适当的体位,定时翻身,应用气垫床和海绵垫,酌情使用预防压疮的辅料,及时清理大小便,改善全身营养状况来预防压疮,应避免使用圆形气圈。

(7) 应用减少骨质流失的药物改善骨质疏松,对维生素 D 水平降低的患者进行药物补充。

(8) 采取家庭环境调整或社区环境改造的方式,预防跌倒以及由此造成的骨折。例如指导家庭及社区改造,建设无障碍通道,增设扶手和休息处。

五、脑梗死患者自我管理与长期指导

脑梗死患者自我管理与长期指导与 TIA 近似,但是脑梗死患者的家庭康复需要患者更加自觉,这也更需要患者家庭的帮助和督促。

(马　岩)

思　考　题

1. 简述心、脑血管疾病共同的危险因素。
2. 简述高血压、稳定型心绞痛、TIA、脑梗死的转诊原则。
3. 简述 TIA 患者分层工具 ABCD2 评分方法的应用。
4. 简述全科医师在脑梗死家庭和社区康复指导的工作内容。

第十一章 恶性肿瘤的全科医学处理

第一节 全科医疗中常见的恶性肿瘤

一、社区中常见恶性肿瘤的流行情况

恶性肿瘤又统称为癌症,是机体受环境污染、化学污染(化学毒素)、电离辐射、自由基、毒素、微生物(细菌、真菌、病毒等)及其代谢毒素、遗传特性、内分泌失衡、免疫功能紊乱等各种因素作用的结果,是机体正常细胞由多原因、多阶段与多次突变所引起的一大类疾病。癌细胞的特点是:无限制、无止境地增生,可转移到全身各处,使患者体内的营养物质被大量消耗,导致患者消瘦、乏力、贫血、食欲不振、发热以及脏器功能受损等。

进入21世纪,恶性肿瘤仍然是影响人类生命健康的重要疾病,其发病率和死亡率逐年上升。流行病学资料显示,恶性肿瘤的危险因素广泛地存在于人们的生活环境之中。一些肿瘤流行病学专家认为:肿瘤的发病80%以上与不良生活行为有关。在生活行为中饮食因素和不良嗜好又占大半。如:长期摄入的腌制食品,因其富含亚硝胺类致癌物,而易患食管癌和胃癌;过多地摄入脂肪,而富含纤维素类食品摄入减少可使大肠癌的发病率增加;盐摄入过多可增加胃癌的发病概率,一些化学甜味剂可能是膀胱癌的病因;吸烟者肺癌的相对危险度比不吸烟者高8~12倍,喉癌高8倍,食管癌高6倍,膀胱癌高4倍;酒精有促癌作用,慢性乙型肝炎患者,长年饮酒,原发性肝癌的发病率明显升高;嗜好嚼槟榔者易患口腔癌,等等。在我国危害最严重的恶性肿瘤为胃癌、肺癌、肝癌、食管癌、大肠癌、白血病、恶性淋巴瘤、子宫颈癌、鼻咽癌、乳腺癌。恶性肿瘤可以发生在各个年龄段,肉瘤在儿童和青年人的发病率较高,随着年龄的增加,癌的发病率会逐渐增加,尤其40岁以上的中老年人。近年来,我国恶性肿瘤的发病年龄提前了15~20年,35~55岁发病群体比率趋于上升。根据WHO《世界卫生统计2008》报告,预计全球中、低等收入国家未来25年后非传染性疾病的人群死亡率将明显升高,2004年全球癌症死亡率为74/10万,到2030年将上升到118/10万,仅次于心血管疾病,其死亡水平居全死因的第2位。

二、常见恶性肿瘤的社区照顾需求

(一) 一级预防与二级预防照顾

恶性肿瘤早期常无特殊症状,故患者不会主动到医院就诊检查,而一旦症状明显又常常为时已晚。WHO资料表明,恶性肿瘤1/3可预防,1/3可治愈,1/3可通过治疗延长生命。WHO曾提出了"八大警号",中国医学科学院根据我国的情况,提出了"十大症状",作为引起人们对癌症注意的警示。

可见,如果人们能够及早采取相应的预防措施,癌症不仅可以预防,而且还可以早期发现、早治疗,延长患者的寿命。

社区全科医生担负着第一线的医疗工作,对社区居民的生活习惯、生存环境以及人群的健

康危险因素较为了解，他们将比其他专科医生能更早地发现肿瘤患者。对社区内有癌前状态与癌前病变的高危对象造册登记，一旦发现可疑患者，向其介绍检查内容的同时给予心理安慰，并督促其进一步检查，或督促他们到专科医院进行检查，直到确诊或排除可疑的疾病。

（二）转诊服务

对恶性肿瘤明确诊断、估计预后，必须借助于实验室和影像学检查等，甚至利用一些有创性检查方法，这些应由医院专科医师完成；恶性肿瘤的治疗，包括手术治疗、放射治疗、化学治疗、介入治疗、生物治疗等，也应在医院内相关专业科室进行。因此，在社区层面工作的全科医生的主要任务，除了积极地进行一级预防以外，还要早期发现高危和可疑患者，为患者组织及时的会诊或转诊。

（三）精神和心理支持

美国国立癌症研究所曾明确提出了癌症康复的目标：即诊断时的心理支持、癌症的治疗和控制、治疗后的最佳身体功能恢复、需要时的专业咨询。癌症康复的最终目标是最大程度地提高患者的生存质量。对于中晚期的肿瘤患者，其生存质量的改善和提高是社区姑息医疗服务的关注重点，服务的重点项目有：症状的控制（如控制癌痛）、并发症的治疗、家庭护理、心理咨询、营养评估、精神指导及家庭支持服务等。这些服务大部分在社区完成。

（四）综合的连续性服务

癌症患者需要连续性的综合的治疗，对临床治疗中和治疗后的患者进行心理辅导和对并发症进行正确的处理，可增强患者的抗癌信心，提高患者的生存质量。尤其对于早中期的患者，在经过一定阶段的临床治疗后将会回到社区和家庭，由社区为患者提供心身兼顾的连续性的医疗服务，以最大限度地减少因肿瘤及其治疗引起的功能、心理和情感上的缺陷，使患者尽可能地恢复正常生活。同时，还需监控和防止复发和转移的发生，此类医学照顾甚至需要伴随其终生，而全科医生及其团队是提供这些照顾和陪伴至其生命终末期的最佳人选。

对于诊断明确的晚期恶性肿瘤，常常失去临床治疗的价值，而勉强治疗效果不佳甚至给患者带来更大的痛苦，专科医师也常感无能为力。恶性肿瘤患者的心理问题较其他疾病患者更为严重，如因对肿瘤的恐惧带来的心理不安，对前途的忧虑而造成的抑郁等，要解决好这些问题，需要多学科的合作。

恶性肿瘤患者因为疾病的原因，其在家庭中的角色可能需要调整或转换，相应地，家庭成员中也有人会在患者照顾和家庭责任方面，进行角色调适；此外，患者的疾病还给家庭带来经济上的负担，以及因照顾病人给家庭成员带来人际关系及社会交往方面的影响。要使家庭成员能够很好地应对因为肿瘤患者带来的一系列压力，需要从心理和社会层面进行调试，这也需要多学科的合作，并进行连续的评估和照顾。

肿瘤在家庭成员中的预防，也需要有既熟悉家庭的疾病家族史，也熟悉每个家庭成员的健康状况的全科医生来进行有针对性的咨询和指导。

综上所述，虽然恶性肿瘤的诊断与治疗是专科性很强的医疗工作，但专科医疗事实上不可能涵盖肿瘤患者及其家庭所需的全面的医学照顾，对肿瘤患者进行全面甚至终身的医学照顾是社区全科医生及其团队的责任。

第二节　全科医生在常见恶性肿瘤预防中的作用

一、全科医生在肿瘤一级预防中的作用

大部分肿瘤的病因尚未明确，肿瘤一旦发生，易复发、转移。我国每年用于癌症患者的医疗费用近千亿元，虽然花费高昂，但中晚期肿瘤的治疗效果尚不满意。另外因为罹患癌症而损

失的收入和劳动力等更加难以计算,因此肿瘤的预防就显得尤为重要,肿瘤的预防与治疗相比,效益/投资比要大得多。

肿瘤的一级预防,即病因预防,主要是指针对病因和增强机体抗病能力方面的措施,其目标是防止肿瘤的发生。其任务包括研究各种病因和危险因素,针对化学、物理、生物等具体致癌、促癌因素,采取预防措施;针对健康机体,采取加强环境保护、适宜饮食、适当运动,保持精神愉快,以增进身心健康。

就我国目前的情况看,社区居民对不健康生活方式进行改善的态度并不积极,造成了尽管社会上许多专业机构和团体不断加大健康教育和宣传的工作力度,但是一级预防效果并不理想。这主要是由于多数肿瘤的发病原因还不十分清楚,即使对病因较为清楚的肿瘤,由于科学认知和实践活动之间存在巨大差距,我国还是更多地停留在对常见肿瘤进行筛检的二级预防的水平。

(一) 全科医生在肿瘤的一级预防中的优势

肿瘤预防是一个巨大的社会工程,需要政府、医疗机构、保险机构、社会团体、家庭和个人等多方参与,特别是工作在基层的全科医生们,更应该是肿瘤一级预防的主力军。全科医生立足于社区、有利于了解肿瘤的自然病史和相关因素;全科医生采取以患者为中心的合作型服务模式,为就诊患者及健康人提供细致、全面、一体化的医疗服务,以弥补专科化的不足;全科医疗采用生物-心理-社会医学模式处理健康问题,对致病因素的把握则更周全。全科医生是居民的朋友,居民对全科医生有较好的依从性,所以全科医生能有效地开展健康教育,指导居民建立健康的生活方式,矫正不良生活行为,从而做到肿瘤的一级预防。

1. 掌握第一手资料,加强肿瘤病因学研究 倘若全科医生生活在某种肿瘤高发地,全科医生了解周围环境、当地居民的饮食习惯、遗传因素等,通过结合自己的临床知识和流行病学及统计学知识,与该肿瘤低发地区的相关因素进行比较可以得出肿瘤高发的原因,通过降低当地居民与肿瘤危险因素的接触,控制该地区此肿瘤的发生。例如河南省林州市是全国食管癌高发区,发病率最高可达180.89/10万。根据流行病和病因学研究结果发现,当地食管癌的主要致癌危险因素是亚硝胺及其前体物和霉菌及其毒素;不良的饮食生活习惯(如酸缸菜、霉变食物、热烫和重盐饮食等)和有害生活环境(土厕、坑肥、垃圾和饮水污染等)是重要的促癌因素;当地居民营养不足,特别是维生素(A、B_2、C、D、E等)和微量元素(锌、硒、钼等)水平较低。通过改水、改土、改变植物结构、改变不良的饮食习惯、重视食管癌癌前病变的治疗等使食管癌得到了很好的控制。

随着中国经济的发展,PM2.5(大气中直径小于或等于$2.5\mu m$的颗粒物)检测值持续升高,食品不安全问题日益严重(苏丹红鸭蛋、地沟油、食品添加剂超标等),其中很多都是肿瘤的诱因。随着科技的发展,环境破坏加重,新的化学物质不断合成,诱发癌症的新的因素不断涌现,这些都要求全科医生掌握第一手资料,及时发现这些因素与癌症的关系,为肿瘤病因学的研究做出贡献。

2. 引导民众认识肿瘤,远离致病因素 全科医生通过可行的方式教育群众树立肿瘤"可防可治""早诊早治"的观念,告知群众可能的致癌因素和预防办法,教育群众如何改变自身不良的生活方式等,提高群体的防癌水平。针对不同年龄的人群,采用不同的教育方式;教育内容包括癌症风险因素教育、具体预防方法的教育等。

3. 提高人体抵御恶性肿瘤的能力 人类在战胜天花、霍乱、鼠疫等烈性传染病的经验中,逐渐认识到群体预防的重要性,并掌握了一套系统的群体预防措施。肿瘤也是可以预防的。接种HBV、HPV疫苗,可显著降低乙肝病毒和乳头瘤病毒的感染风险。乙肝疫苗接种已被纳入到扩大国家免疫规划并逐步推广,我国居民的乙肝病毒总携带率已经从1992年的9.75%降到了2006年的7.18%。在这14年内,我国的乙肝病毒携带者总数减少了3000万例,乙肝相关性肝癌亦显著减少。祖国传统医学认为正气虚弱是肿瘤疾病发病的基础，中医使用的补剂，可以提高人体抵御恶性肿瘤的能力；十全大补汤可增强杀伤性T淋巴细胞活性，小柴胡汤可抑制金属蛋白酶，补中益气汤可激活NK细胞的活性。世界癌症研究基金会和美国癌症研究所的专家共同撰写题为《饮食、营养、身体活动与癌症预防》的报告，汇集了预防癌症的措施。除了再次提醒吸烟的危害外，报告还提出了预防恶性肿瘤十条建议：①在正常体重范围内尽可能瘦；②每天进行30~60分钟适当强度的身体活动，如走路；③避免喝含糖饮料，限制摄入高能量的食物；④母亲对婴儿至少进行6个月母乳喂养；⑤每周食用红肉（如牛肉、猪肉、羊肉等）的量不得超过500克，避免食用加工的肉制品；⑥限制饮酒，男性每天不超过2份（一份含酒精10~15克），女性不超过1份；⑦多吃各种蔬菜和水果；⑧每天盐的摄入量不超过6克，限制腌食品；⑨避免食用营养品，除了怀孕期间可服用叶酸；⑩癌症患者治疗后要严格遵循专家提出的营养建议，适当锻炼。

（二）肿瘤的一级预防对全科医生的要求

肿瘤的一级预防对于肿瘤的防控具有重要意义，因此对于全科医生也提出一些具体要求。

1. 立足基层，开展多种形式的健康教育活动　全科医生工作在基层，了解当地地理、文化、种族、居民家庭和职业因素，结合自身医学知识，对居民的肿瘤危险因素有全面的认识，因此应对所服务社区的居民进行健康宣教，宣传环境卫生的重要性，调动社区居民戒烟、限酒、改善周围环境、积极参加体育锻炼、保持乐观心态。同时对于恶性肿瘤的健康教育，还要使社区群众掌握一些肿瘤的前期及早期信号，一旦发现异常应及早诊治。现将常见肿瘤十大危险信号列述如下：①身体任何部位发现有肿块，如乳腺、颈部、腹部等，尤其是逐渐增大的肿块；②身体任何部位，如舌部、皮肤等部位没有外伤而发生的溃疡，特别是经久不愈的溃疡；③进食时胸骨后闷胀、异物感或进行性吞咽困难；④久治不愈的干咳、声音嘶哑或痰中带血；⑤长期消化不良，进行性食欲减退或食后上腹部饱胀感，原因不明的体重减轻等；⑥不正常的出血与分泌物，如中年以上妇女出现不规则的阴道出血或分泌物增多，特别是接触性出血；⑦大便习惯改变或有便血；⑧鼻塞、鼻出血、单侧头痛或伴有复视；⑨赘生物或黑痣突然增大或破溃、出血，或色泽加深、痒、原有的毛发脱落；⑩无痛性血尿。最终使居民远离致癌危险因素，养成健康生活方式，预防肿瘤的发生。

2. 积极参加全科医学继续教育，全面掌握肿瘤预防知识　我国全科医学虽然起步晚，但已经初步建立了全科医学教育体系，对于在岗的全科医生应注意不断学习，全面掌握肿瘤预防方面的知识和基本技能。学习方式可采取集中学习与分散自学相结合、面授与远程培训相结合、教学示范与教学实践相结合、课堂教学与现场考察相结合等多种方式。同时应加强流行病学、统计学等学科的学习，为肿瘤病因学研究做出贡献。

二、全科医生在肿瘤二级预防中的作用

肿瘤往往起病隐匿，很难做到早期发现，导致错过了治疗肿瘤的最好时机。肿瘤二级预防是指在肿瘤尚未形成前或临床症状尚未出现时，采用适当的措施，发现早期病变，做好早诊断和积极正确干预。

（一）全科医生在常见恶性肿瘤二级预防中的优势

肿瘤早期往往没有明显的症状，一旦出现症状癌症大多已不属于早期。所以，要达到早期诊断的目的，必须进行早期发现的工作，即发现人群中那些貌似健康而实际上已经患有早期肿瘤的患者。

恶性肿瘤二级预防：其任务包括针对恶性肿瘤症状做到"三早"（早期发现、早期诊断、早期治疗）措施。全科医生的工作性质决定了他们在肿瘤预防工作中所具有的优势。这种优势表现在多方面，如时间上、地理上、专业上、服务方式上、医患关系上以及医患相互了解、信

任的程度等。全科医生工作在社区中,他们了解居民的患病情况,知道哪些人属于某种肿瘤的高危人群,因此能有效地督促这些居民作定期的防癌检查,有利于肿瘤的早期发现。

全科医生与专科医生相比在肿瘤预防上也有一定优势,具体体现在以下几方面:①在专业性质上,全科医生既掌握肿瘤临床知识又懂预防保健知识,他们提供的是一种全方位的服务,有很强的社会工作能力,能做多方面的社会人际协调工作。这一服务性质有利于预防肿瘤工作的开展,是专科医生无法与之比拟的。②在服务时间和地理位置上,全科医生是全方位、全天候的服务。他们立足社区,直接面向社区居民,他们同社区居民的接触机会多,相处时间长,就诊、咨询、检查、治疗都可以不受时间的限制。而综合性大医院一名医生往往在很短时间内就完成一名患者的全部诊疗过程,医生和患者之间完全处于一种陌生和不了解的状态,不利于向患者提供预防方面的服务。全科医生的服务时间长,有时间为患者或居民提供肿瘤预防服务,其效果则要好得多,更有利于对肿瘤的早期发现。③在服务内容和服务方式上,全科医生能充分了解社区居民的生活状况和肿瘤相关危险因素,能够及时协调资源评估居民患肿瘤的风险,从而能够有针对性地做好肿瘤的筛检服务。

(二) 全科医生在常见恶性肿瘤的二级预防中采取的主要措施

1. **教会患者做自我检查** 一些肿瘤可以通过患者的自我检查得以早期发现,因此,全科医生可以通过教育,传授乳腺自查、皮肤癌自我监测等技能和知识。通过患者自我检查的粗筛,也可以早期发现肿瘤。

2. **周期性健康检查** 周期性健康检查,是针对来就诊的患者由全科医生根据其年龄、性别、职业等健康危险因素为个体设计的检查计划。医生设计检查手段或项目的参考标准有:①危害本地区居民健康的某些肿瘤的流行情况;②现有检测手段的检测效能;③若能检出,能否取得较满意的预防和治疗效果;④常见肿瘤的危险因素评估情况,如年龄、性别、职业、癌症家族史等。周期性肿瘤检查项目以突出针对性和个性化为主要着眼点,同时兼顾下一次肿瘤检查的时间和项目,强调检查内容上的完整性。

3. **对无症状人群进行普查** 无症状的人是指该人无任何症状或未意识到某种症状与肿瘤有关。通过常规检查或特殊检查都能早期发现肿瘤,考虑到发现某种肿瘤所付出的人力、物力及财力,要制订社区无症状人群肿瘤早期发现的方案。

4. **为高危对象造册登记进行肿瘤筛查** 筛查不同于人群普查,实践已证明,普查对恶性肿瘤的早期诊断、早期治疗效果有限,普查发现的病例,只有部分是早期新发病例,而大部分是累积下来的晚期病例。只有定期筛查,才能将每个筛查间隔中新发病例尽早发现,早期治疗。具体来说,筛查包括以下人群:①癌症家族性和遗传性疾病的人群:许多常见的恶性肿瘤,如乳腺癌、胃癌、大肠癌、肝癌、食管癌、白血病往往有家族聚集现象。②与癌症有关疾病的人群:长期患有宫颈炎、乙型肝炎、皮肤溃疡、胃息肉病、萎缩性胃炎、经久不愈的胃溃疡、胃大部切除术者、慢性非特异性结肠炎及克罗恩病的患者易患癌症。③不良嗜好人群:长期吸烟的人群易患肺癌、胃癌;喜饮过热的水、汤及吃刺激性强或粗糙食物的人群易患食管癌;长期酗酒者易患食管癌、肝癌。④职业易感人群:长期接触医用或工业用辐射的人群,接受超剂量的照射后,易患白血病、淋巴瘤;长期接触石棉、玻璃丝的人群易患间皮瘤;长期吸入工业废气、城市污染空气的人群易患肺癌。⑤个性易感人群:精神长期处于抑郁、悲伤、自我克制及内向的人群,易患癌症。目前被确认有价值的筛查方法是:①用宫颈脱落细胞涂片法筛查子宫颈癌;②用体检辅以钼靶X线摄影法筛查乳腺癌;③用检测甲胎蛋白(AFP)与超声波检查法筛查肝癌;④用直肠指检法筛查直肠癌;⑤可用粪便隐血试验法筛查大肠癌,对阳性者可进一步做纤维结肠镜检查;⑥可用粪便隐血试验与纤维胃镜结合的方法筛查胃癌;⑦用食管拉网来筛查食管癌。

5. **积极治疗癌前病变** 如食管上皮重度增生，胃黏膜的不典型增生、化生和萎缩性胃炎，慢性肝炎和肝硬化，结肠息肉，支气管上皮的增生和化生等。

第三节 全科医疗中恶性肿瘤患者的照顾

一、对肿瘤康复期患者生活指导

（一）肿瘤患者康复中的饮食生活指导

保持合理、均衡、全面、充分的营养，是癌症治疗的重要物质基础。良好的营养状态对体能、免疫功能起支持作用，使患者易于承受手术、化疗、放疗，减少治疗引起的不良反应，降低感染并减少其他并发症的出现。一般来说，癌症患者需要比正常人更多的营养，以弥补疾病的消耗，配合治疗需要。体重正常的患者，其营养应比正常人多20%，体重不足者则应增加50%，甚至更多，其增加部分应以优质蛋白质、多种维生素为主。

除保证各种营养素的供给外，宜选择具有提高免疫功能、防癌、抗癌作用的食品，如白薯、大豆制品、薏苡仁、芹菜、大蒜、胡萝卜、芦笋、西红柿、无花果、猕猴桃、葫芦、山楂、香菇、蘑菇、木耳等。同时要少吃腌、薰、炸、烤等含有致癌物的食品，不吃霉变食品。

肿瘤患者在康复期的合理饮食还应禁辛辣刺激食品，节制盐腌食品，养成细嚼慢咽、定时定量和愉悦进食的饮食习惯。

（二）肿瘤患者康复中的运动指导

1. **运动在肿瘤患者康复中的作用** 运动能促进新陈代谢，激发机体的免疫机制，刺激人体自然抗病力；可以抑制不良情绪，提高生活乐趣。肿瘤患者在家如果不做力所能及的家务事，在外又不参加适宜的运动，就等于剥夺了患者自我动员机体内的潜能和抗病能力的宝贵机会，这只会强化患者的衰弱和无力感，并使他们对生命产生怀疑，甚至失去信心，对前途悲观失望。

2. **肿瘤患者运动原则** 癌症患者康复期进行运动，必须根据每一患者的特点和机体康复状况而定；选择适当的锻炼方法，掌握适当的运动量。医生和患者均要对患者的体质情况有一个全面的了解，运动量做到"力所能及"。

一般，肿瘤患者进行运动时应遵循以下原则：①由弱到强，循序渐进：治疗和康复阶段的肿瘤患者在体能上都有不同程度的降低。开始可以在床上做一些简单的肢体活动，接着在室内活动，然后到户外运动，从散步、慢跑、广播体操到各种球类活动等。对患者活动量的掌握，一般以患者运动后，生命体征平稳，心情愉快，饮食睡眠状况良好，原有的病症得到控制、缓解、好转为宜。反之，应减少运动量，或暂停并及时处理。②选择所喜爱的运动：这不仅起到锻炼身体、增强抗病力的作用，而且会使患者心情愉快，达到心理治疗的目的。对于肿瘤患者，最好选择合适的项目锻炼，如太极拳、太极剑、保健操、广播操、慢跑、散步、做瑜伽等。行动不便或长期卧床的患者，需要家人帮助在床上做一些简单的四肢运动，抬抬胳膊，动动腿。遵循的原则就是以运动后少许出汗为宜，运动量不能过大。③坚持锻炼：研究发现，短时间、间断时间较长的锻炼起不到健身作用，因此应坚持每天锻炼。

（三）肿瘤患者康复中的工作生活指导

康复期的肿瘤患者，何时可以恢复工作，要根据个人的具体情况而定。

1. 带瘤状态的癌症患者，一般不宜恢复工作。尽管有些带瘤生存患者全身情况良好，机体处于平衡状态，但他们随时可能因为免疫功能下降而致病情恶化，工作的压力有可能成为病情恶化的催化剂。

2. 估计癌灶已经根除，但还在根治术后的辅助化疗或辅助放疗期间，暂时也不宜恢复工作。因为一方面尚不能保证癌细胞被彻底清除，另一方面化疗、放疗也有一定的不良反应，工作不仅体力上可能无法胜任，对防止复发也不利。

一般而言，恶性肿瘤患者在接受根治性治疗后 3 年之内最容易复发，因此，这一阶段应该以休息为主。如果患者的恶性肿瘤经病理检查，证实是低度恶性，或者处于早期阶段，根治性治疗后恢复又良好，则较早恢复工作也未尝不可。不论是较早还是较晚恢复工作，都必须循序渐进，即先试着干较轻的工作，以后逐渐恢复到正常工作。如果工作后感到十分劳累或不能胜任，绝不要勉强。

（四）肿瘤患者康复中和谐的家庭生活氛围的营造

肿瘤患者与癌症的斗争是一场持久战。肿瘤患者经过医院诊断治疗后，有较长的一段时间是在家庭中渡过的。因此，正确、良好的家庭护理，在肿瘤治疗过程中居于非常重要的地位。营造一个和谐的生活环境，提高患者的生活质量，增加患者与肿瘤斗争的信心，对患者的康复具有十分重要的意义。

1. 亲情鼓励　当家人患了肿瘤后，每一个亲人首先应该排除对肿瘤的恐惧心理，应积极学习有关肿瘤防治和康复的基本知识，这对于康复中的患者很重要。尤其是应该给患者正确有效的心理支持。家人首先必须建立起这样的信念：肿瘤不是绝症，肿瘤不等于死亡。肿瘤是可防可治的一种疾病，更要帮助癌症患者树立信心，坚定地配合医生进行有效的治疗。必须强调，肿瘤不是传染病，家人不应对肿瘤患者有丝毫的恐惧或嫌弃，完全不必要特地为此进行分食制。总之，对肿瘤患者要像对待普通慢性病患者一样，让患者生活在充满关爱、亲情和生活乐趣的家庭环境中。

2. 鼓励患者保持良好的心态，尽快融入社会　在患者走出医院回到家中以后，家属切记不要像保姆一样事事代办，使患者没有自由活动的空间。这样长期把患者封闭在狭小空间内的做法，只会使患者心情郁闷，加重其心理负担，给肿瘤的治疗和康复带来负面效果。事实上只要患者的体力尚可，家人就应该鼓励他（她）从料理自己的生活起居开始，逐渐做一些力所能及的轻微家务劳动。同时还要鼓励到户外去，循序渐进地进行体育锻炼，直至参加一些可能的社交活动，尽快融入社会。

3. 居室　肿瘤患者的居室不要求有什么特殊的条件，不必强求患者独居一室，但应该朝向合理，光线充足，通风保暖。居室应该安静，尽量满足患者休息的需要，并方便患者在室内活动。

4. 督促患者建立合理的生活方式　家属必须督促患者建立起健康科学的生活方式，戒烟限酒，按时作息：起居不过度劳累，饮食不过度饱胀，情绪平和稳定，避免大起大落，大喜大悲。家属一定要督促患者按规定服药，严格按照医嘱定时按量服药，绝不能擅自加减药量或更改服药的间隔时间。督促患者定期到医院检查、随访。

5. 对一些常见症状的护理　失眠是肿瘤患者的常见症状，原因多种多样。首先要寻找原因，有恐惧心理的应调整心态；因病情或突发症状影响睡眠的，要对症妥善处理。其次，须认真安排好作息时间，做到按时睡觉、按时起床。晚上睡觉前应避免一切强烈的刺激因素，包括看情节紧张的书籍或影视，发生激烈的辩论或争吵等。睡前半小时左右散步，或看看休闲书籍，听听高雅音乐，回忆一些愉快的经历，或喝杯热牛奶等，都有助于入眠。必要时可适当服用副作用小的安眠药。

（五）肿瘤患者康复中的性生活指导

对于已婚的肿瘤患者，康复期中可以有适度的性生活，当然不宜过频，以免过度劳累。未婚患者在手术治疗、放化疗期中及术后、治后的近期，一般不宜婚嫁，在康复之后可以考虑。对于女性患者多以不生育为好，以免在妊娠、分娩、哺育婴儿过程中过于劳累。

（六）肿瘤患者康复中的随访指导

1. 随访的重要性　很多肿瘤患者经过正确的诊断，并选择当时认为最有针对性的治疗后，肿瘤被切除或明显缩小了，症状、体征也随之消失，全身情况有明显的好转，逐渐康复；而另有一部分患者经过长短不等的时间后又有复发、转移或发生其他并发症，从而加重了病情。因此，和其他疾病相比，肿瘤患者的随访工作显得更为重要。作为一个肿瘤患者，不是经医院诊治出院后就完成了治疗，而必须和经治的医院、医务人员保持经常、密切的联系，按照要求，认真配合随访工作，在康复期内，仍能得到有针对性的关心和指导。

2. 随访的原则　所有恶性肿瘤在治疗后均存在复发和转移的可能。由于90%的复发和转移发生在5年内，所以在治疗后的前5年，一定要遵循医嘱定期随访，这样才能及早地发现转移和复发。患者治疗后一般两年内每三个月复查一次；五年内每隔半年一次；以后一年一次。如有不适，及时就诊复查。晚期患者根据治疗情况，按照医生要求定期复查。

二、对肿瘤康复患者的心理指导

肿瘤患者的心理状况极大地影响着治疗效果和预后。因此，有必要认识和掌握肿瘤患者的心理特征和发生、发展规律，以便及时给予调整和正确的引导，为临床治疗和康复创造一个良好的心理环境。

1. 焦虑　焦虑是肿瘤患者在预感要发生不良后果时出现的一种复杂的心理反应，主要特征是恐惧和担心。焦虑在肿瘤患者中普遍存在，一般出现在患者得知自己患了肿瘤后的早期、病情有恶化和复发时，主要表现为烦躁不安、感觉过敏、出汗、心悸、厌食、恶心和腹部不适等。应当指出，一定程度的焦虑有利于激发患者对自身疾病的重视，增加治疗的责任心。但过分长期的焦虑就会影响患者的免疫功能，不利于治疗和康复。因此，给患者做好耐心细致的思想工作，解释各种治疗的特点，可能出现的副作用及其处理方法等，对于解除患者的焦虑情绪都是十分重要的。

2. 愤怒　愤怒往往发生在肿瘤刚刚确诊时，是患者面对肿瘤的一种无奈的表现。此时，患者会在一些小事和枝节问题上对自己的家属、亲朋好友，甚至医护人员大发雷霆。引起愤怒的原因主要是，经过多方检查和医生的告知，患者不得不接受自己确实患了"绝症"。患者回想起自己平时工作勤勤恳恳，为人正直善良，为什么灾难偏偏降临到自己身上，加上想到马上要忍受较长时间的疾病和各种治疗对自己的折磨，就感到非常的愤怒。因此，家属、医护人员等应充分体谅，并耐心地加以疏导，使其尽快地平静下来，积极地配合各种治疗。

3. 抑郁　抑郁即情绪低落，肿瘤患者的抑郁情绪多发生在得知自己患癌，经过一段思想波动以后，仍然认为肿瘤是非常可怕的，最终可能夺取自己的生命，而自己又无能为力，对治疗缺乏信心，悲观失望，对生活失去兴趣。这种情绪一般持续时间较长，有时和焦虑交替出现。肿瘤患者的抑郁情绪可表现为少言寡语、无精打采、少气无力、唉声叹气，对治疗显得非常被动，常伴失眠、食欲不振。严重者可因绝望而出现自杀行为。应当指出，抑郁情绪对患者的治疗和康复是极为不利的，医生和家属应及时注意患者情绪变化，并及时地给予正确的引导。建议在必要的时候适当给予抗抑郁药物治疗。

4. 绝望　在一些癌症患者中会出现绝望情绪，认为诊断肿瘤等于死亡即在眼前，对生活和治疗丧失信心，不积极配合治疗。全科医生要用所学知识和新的研究成果做好患者的心理辅导。如向其宣传，世界卫生组织对癌症的三个1/3的论断：即1/3的癌症可以预防，1/3的癌症可以治愈，还有1/3的癌症可通过医疗手段改善患者的生活质量并延长生存期。使患者树立信心，积极配合治疗和积极地康复。

因此，全科医生应该及时发现和纠正患者的心理问题，促进患者向良好情绪转化，调动患者的一切主观能动性，发挥患者的潜能，强化其求生意志、保持乐观情绪与肿瘤做斗争。

三、对晚期肿瘤患者的临终关怀照顾

晚期肿瘤患者面临的一个最残酷的现实就是死亡,临终是临近死亡的阶段。对于临终时限目前世界上尚无统一的界定标准。目前从临床实用的角度对临终患者定义为:患有在医学上已经判明在当前医学技术水平下治愈无望的疾病,估计在6个月内将要死亡的患者。恶性肿瘤晚期患者属于其中之一。对晚期肿瘤患者的照顾即临终关怀(hospice care)。临终关怀是指由社会各层次人员(包括医护人员、社会工作者、志愿者、宗教人士和慈善团体人士等)组成的临时团体为临终患者及家属提供生理、心理及社会等各方面支持和照护,包括医疗、护理、心理及社会等各方面,其目标在于使临终患者的生命得到尊重,症状得到控制,生命质量得到提高,家属的身心健康得到维护,使临终患者能够无痛苦、安宁、舒适地走完人生的最后旅程。恶性肿瘤晚期患者主要症状有疼痛、恶心、呕吐、食欲缺乏、便秘、腹泻、呃逆、呼吸困难等,严重影响其生活质量,加之患者身体极度衰弱,但多数神志清醒,心理状态复杂多变,既要忍受躯体的折磨,又要忍受即将与亲人永别的痛苦,身心备受煎熬,有时渴望生存,有时又对生活失去信心,拒绝治疗。加强临终关怀,能够解除患者生理上的痛苦,缓解心理上对死亡的恐惧,平静地面对死亡,同时为家属提供心理支持和帮助。

按目前的医疗水平,有相当一部分进入肿瘤晚期的患者需要在家中与亲人在一起度过他们生命中的最后阶段,而以全科医生为核心的社区卫生服务团队可为他们提供如下照顾。

(一) 基础护理

肿瘤晚期患者大多数伴有肌肉张力丧失,如大小便失禁、吞咽困难、循环功能减退、胃肠道蠕动减弱、呼吸功能减退等,因此加强对患者的基础护理显得尤为重要。

1. 口腔护理 口腔护理是患者保持心情舒畅及饮食舒心的前提,作为医护人员,我们应该每天仔细检查患者口腔黏膜是否干燥或疼痛,观察是否有提示念珠菌感染的特征性的粘连白斑和成片红色的粗糙黏膜生成。在晨起、餐后和睡前协助患者漱口,保持口腔清洁卫生;口唇干裂者可涂液体石蜡;口唇干燥者可适量喂水,也可用湿棉签湿润口唇或用湿纱布覆盖口唇。

2. 皮肤护理 建立翻身卡制度,定时给患者翻身及按摩受压的部位、避免局部组织长期受压,血液循环不畅,使用气垫床、海绵垫等保护骨隆突出处和支持身体空隙处,保持床单平整、干燥、无渣屑,预防压疮的生成;对大小便失禁的患者,要准备足够的尿片,随时更换,并及时将换下的尿布取走,以减少不良气味,必要时给予导尿;对已发生褥疮的要减轻损害的程度,局部给予外用药涂抹、氧疗、烤灯等;对于昏迷、躁动的患者应用床栏防护,防止坠床、摔伤。

3. 加强饮食指导 依据患者饮食习惯调整饮食,尽量做到食物的色香味形俱全和多样化,尽量创造条件增加患者食欲,少量多餐,给予高蛋白、高热量、易消化的饮食,鼓励患者多吃新鲜蔬菜和水果,预防便秘。对3~5天未排便的患者,适时应用开塞露或肥皂水灌肠解除便秘。

4. 选择静脉通路 临终患者体质消瘦,不能进食,静脉补液是维持生命的重要手段。护士要给患者建立可靠的静脉通路,最好选用外周穿刺中心静脉(PICC)导管、中心静脉(CVC)导管或浅静脉留置针,严格执行导管维护和换药制度,预防静脉炎和静脉血栓的发生。

5. 睡眠护理 应注意保证睡眠环境安静、光线幽暗、被褥柔软舒适,护士应尽量减少夜间护理操作,在患者睡觉前多与患者谈心,并且指导患者睡前采取正确的卧位,做些松弛活动,如散步、按摩穴位与病友聊天等,必要时给予患者适量的镇静剂。

6. 疼痛护理 疼痛是影响癌症晚期患者生活质量的重要问题,如何缓解疼痛是临终关怀所关注的问题之一。被动地处理疼痛并不能收到很好的效果,对待此类疼痛,我们应该主动地进行预防,以药物和心理治疗为主。药物治疗采用WHO推荐的三级阶梯治疗,主要使用非阿片类镇痛药,必要时可采用2种或2种以上的非阿片类镇痛药,重度疼痛可使用阿片类镇痛药。心理治疗主要通过使患者提前了解可能加重的疼痛,做好心理预防,同时通过分散患者的注意力,如听音乐、看电影之类,为患者减轻疼痛带来的痛苦。

(二) 心理护理

临终患者有5个心理阶段,即否认期、愤怒期、协议期、忧郁期和接受期。应根据不同时期对其进行不同的心理护理,如:否认期患者有怀疑心理、自己是否真患此重大疾病,这时可逐步告知患者病情,使他们逐步接受现实;愤怒期,患者性格暴躁,对家属及医护人员有不礼貌行为发生,要同情理解,耐心倾听他们的诉说,并原谅、容忍他们不礼貌的行为;协议期,这个阶段患者还存在希望,也肯努力配合治疗。尽量满足患者的要求,给予更多的关怀和体贴,根据患者生活习惯,家属做一些可口的饭菜以满足患者;抑郁期,要关心和安慰患者。因焦虑、抑郁等不良情绪会使患者痛阈值降低,疼痛体验更为强烈,在给予镇痛药物的同时进行行为干预,分散注意力,和他们多沟通,可在一起唱歌、听音乐,以活跃气氛;接受期,帮助患者树立正确的死亡观,鼓励其家属多陪伴和照顾患者,并关注患者心理变化,防止自伤等意外。

(三) 提供情感支持,保持平静心态

医护人员应以人为本,尊重和关心临终患者,强化服务意识,在给予患者实际的物质帮助的同时,加强沟通、交流,充分了解他们的心理需求,适时地给予安慰和鼓励,让其感受到医护人员的关心,从而提高信任度;使临终患者感到社会的温暖、人间真情,使其心理上得到宽慰与满足。其次,还要根据个人信仰、文化程度、职业等情况,了解其心理需求,并鼓励其勇敢地接纳可能获得的社会支持;多陪他们坐坐,聊聊天,鼓励其倾诉自己的痛苦,倾听其诉说心中的焦虑,并表示理解和同情;给予适度的触摸,对患者进行疏导和劝慰,使患者感到亲切,增加安全感,心灵上得到满足;同时鼓励他们尽可能参加力所能及的活动,如外出散步、养花、玩鸟、画画等,引导其在活动中主动寻求帮助。

晚期肿瘤患者大多经过手术、化疗、放疗的折磨,有共同的心理需求,有强烈的失落感、孤独感和不希望成为家庭负担的心理。给予晚期肿瘤患者一个全面的临终关怀护理,能够让患者安然面对死亡,这也是我们尊重生命的表现。

(张国志)

思 考 题

1. 恶性肿瘤患者的社区照顾需求有哪些?
2. 全科医生在肿瘤的一级预防中的作用有哪些?
3. 什么是肿瘤二级预防?
4. 常见肿瘤十大危险信号是什么?
5. 全科医生在常见肿瘤的二级预防中采取的主要措施包括哪些?
6. 何为临终关怀?

第十二章 重点人群中的全科医学服务

第一节 全科医学与重点人群保健

一、社区卫生服务中的重点人群

社区卫生服务（community health service）是以社区为基础，以全科医生为骨干，以全科医疗为主要医疗形式，为个人、家庭和社区提供照顾的一种基层医疗保健的专业服务。

社区卫生服务是为基层全体民众服务的，它综合考虑现行政策和公共卫生服务的各类细节，更充分地利用已有的各类资源，在实际的社区卫生服务工作中将工作重点放在最需要服务的目标人群，即重点人群上。重点人群是指具有特殊的生理、心理特点，或处于一定的特殊环境中的，容易受到各种有害因素的作用，患病率较高的人群。

重点人群可根据社区的类型及特点来界定并进行划分。

社区可分为生活社区与功能社区两大类。生活社区主要由居民组成，涵盖了各个性别与年龄段。若以性别界定，女性因具有特殊的生理特点、生理周期及生育功能，较男性而言，存在更多的健康危险因素，故认为属于重点人群。若以年龄界定，与成年人相比较，儿童与老年人具有更大的生理弱点与危险性，也更容易患病与死亡，可作为重点人群。功能社区是围绕人的不同社会活动形成的，不同的功能社区涵盖人群亦不同，可根据不同的功能特点来界定重点人群。比如工厂社区其主要成员是一线工人，学校主要是教师和学生，机关社区则大多由干部和中年知识分子等组成，部队则又以新入伍的士兵或将要离队的老兵作为重点人群，等等。

重点人群还可以根据不同的疾病特点来界定和区分。例如，与普通职工相比，某些特定工种的职工因长期接触噪声、有毒物质、粉尘、职业紧张等职业危害因素，他们的生命与健康更容易受到损害，因此这类职工可作为职业卫生防护的重点人群。又比如慢性病患者，因其病程较长，患者多个器官会受到损害或出现合并症，甚至引发死亡，因此，慢性病患者也应是医护人员长期精心照护的重点人群。传染性疾病具有传播快、影响面大等特点，故在餐饮行业可将餐饮服务人员作为传染病管理领域的重点人群。

二、全科医疗与重点人群保健

全科医疗是一种整合了医学、家庭动力学、社会学、心理学等多个学科领域内容为一体的综合性临床医学专业。全科医疗是以全科医生为主体、以"整体人"为服务对象、以健康为中心、以社区为基础、以需求为导向的主动服务。全科医疗服务的范围涵盖了从新婚期、妇女围产期、新生儿期、儿童少年期、青年期、中年期、老年期，直至濒死期的生命周期的各个阶段。在社区中，妇女、儿童和老年人是所占比重较大的特殊人群，是社区保健的重点服务对象。做好这部分人群的社区保健工作可以大大提高整个社区人群的健康水平。

（一）工作依据

"国家基本公共卫生服务项目"自2009年启动以来，在城乡基层医疗卫生机构得到了普遍开展,取得了一定的成效。为进一步规范国家基本公共卫生服务项目管理,卫生部在《国家基本公共卫生服务规范(2009年版)》基础上,组织专家对服务规范内容进行了修订和完善,形成了《国家基本公共卫生服务规范(2011年版)》。该规范包括11项公共卫生服务内容,其中0~6岁儿童健康管理、孕产妇健康管理、老年人健康管理是三项主要内容。在《国家基本公共卫生服务规范(2011年版)》中,分别对国家基本公共卫生服务项目的服务对象、内容、流程、要求、考核指标及服务记录表等作出了明确规定,可作为社区基本公共卫生服务的参考依据。

(二)工作策略

1. **个体-群体相结合** 全科医生在日常诊疗服务过程中发现,个体患者的情况往往反映出一定的群体问题;社区人群整体情况又可为有效地促进个体患者"知、信、行"的改变提供方向,两者相辅相成。如在诊治高血压患者的过程中,一些患者认为只要没有症状则不必测量血压,血压正常了即可停药等。这种认识是不恰当的,究其原因,皆是因为缺乏高血压健康知识或在健康信念认识上存在错误而致——这就给群体健康教育提供了有针对性的需要解决的问题与生动的素材。全科医生如能在个体患者照顾中保持对群体问题的敏感性,主动发现群体问题,用与此相关的个体案例及时进行人群健康教育,则易于形成社区中人人关心健康、保护健康的良好氛围,从而大大提高个体健康照顾的效率和质量。

2. **不断完善现行保健工作** 政府部门所规定的重点人群保健内容既考虑到了人群健康危险因素的性质与程度,又考虑到了有限的经济投入,是进行综合考虑后确定的。如若要全面满足人群的卫生服务需求,提供高质量的卫生服务,还需要在日常中不断完善保健工作。例如妇女保健中的绝经期问题、儿童保健中的心理行为评价与干预问题、青少年的不良行为问题,以及老年人的空巢、孤独与需要家庭护理等问题,现行常规保健项目还不能完全覆盖。全科医生需要在工作中积极发现重点人群的各种保健需求并进行评估,尽可能根据社区人群和资源的特点制订组织服务计划,并在实践中不断充实完善现行保健工作。

3. **强化社区参与** 对于重点人群保健,社区参与是社区卫生服务与全科医疗成功实施的一个不可缺少的重要因素。实施重点人群保健需要各种社区资源,比如医疗保健及其他服务机构,包括社区服务中心(站)、慢性病院、护理院、养老院、善终服务院、托儿(老)所、助残机构、营养餐厅等;还有其他涉及社区居民生活质量的服务内容,包括营养咨询、心理咨询、家庭护理、送餐服务、环境改良服务等。此外,居民自助式的各种志愿者组织、市民学校、患者协会(俱乐部)等,也是吸引或动员社区积极参与卫生保健活动的重要形式。我国社区服务发展时间不长,目前上述社区资源发育尚不健全,亟待在短时间内发展完善;全科医生应在社区资源建设中发挥积极的引导与支持作用。

4. **努力建立合作团队** 重点人群保健涉及医疗、预防、健康教育、康复、心理、营养、环境、劳动保护等多个方面,其实施过程除了需要全科医生参与外,还需要多专业人员的积极配合与参与。例如在慢性病患者的规范化管理中,许多保健和日常生活管理知识与技能,可通过护理人员生动细致的宣传教育,将知识传播给患者及其家庭。社区诊断的流行病学调查,是对社区健康保健问题的发现、分析与评估过程,除了需要公共卫生人员现场访视、参与社区组织的动员外,还需要社区居委会工作人员及其他社会工作者的参与帮助。后者在社会学和公共关系方面更为擅长,无论对个体患者、家庭还是社区人群而言,他们都将起到重要的宣传、发动、协调和促进作用。

5. **积极拓展服务模式** 2012年11月,北京市首个医疗联盟正式成立,包括北京朝阳医院在内的11家三级、二级和社区医院将实现内部资源共享。这意味着在医疗联盟内部的会员单位可以实现"双向转诊"。除此之外,联盟内还将开设化验检查直通车,优先安排成员单位患者检查化验,三甲医院的专家也将定期到成员单位出诊、查房。这种模式的建立,对于社区重点人群,特别是老年人群、慢性病患者等会带来更多的便利。

第二节　社区妇女保健与计划生育指导

　　重点人群的保健与管理就是将重点人群保健的各个环节纳入一定程序中，做到程序化管理，从而促进重点人群保健目标的实现。妇女保健是以妇女"人人享有卫生保健"为总目标，以做好生殖调节为首要任务，通过保证母婴安全，从而控制妇女因生殖或生殖功能紊乱而引起的发病率、伤残率和死亡率的上升，达到提高妇女保健水平的目的。妇女保健管理工作则是运用妇产科学、流行病学及社会医学的理论和方法，以群体为对象，以预防保健为重点，以临床为基础，注重预防和治疗相结合，保健与临床兼顾，依靠广大妇产科工作者和社区卫生服务人员的共同努力，从而有效地提高妇女健康水平。

　　随着医学科学技术的发展和公共卫生工作的深入开展，如避孕节育技术的发展和普及，使我国妇女的健康水平有了明显的提高。很多产妇的产后出血及感染得到了更好的预防和控制；孕期内合并症得到了较好的处理，因而使孕妇死亡率有了明显下降。同时，由于围产医学的发展，孕产监护技术的改进，母婴统一管理的实施，使婴儿死亡率也有了大幅度下降。但是，随着生殖医学的进步，妇女平均寿命的延长，社会交往的增加，妇女保健也面临着许多新的问题和需求，如：性传播疾病的发病率不断上升、少女未婚先孕、生殖道感染所致的不孕症，因节育技术在某些地区不普及导致的计划外妊娠，伴随乡镇工业发展而来的女工劳动保护问题以及日益增多的更年期、老年期妇女的保健问题等多有发生。上述问题使妇女保健已由传统的单纯以母婴保健为中心的工作范围，进入到一个更加广泛、深入的领域。

一、社区妇女的生理、心理特点及其常见健康问题

　　妇女是指15岁以上的女性，要经历青春期、孕产期、哺乳期和更年期等一些特殊的生理时期。在不同生理时期，女性全身各个系统，尤其是内分泌系统的变化较大，较易发生感染性、损伤性疾病，对环境中的危害因素也比较敏感。在妇女的不同生理时期，有着不同的生理、心理特点及常见的健康问题。

　　1. 青春期　青春期（adolescence）是指从儿童到成人所经历的一个转变时期。在医学上通常把青春发育征象的开始出现到生殖功能发育成熟为止的一段时期称为青春期。也有人将性特征出现到身体停止长高这一阶段称为青春期，女性一般从11～12岁开始进入青春期，到19～20岁结束。这个阶段的特点是身体、心理逐渐趋向成熟，但是不同地区、种族、个体之间的差异很大。

　　生理上，在月经初期之前一段时期，性腺开始分泌激素，为青春前期，此期出现最早的特征是乳房发育。一般在10～11岁时乳房开始发育且隆起，随后出现阴毛，之后半年到1年出现腋毛，同时身高迅速增长，成为增长高峰期。当少女开始出现周期性阴道出血时称为月经初潮，它是性成熟的临床标志，其平均年龄约在13～16岁之间。遗传因素、营养因素、气候及疾病都可能影响性成熟和初潮的出现。

　　随着年龄的增长，少女心理上开始出现独立意识，想摆脱父母管束，追求平等和自由，寻求别人的理解，在同龄人之间去探索共同认可的行为标准，所以会导致与长辈的矛盾。在此期间，少女的理想主义色彩较浓，富于幻想，不因循守旧，不满足于现有的答案，但又由于生活阅历有限，对社会和自然界认识不足，缺乏正确估计自己与他人的能力，有时对是非难以分辨。由于独立意识发展和认识能力不足之间出现矛盾，可引起心理问题，甚至导致心身危害。少女在此期间情绪的主要特点是兴奋性较高、兴奋和抑制相互转化较快，由此容易出现情绪波动，并带有明显的极端特征。随着性功能的发育，少女朦胧地产生了性意识并渴望探究其中的奥秘。少女性意识的发展一般可分为以下四个阶段，即疏远异性、模仿及崇拜他人、吸引异性

的注意和浪漫的早恋。

少女期常见的健康问题主要是因缺乏经期卫生保健知识、良好的卫生习惯、必要的性知识及道德法制观念而产生不当的性行为，易引发月经病、妇科感染性疾病，并可导致不良性心理健康问题。

2. 孕产期（pregnancy and childbirth period） 孕产期是妇女一生中生理和心理变化较大的时期，也是妇女暴露于与妊娠、分娩有关的各种危险因素中及易患妇产疾病的时期。

生理上，孕期妇女全身器官负担加重，易发生各种妊娠并发症，孕妇原有的一些疾病也会因妊娠而加重。心理上，由于孕期生理的改变有可能导致孕妇情绪上的相应改变，而孕妇的情绪对胎儿的发育有很大的影响。例如，当孕妇的情绪过度紧张，肾上腺皮质激素就会分泌过多，就可能阻碍胎儿上颌的发育而形成腭裂；长期处于忧郁状态的孕妇，血液中营养成分不足，常会引起早产或造成胎儿瘦小体弱；严重的生理和心理的改变甚至可能会造成流产、早产、死胎以及难产等异常结局，因此一定要注意预防和及时治疗感染等疾病。在产后哺乳期，产妇既要进行自身恢复，又要负担起哺育和照看新生儿的重任，易发生的问题主要包括生殖道的感染和出血、乳腺炎等。心理上可能因角色由青春期女性成为母亲的这种突然转变，照顾和哺养儿童的负担而容易出现心理障碍，如产后抑郁症等。

3. 更年期（menopause） 更年期是妇女从生育功能旺盛逐步走向衰退的过渡时期，通常持续8~12年，一般可以分为绝经前期、绝经期与绝经后期。

生理上，更年期妇女主要表现为性腺功能的逐步减退，卵巢内卵泡明显减少，导致排卵减少或停止排卵，卵巢合成的性激素减少或停止，引起月经周期紊乱、经量减少，最终进入绝经期。绝经前期与生育期还有一段交叉时期，此期内月经周期可能正常或不正常，但仍有受孕的可能和避孕的需要。

心理上，由于激素水平的变化，可能出现自主神经功能紊乱，血管舒缩异常；雌激素的减少可能导致骨质疏松或骨折。妇女进入更年期，多年的心理平衡被打乱，而尚未建立新的心理平衡，势必带来心理上的重大变化；加之体内激素的改变，使这一时期的妇女常发生精神状态的改变，如出现悲观、忧郁、烦躁不安、失眠、神经质等更年期综合征的表现。心脑血管疾病、恶性肿瘤的患病率都有增高。

二、社区妇女的保健与计划生育指导

1. 孕产妇保健系统管理 凡确诊为怀孕的妇女应填写孕产妇系统管理保健手册，定期到所属医院或社区保健机构进行产前检查和保健。孕产妇怀孕3个月内检查1次；3个月后每4周检查1次；7个月后每2周检查1次；9个月后每1周检查1次。妊娠36周后持保健手册到医院住院分娩，出院后母婴一同转入社区保健机构进行产后3、7、14、28、42天随访检查登记，发现问题及时解决和处理。若发现孕妇有高危因素时，按高危妊娠专案管理，此时应酌情增加产前检查次数。孕产妇具体管理工作内容包括：

（1）健康教育：采用多种形式开展健康教育，普及围生期保健知识，使居民懂得和掌握各个时期的保健要求，提高孕产妇的自我保健能力，动员社会和家庭关心和支持母婴保健与安全工作。

（2）早孕保健：做到早发现、早检查、早确诊，如发现高危孕妇应及时转诊处理，避免病毒感染和接触有害物质，避免乱服药打针，建立孕产妇保健卡或围生期保健卡。

（3）产前检查：建立健全产前检查制度，提高孕12周前检查1次的初检率，孕20~36周检查3~5次，以后每周（农村每月）1次，直至分娩。提高产前检查的质量，加强对孕妇健康和胎儿生长发育的观察指导，进行必要的化验检查，防治妊娠高血压综合征、胎位异常等。认真填写有关的统计表、卡等。

(4) 高危妊娠筛查、监护和管理：通过产前检查及时筛选出高危孕妇，进行专门登记和重点监护，按其危险程度及早转入上级医疗保健单位诊治，并全面衡量其危险程度，选择最有利的分娩方式；属妊娠禁忌证者，应尽早终止妊娠。

(5) 产时保健：严格执行接产操作常规，加强产程观察，预防和正确处理难产，提高接产质量，严格掌握手术指征；进行床边教育、端正心态，减少不必要的手术产。防治滞产感染、出血、窒息、冻伤，加强高危产妇的分娩监护等。

(6) 新生儿保健：掌握新生儿健康状况，对急危重症新生儿进行重点监护、严密观察。正常新生儿要早吸吮，促进母乳喂养。严格消毒隔离制度，防治交叉感染。儿科医师应进产房协助抢救新生儿，产前、产后给母亲传授新生儿喂养和护理知识。

(7) 产褥期保健：严格执行产褥期护理常规，防治产褥感染。开展产后访视，做到产后和出院后出访，半个月和满月时再各访视1次，产后42天做全面检查1次。指导产褥期卫生，进行新生儿卡介苗初种。

(8) 建立孕产妇及围生儿死亡评审制度：定期对社区内的孕产妇死亡、围生儿死亡情况及原因进行调查分析，找出围生保健工作的薄弱环节，明确工作的努力方向，制订改进措施，促进工作的开展。

2. 妇女社区保健内容

(1) 建立和健全社会妇幼保健网：妇幼保健网是指由妇幼保健专业机构形成的组织系统，是进行社区妇幼保健工作的组织保证，是开展社区妇幼保健工作的组织基础。中国原有的城乡三级卫生保健网可以作为社区妇幼保健的网络。

(2) 开展社区调查：通过社区调查了解所在社区妇女的人口数、年龄构成、健康状况、主要危险因素及卫生保健需求，以便制订社区妇女保健工作计划，有针对性地开展社区妇女保健工作。

(3) 提供社区妇女保健服务：根据社区调查的结果，针对社区内妇女的健康状况和卫生问题以及卫生保健的需求，提供相应的服务。服务的内容应该包括有关妇女预防保健知识宣传教育和健康咨询；开展青春期性教育与咨询；婚前检查与咨询；计划生育咨询与技术服务；计划免疫；定期健康检查；妇女疾病的防治等。也包括对妇女开展系统健康管理。

(4) 建立非政府支持组织：社区保健强调社区群众的有效参与，可以在社区中成立一些非政府组织和妇女小组等，以促进社区妇女的有效参与。世界卫生组织指出：任何一个政府所提供的卫生保健及社会服务都不足以取代非政府支持系统的作用，即使它有意图完成该项任务但是也不可能完全达到。妇女小组等非政府组织是社区专业保健机构与社区群众的中介，是社区保健活动中的骨干力量，在传播卫生保健知识、改变人们行为等方面具有重要的作用。

(5) 在全科诊疗中注重妇女健康：全科医生应强化妇女保健意识，提高对妇女不同生理时期常见疾患的诊疗能力；并熟悉必要的筛检咨询项目与内容，认清特定的疾病状况，如果出现高风险怀孕包括未成年怀孕、高龄初产妇女等，或孕期贫血、血压较高、蛋白尿、体重增长过快、尿糖阳性、早破水等问题，一经发现就及时联系会诊或转诊，以确保孕妇与胎儿的安全与健康。

第三节 社区儿童保健

一、社区儿童的生理、心理特点及其常见健康问题

儿童（childhood）是指0～14岁（或0～12岁）的人群，从胎儿、婴儿、幼儿、学龄前儿童发展到学龄儿童，他们在形体上、生理上和心理上都不断发生变化，是一生中生长发育最快

的阶段，也是奠定一生身心健康的基础阶段。儿童的免疫功能尚不健全，缺乏独立生活和保护自己的能力。因此，儿童作为社区重点人群，必须从胎儿期开始进行保健，通过全面系统的保健工作，才能保障他们的身心健康，提高健康水平。

根据不同年龄段儿童生长发育过程中所表现的不同特点，可将儿童分为婴儿期、幼儿期、学龄前期和学龄期，各期儿童的身心发育特点及健康问题有所不同。

1. 胎儿期　胎儿期保健以孕母保健为重点。保证营养，合理安排生活工作；积极预防感染、妊娠高血压综合征、流产、早产、异常产等情况；妥善处理孕母心、肺、肾等慢性病；慎用药物。通过遗传咨询、产前诊断、新生儿期先天性代谢病筛查、补充叶酸等手段，降低异常产、早产、宫内生长迟滞、新生儿窒息和感染等的发生率。

2. 婴儿期　从出生到1周岁以内为婴儿期，其中从出生到28天为新生儿期。初生新生儿脱离母体独立生活，其生活调适能力不够成熟，故发病率、死亡率都较高，因此应加强出生时新生儿的保护和处理，重视第一周内新生儿护理、喂养，及时处理产伤、窒息和感染。在婴儿期，由于大脑皮层功能不成熟，全身各器官系统的功能尚不完善，对高热、毒素及其他有害因素的抵抗力弱，容易发生抽搐、呕吐、腹泻、呼吸道感染、营养不良等问题。婴儿期是整个儿童期死亡率较高的时期。

3. 幼儿期　从1周岁到3周岁以内为幼儿期。这一时期由于从母体获得的先天免疫功能已消失，自身的免疫功能尚未完善，幼儿期的儿童容易发生传染病和寄生虫感染；随着幼儿活动范围的加大，因其缺乏自我照顾的能力，因此容易发生意外事故；由于喂养不当，还可能发生营养不良。

4. 学龄前期　从3周岁到6~7周岁内为学龄前期。这一时期儿童抵抗力比幼儿期有所增强，但仍然易发生传染病和寄生虫病、意外事故等；如果教养不当还可能出现行为异常。

5. 学龄期　从6~7岁到12~13岁间为学龄期。本期特点为身体的生长发育稳步增长，除生殖系统外到本期末各器官系统功能已接近成人水平；智力发育也日臻成熟，这一时期是儿童接受文化科学教育的良好时机。此期应保证营养，创造良好的生活学习环境，养成良好习惯与正确的坐、立、走、阅读等姿势，加强体育锻炼，预防疾病和意外伤害，注重德、智、体、美全面发展。尤其要注意健康人格的培养与形成。

二、儿童的社区保健

儿童保健工作的基本任务是根据儿童生长发育的特点，对他们进行预防保健指导，不断降低其发病率和死亡率，增强儿童体质，促使儿童身心正常发育，健康成长。目前，我国儿童保健工作已由防治小儿常见病和多发病发展到促进儿童的体格发育和心理卫生，由单纯的生物医学模式向生物-心理-社会医学模式发展。

随着医学模式的转变，儿童保健工作由单一服务逐步扩展到系统服务；由只注意身体的健康逐步发展为注重身心的全面健康；由单纯的妇幼保健机构承担其任务，逐步发展为全社会、各医疗卫生部门都来承担儿童的预防保健工作。儿童保健系统管理工作的内容也不断扩大，由简单的问诊检查，发展到系统的喂养指导、科学育儿知识宣传、心理咨询、生长发育监测与评价及定期健康检查，上述工作均有利于儿童身心疾病的早预防、早发现、早治疗。

1. 儿童保健系统管理　为了更好地保证社区儿童的健康，需要对儿童保健进行主动的系统管理。我国开展了主要针对7岁以内的儿童尤其是新生儿和3岁以下婴幼儿的儿童保健系统管理工作。

城市儿童保健系统管理的运行程序，是以街道或居委会为单位，由所在辖区的医疗保健机构承担，并根据其能力大小实行就近划片包干责任制。农村儿童保健系统管理依靠三级妇幼保健网络，以乡为单位，实行分级分工负责制，乡村配合，共同做好儿童保健系统管理工作。疑难病患儿转县（市）级以上医疗保健机构处理。城乡儿童保健系统管理措施包括：

①建立儿童保健系统管理的保健卡（册）：婴儿出生后即建立系统保健卡（册），做到一人一卡（册），并交由承担系统保健的机构管理。

②开展新生儿访视：婴儿出生并返家后，由妇幼保健人员到产妇家中随访，做好记录，填写系统保健卡（册）。在新生儿期要求访视3～4次，至少应访视2次（初访、满月访），对体弱儿应酌情增加随访次数，并专案管理。访视中，除了解和观察一般情况外，要进行全身检查，指导合理喂养和护理。

③定期健康体检：儿童保健系统管理要求对0～6岁儿童，重点是3岁以下婴幼儿进行定期的健康体检。时间为1岁内每季度3次，1～2岁每半年1次，3～6岁每年1次，体检时填写保健卡（册、表）。有条件的地方可适当增加体检次数和项目。体弱儿应专案管理。

④生长发育监测：为了及早发现生长缓慢现象，适时采取干预措施，保证儿童健康成长，儿童保健系统管理要求根据实际情况推广使用小儿生长发育监测图来进行生长发育监测。这种方法指标单一，简便易行，只需连续地测量小儿体重，绘出体重曲线，即可动态观察婴幼儿生长发育趋势。该方法要求1岁以内测体重5次，1～2岁测3次，2～3岁测2次。

⑤体弱儿的管理：对儿童保健门诊和系统管理中发现和筛选出的体弱儿要进行专案管理。体弱儿是指低体重儿（出生体重小于2500g）、早产儿、弱智儿、佝偻病活动期、患遗传代谢病等疾病的儿童。对体弱儿要采取针对性措施，定期访视，指导家长正确护理喂养，并注意保暖，防治感染等。要督促家长及时带患儿就医，建立专案病历，制订治疗方案，定期复诊治疗。待恢复正常和疾病治愈后，转入健康儿童系统管理。

⑥健康教育：在儿童保健特别是系统管理中，健康教育是必不可少的，要采取多种形式，利用各种媒介大力宣传优生、新生儿护理、科学喂养、营养、疾病防治、健康行为等儿童保健知识和儿童优教知识，提高广大群众的健康意识，养成良好的卫生习惯，适时利用医疗保健服务，促进儿童健康成长。

2. 儿童保健内容

①儿科疾患诊疗：儿童疾患的诊疗是全科医疗中的重要内容，因此，全科医生要熟练掌握各类常见儿科疾患的诊治，特别是对儿科急诊、急救知识技能的运用，以保证急诊、急救时服务到位。

②有针对性的预防保健：熟悉社区家庭情况是全科医生预防儿科疾病、提供儿童保健的优势。要选择适宜的题材与方式，有针对性地对儿童、特别是家长进行个体与群体相结合的健康教育；协助专职儿童保健人员进行儿童各阶段体格、精神智力复查与免疫接种；以便有效地预防社区儿童常见病、多发病。

③主动发现个案：全科医生对儿童及其家庭的密切接触，有利于及时发现各种生理、心理、社会方面的异常情况，并及时进行调适。如在诊疗中发现患病儿童家庭中"真正的病因"，或从儿童生理疾患的表象中觉察背后的精神心理社会问题，包括父母失和、虐待儿童、"留守儿童"孤独问题等，并通过与有关部门联系及时解决这些问题，都将对社区儿童健康成长极为有益。

第四节　全科医疗中的老年保健工作

目前，国际上对老年人年龄的划分尚无统一标准，发达国家一般将65岁以上者定为老年人，而发展中国家多将60岁以上者定为老年人。我国目前仍以60岁作为老年的起点年龄，又将69岁以下者称为低龄老人，70～79岁者为中龄老人，80岁及以上者为高龄老人。

2006年，中国政府向国内和国际社会首次发布了《中国老龄事业的发展》白皮书，指出

第十二章　重点人群中的全科医学服务

20世纪末，中国60岁以上老年人口占总人口的比例已经超过10%，按照国际通行标准，中国人口年龄结构已开始进入老龄化阶段。进入21世纪后，中国人口老龄化速度加快。2013年底，中国60岁以上老年人口近2.02亿，占总人口的比例达14.9%。中国作为世界上最大的发展中国家，如何在老年人口基数增大，人口老龄化加快而且发展不平衡的条件下，保障老年人的合法权益，促进老龄事业的发展，是社会发展中面临的重大问题，也是我国人口老龄化所面临的严峻形势。

老年阶段是人生的最后阶段，老年人的身体器官及各项机能逐渐衰退，身心健康成为影响老年人生存状态的主要问题，由此带来的除了自身的痛苦之外，还会影响到家人亲友的生活和工作，甚至影响到整个社会的发展。所以，老年人的健康不容忽视，老年人的健康需求与医疗照顾，也随着人口老龄化而显得越来越重要。老年人是生活社区内的重点人群，不断完善的社区卫生服务体系，及各项保健措施的落实，是在社区范围内基本满足老年人群健康需求与医疗照顾的最大保障。

一、老年人的生理、心理特点及其常见健康问题

（一）老年人的生理特点

随着年龄的增加，人体自我更新的能力越来越弱，表现为体表外形改变、器官功能下降、机体调节控制作用降低。主要表现为全身各系统，如皮肤感官、呼吸系统、循环系统、消化系统、泌尿系统、内分泌系统、生殖系统、免疫系统、肌肉骨骼系统、神经系统等全面生理性老化，人体免疫功能逐渐下降。

1. 外貌及体型的变化　外貌及体型的改变是最为明显的。须发变白、稀疏、脱落；皮肤皱纹变得深而密集，皮肤干燥、粗糙，弹性和韧性下降，发生松弛下垂；面部、手背等暴露部位因脂褐质明显增加，出现老年斑和其他局部色素性改变；头颅骨变薄，牙龈与牙槽萎缩、牙齿松动脱落，形成老年人特有面容。脊柱的椎体由于承受体重而被压缩；椎间组织萎缩；脊柱弯曲度增加而出现驼背，脊柱纤维弹性变小，加之肌肉萎缩，下肢长骨弯曲导致身高逐渐减低，身材变矮。

2. 器官及组织的变化　老年人器官及组织的实质细胞数量减少，在60岁时减少为旺盛期的70%左右，细胞间质增加，脂肪组织增多，结缔组织的胶原及弹力蛋白变性。由此骨骼肌肉变薄，心、肺、脑、肾、胃肠等器官的生理功能下降，多数腺体的分泌功能降低。此外，还出现感觉器官退化（眼花、耳聋）及近期记忆力减退等。

3. 代谢与生理功能的变化　随着年龄的增长，老年人活动量减少，合成代谢降低、分解代谢增高，引起细胞功能下降，各脏器的功能减退，机体基础代谢率下降，各项生理功能发生改变。骨的无机盐含量下降，导致骨密度降低、骨强度下降；组织对胰岛素的敏感性下降及肝细胞总的代谢功能衰退、工作能力降低，导致糖代谢功能逐渐下降；血脂代谢紊乱，血中三酰甘油明显升高，而血清脂蛋白脂酶的浓度下降，总血脂水平升高；蛋白质代谢紊乱，血浆白蛋白常见减少，而血浆球蛋白量增多，白/球比值减少。

4. 各系统的生理变化

（1）循环系统：心脏产生明显的退行性变化，心肌纤维数量减少，功能也明显减弱；交感神经和副交感神经的敏感性降低，对心率的调控能力下降，易发生心律不齐；血管系统改变主要是血管壁中胶原纤维增多，弹性纤维减少，动脉血管内膜逐渐粥样变性，血管增厚变硬，弹性下降，阻力增加，导致血压升高。同时动脉粥样硬化斑块形成后导致管壁变硬和管腔变窄，引起各器官血流量减少。

（2）呼吸系统：老年人呼吸肌萎缩，胸廓变形、变硬，顺应性降低，呼吸频率及深度受限，肺部组织膨胀不全；呼吸道黏膜和肌纤维萎缩，呼吸道管腔扩大，无效腔增加，肺组织萎

缩，毛细血管减少；肺泡变薄，数量减少，弹性减退，肺不能有效扩张，致肺通气不足。同时使肺泡扩大、融合，造成肺气肿，余气量增大。以上变化使老年人的肺活量、时间肺活量、肺通气量和最大通气量均减少。

（3）消化系统：老年人牙周组织发生退行性变，舌部味蕾萎缩、数量减少、味觉功能退化，胃酸分泌不足，各种消化酶活性下降，从而影响食物的消化吸收。

（4）泌尿系统：随着年龄的增加，肾结构发生退行性变，不可避免地导致肾功能减退。老年人膀胱肌层萎缩、变薄、纤维组织增生，容量变小，老年人排尿次数增多。因老年男性前列腺肥大、老年女性膀胱出口处腺体增生，都会影响排尿，引起尿失禁、尿频、尿急和夜尿增多等症状。

（5）血液系统：血液系统老化主要表现为骨髓功能的衰退和数量的减少，造血组织逐渐被脂肪和结缔组织所代替。产生血细胞的红骨髓减少，黄骨髓增多，造血功能降低，红细胞和血红蛋白减少，可引起贫血。老年人粒性白细胞数量变化不大，但白细胞功能降低，容易感染。

（6）生殖系统：无论男性还是女性，随着年龄的增加，生殖器官逐渐萎缩和纤维化而出现生殖能力逐渐下降。

（7）神经系统：60岁以后脑细胞逐渐萎缩，大脑皮层面积减小，脑回逐渐变小，脑沟逐渐增大，脑重减轻，导致肌肉运动障碍、动作缓慢、运动震颤麻痹等。脑室和蛛网膜下腔扩大，脑脊液增多。脑细胞内营养物质的含量和代谢水平均降低，核糖核酸含量迅速下降，影响脑细胞内蛋白质的合成，细胞中不饱和脂肪酸因过氧化作用而产生的脂褐质（老年色素），严重影响脑细胞的正常功能活动。老年人小动脉硬化，脑血流量减少，氧供应不足，可出现近期记忆力减退、注意力不集中、反应迟钝、失眠及运动不准确等功能衰退表现，出现站立姿势不稳、跌倒、撞伤等意外事故。

（8）内分泌系统：老年人各种腺体老化，功能下降，分泌的激素水平发生紊乱。比如男性睾丸功能退化，生精能力和雄激素分泌量均下降，生殖能力亦随之减弱并最终丧失；甲状腺功能下降，代谢率降低，出现怕冷、皮肤干燥、心率减慢、倦怠等症状；糖皮质激素分泌减少，引起对外伤、感染、手术等有害刺激的反应能力差。

（9）免疫系统：随着年龄的增加，人体免疫功能逐渐下降，与机体衰老成平行关系。老年人胸腺素水平和白细胞介素-2产生减少，T淋巴细胞在抗原刺激下转化为致敏淋巴细胞的能力明显减弱，对外来抗原的反应减弱，B淋巴细胞对抗原刺激的应答随年龄的增长而下降，抗原和抗体间的亲和力下降，免疫细胞的识别能力随年龄的增长而减弱，除攻击外来病原体外，也会攻击自体组织，引起抗体衰老或死亡。

（二）心理特点

老年人的心理功能相对于生理功能而言，其发展与变化趋势更为复杂和多样，不同心理素质的老年人其心理功能有其不同的变化特点。社会、文化、环境等因素也往往使各项心理功能发展变化的趋势发生较大程度的改变。老年人的各种生理功能进入衰退阶段，这必将引起心理的变化，使老年人的心理具有特殊状态，同时老年人社会角色的改变，也必然引起其特有的心理变化。

1. 认识变化　老年人独特心理结构中各个因素的衰退是不平衡的，而且心理因素之间有互补作用，能够自觉地扬长避短，所以，老年人智力衰退既有普遍性又有个体的差异性。

（1）记忆改变：老年人在记忆方面的退化，表现为对往事记忆完好，对新鲜事物难以记住；认识熟人，却叫不出名字；电话号码、人名、地名往往记不住；记忆效率降低。老年人的记忆易出现干扰或抑制。尤其是在信息的主动提取方面，老年人的记忆障碍表现得尤为明显，甚至有时会出现错构与虚构的情况。

（2）思维减慢：由于记忆力的减退，老年承受记忆的负荷减低，构成抽象思维能力、逻辑推理能力下降。解决问题的能力随年龄增长而下降,批判性思维能力也有所下降,因此,老年捕捉信息及使用信息都显得很笨拙,解决问题的灵活性也受到影响。

2. 情绪与情感变化　老年人丰富的生活经历使他们在漫长的生活中形成了一些对事物的固定看法,晚年可能由于家庭及社会环境的变迁等因素影响,会表现出一些不同性质的精神行为障碍。如孤独、多疑、自卑、抑郁以及情绪不稳、脾气暴躁等。有些老人还伴有人格丧失和异常行为等,构成老年人的社会和家庭问题;还有一部分发展为老年性痴呆。

(三)常见健康问题

老年人健康是一个相对概念,其衰老、疾病和健康并无明显界限。老年人的各重要脏器的功能都开始有不同程度的下降,随着年龄的增长,这种下降的趋势会更加明显。老年人患病率以及疾病的严重程度也日益增高。约70%的老年人同时患有两种或两种以上的疾病。

1. 身体健康问题　老年人健康问题的内容包括常见慢性病及其急性合并症,涉及全身各个系统。慢性问题如:骨关节病变、高血压、心脑血管病、恶性肿瘤、糖尿病、伤害与意外事故的不良影响、慢性肝病与肝硬化、眩晕、听力障碍、视力障碍、白内障、尿失禁、静脉、动脉硬化、慢性肺部疾病、痔疮、便秘、慢性肾病、甲状腺功能低下、帕金森病;精神疾病如抑郁症与痴呆、皮肤炎症以及各种功能障碍等。急性问题如:脑卒中、急性心肌梗死、急腹症、流感、肺炎、伤害与意外事故、骨折、腹泻等。此外,跌倒、药物反应、功能老化、高龄等情况,均可导致急、慢性病发生,故也应列为其健康问题;另外,可能致病的外因、就医情况、诊疗处置程序等对老年人健康的影响,都可导致其医疗保健需求。

2. 心理健康问题

(1) 失落感:离退休后,老年人的主导活动和社会角色发生了改变,从工作单位转向家庭,其社会关系和生活环境显得陌生,加上子女离家,过去那种热闹的氛围一去不复返,对新的生活规律往往又不能很快适应,一种被冷落的心理感受便会油然而生。

(2) 孤独感:由于子女逐渐独立,老年人又远离社会生活,自己体力渐衰,行动不便,与亲朋好友的来往减少,信息交流不畅,因此容易产生孤独感。老年人具有自己既定的人际交往模式,不易结交新朋友,人际交往的范围逐渐缩小,从而引发封闭性的心理状态,这是老年人孤独情绪形成的重要原因。

(3) 疑虑感:尽管年岁日增,但老年人常常自觉经验丰富,一旦退休就无从发挥作用,自尊心受挫,有"英雄无用武之地"之感,于是会产生空虚、寂寞、受冷落等不良情绪,往往误以为自身价值不复存在,久而久之就会低估自己甚至认为自己已经年老无用了。这种自卑感一旦形成,老年人就会经常对自己产生怀疑,忧心忡忡,表现出过分的焦虑。

(4) 抑郁感:以上失落、孤独、自卑、疑虑的情绪情感对于老年人的心理都会产生负面的影响,而且老年人在现实生活中容易遭受挫折,不顺心、不如意之事时有发生。例如,遇到家庭内部矛盾和纠纷,子女在升学、就业、婚姻等方面有困难,自己的身体日趋衰弱,疾病缠身等情况时,许多老年人就会长吁短叹、烦躁不安、情绪低落或者郁郁寡欢,这都是抑郁的表现。

(5) 恐惧感:随着身体的老化,老年人变得越发害怕生病。一方面是担心生病后生活难以自理,给家人和晚辈带来麻烦,变成家庭的累赘;另一方面,一旦生病,特别是重病,老年人似乎就感觉离死亡不远了。老年人对疾病和死亡通常会产生恐惧感。

二、老年人的社区保健

(一)我国老年人的社区保健

早在1996年,《中华人民共和国老年人权益保障法》中明确地指出:"发展社区服务,逐步建立起适应老年人需要的生活服务、文化体育活动、疾病护理与康复等服务体系"。2001

年,《中国老龄事业发展"十五"计划纲要(2001—2005年)》的总目标中提出,应建立以城市社区为基础的老年人管理与服务体系;坚持因地制宜、分类指导、突出重点;把老龄工作的重心放在社区、基层;建立健全督查和评估机制。老龄化人口的社区保健服务是以老年人为对象开展的社区健康教育服务。老年人脱离了工作岗位,有大量的余暇时间,有消除孤独寂寞、向往健康长寿、重建社会参与圈的强烈愿望,社区健康教育服务是实现其愿望的一个重要途径。应建立以家庭养老为主、社区服务为依托、社会养老为补充的包括以老年福利、生活照料、医疗保健、体育健身、文化教育和法律服务为主要内容的老年服务体系和老年保健模式。

1. **建立和健全老年社区保健网** 社区开展老年保健系统管理工作需要社会、社区各部门的支持和配合。因此,全科医师作为开展社区老年保健系统管理工作的主角,需要与社区内卫生及非卫生部门通力协作,建立和健全老年社区保健网,共同做好社区老年人的医疗保健工作。除卫生部门外,中国的老年保健组织行政机构还有老龄委员会,从中央到省、市、县、乡各级都建立了老龄工作办事机构;以及民政部门,从中央民政部到省级市级民政厅局、县级民政局、乡镇民政干事,组成了负责管理老年人福利事业的各级机构。

2. **建立健全老年人健康档案** 老年人社区保健的服务对象是社区内所有老年人。每个老年人因健康状况和生存质量的差异,所需的服务项目和内容是不同的。因此,必须对老年人的健康状况、生存质量以及潜在的卫生服务需求进行调查,并对调查获得的资料进行科学的分析和评价,在此基础上建立老年人健康档案,为开展社区老年人的分级管理及制订社区医疗保健计划提供依据。

3. **开展社区老年人的系统管理工作** 不同年龄的老人生理功能的衰退程度不同,不同老年人在生命活力、患病情况、生活自理能力上各有差异。有必要将社区内的老年人,根据其生活自理能力、年龄、患病情况等方面的差异,逐个进行分析,分为不同的类型,分别给予不同的医疗保健监护,实行分级的系统管理;并提供从健康教育、心理咨询到住院、门诊治疗、日常生活护理等一系列系统的、连续性的卫生保健服务,才能真正实现主动服务、预防为主、适宜服务、避免浪费、提高效率的社区保健宗旨。

4. **建立社区非政府支持组织** 社区非政府支持组织是指社区内的一些对老年人具有帮助和支持作用的群众组织。因为,对老年人的照料不能仅限于疾病,而应包括整个老年时期的幸福生活。老年社区保健也不应仅限于提供医疗卫生服务,还应包括其他社会服务。社区非政府组织通过组织老年人开展各种有益于身心健康的文体活动、互助互济活动等,在老年人社区保健工作中发挥着巨大的作用。

(二) 老年人社区保健的重点关注人群

1. **高龄老年人** 高龄老年人是体质脆弱的人群,高龄老年人群体中60%~70%的人患有慢性疾病,常有多种疾病并存。进入高龄阶段,老年人的健康状况不断退化,同时心理健康状况也逐渐衰退。因此,高龄老年人对医疗、护理、健康保健等方面的需求加大。

2. **独居老年人** 随着社会的发展以及我国推行计划生育政策使得家庭已趋于小型化,人口的老龄化使老年家庭所占的比例不断增加。特别是我国农村地区,青年劳动力人群逐渐从农村向城市流入,导致老年人独居的现象更加严重,出现"留守老人"。老年人群对医疗保健的社区服务需求程度较高,加之独居老年人就医较为困难,因此,针对该人群进行定期巡诊、送医送药上门、提供健康咨询或开展保健服务具有重要的意义。

3. **丧偶老年人** 随着年龄的增加,丧偶老年人会不断增多。丧偶对老年人的生活影响很大,所带来的心理问题也非常严重。丧偶使多年的夫妻生活所形成的互相关爱、互相支持的平衡状态突然被打破,使夫妻中的一方失去了关爱和照顾,常会导致丧偶老年人感到生活无望、乏味、甚至积郁成疾。据世界卫生组织报告,丧偶老年人的孤独感和心理问题发生率高于有配偶者,这种现象对老年人的健康是有害的,尤其是新近丧偶者,常导致原有疾病的复发。

4. 患病的老年人 老年人患病后，身体状况差，生活自理能力下降，需要全面系统的治疗。而就医与治疗会加重老年人的经济负担，为缓解经济压力，部分老年人会自行购药、服药，有时会造成对病情的延误诊断和治疗。为避免这种情况，应做好老年人的健康检查、健康教育和保健咨询工作，并引导老年人配合医生的治疗，从而促进老年人的康复。

5. 新近出院的老年人 近期出院的老年人因疾病未完全恢复，身体状况差，需要继续治疗和及时调整治疗方案。这种老年人如遇到经济困难等不利因素，疾病极易复发甚至导致死亡。因此，从事社区医疗保健的人员，应根据老年患者的情况，定期进行随访。

6. 精神障碍的老人 老年人中的精神障碍主要是痴呆患者，包括血管性痴呆和老年性痴呆。随着老年人口增多和高龄老年人的增多，痴呆患者也会增加。痴呆使老年人生活失去规律，并且不能自理，常伴有营养障碍，从而加重原有的躯体疾病。因此，痴呆老年人需要的医疗和护理服务明显高于其他人群，应引起全社会的重视。

(三) 老年人的社区保健内容

1. 健康教育 老年人的适应能力、抗病能力和代谢能力都有明显的降低，有必要接受有关专业人员的教育和指导。通过健康教育，使老年人自己能制订合理的生活计划，建立良好的行为生活方式，例如保持适量的体力活动，生活要有规律，保持充足的睡眠，平衡膳食，注意营养的搭配，可适量饮茶，戒烟限酒，保持心情舒畅平静，不宜过于激动等。

2. 健康检查 老年人要定期进行身体检查，每年至少1次。全科医生应根据周期性健康检查的要求，对老年人开展体检。发现问题及时采取措施，必要时向上级医院转诊。

3. 日常活动管理 全科医生应对老年人的日常生活给予必要的指导。

①饮食：由于老年人胃肠减退以及营养不良、偏食等原因，进食量逐渐减少，同时代谢量及运动量也逐渐减小，所以老年人饮食宜清淡，应减少盐的摄入量，每天不超过5g。此外，还应多吃蔬菜、水果，增加钙的摄入，宜多吃一些海藻、小虾、牛奶等含钙量丰富的食物。

②排便：老年人常因食量减少，纤维素摄入不足，胃肠功能低下以及腹肌收缩力降低等原因而引起便秘。为防止便秘，可适当多吃一些富含纤维素的食物，也可以采用清晨饮一杯水、果汁或蜂蜜水等通便措施。多鼓励老年人在有便意时排便，必要时可采取栓剂或灌肠。

③排尿：部分老年人肾功能减退，膀胱颈部硬化或患有神经性膀胱炎、前列腺增生而易引起排尿障碍，常出现尿少、尿频、夜间尿频、尿失禁以及尿线变细等症状，应采取措施加强指导，如控制晚餐后摄入过多的水分，注意保暖，床边备有夜间使用的便壶等。

④体重控制：肥胖是影响健康和长寿的重要因素，还会给支持体重的关节增加负担。降低体重的原则有两条，一是减少热量的摄取，控制糖类以及脂肪的摄入量，但不应减少蛋白质的摄入；二是增大运动量，但注意运动要适当，应根据老年人的特点和每个人的具体情况进行指导，并注意运动过程中的安全。

(周 钢)

思 考 题

随着我国人口老龄化进程的加快，如何促进老年人健康成为我们必须面对的现实问题，请结合我国的卫生政策，谈谈怎样做好老年人保健工作。

主要参考文献

1. 吕兆丰,郭爱民. 全科医学概论. 北京:高等教育出版社,2010.
2. 路孝琴. 全科医学导论. 北京:人民卫生出版社,2009.
3. 祝墡珠. 全科医学概论. 4版. 北京:人民卫生出版社,2013.
4. 梁万年. 全科医学概论. 2版. 北京:人民卫生出版社,2006.
5. 孟群. 中外住院医师/专科医师培训制度概况. 北京:中国协和医科大学出版社,2010.
6. 杜娟,李蔓,路孝琴,等. 加拿大基层医疗改革及启示. 中国卫生事业管理,2010,(8):572-573.
7. John W. Saultz原著. 梁万年译. 家庭医学教程. 北京:高等教育出版社,2003.
8. Royal College of General Practitioners. History, heritage and archive, 2013. http://www.rcgp.org.uk/about-us/history-heritage-and-archive.aspx.
9. American Academy of Family Physicians. About the American Academy of Family Physicians, 2013. http://www.aafp.org/about/the-aafp/history.html.
10. The Royal Australian College of General Practitioners. Annual report 2011-12, 2013. http://www.racgp.org.au/download/documents/AnnualReports/annualreport2011-2012.pdf.
11. College of Family Physicians of Canada. Mission and Goals, 2013. http://www.cfpc.ca/Mission.
12. 国家卫生计生委. 国家卫生计生委2012年卫生统计提要,2013. http://www.moh.gov.cn/mohwsbwstjxxzx/s7967/201206/55044/files/3ca7756121334b7a870a25ac79988f23.pdf.
13. 顾湲. 全科医学概论. 北京:人民卫生出版社,2001.
14. 崔树起. 社区卫生服务管理. 2版. 北京:人民卫生出版社,2006.
15. 梁万年,崔树起. 家庭医学工作指南——家庭医学对改善卫生系统的贡献. 2版. 北京:中国协和医科大学出版社,2006.
16. 崔树起. 全科医学概论. 2版. 北京:人民卫生出版社,2007.
17. 梁万年,郭爱民. 全科医学基础. 北京:中国协和医科大学出版社,2008.
18. 杨秉辉. 全科医学概论. 3版. 北京:人民卫生出版社,2012.
19. 王家骥. 全科医学基础. 北京:科学出版社,2010.
20. 梁万年. 全科医学概论. 北京:高等教育出版社,2004.
21. John Murtagh原著. 梁万年译. 莫塔全科医学. 4版. 北京:人民军医出版社,2010.
22. 吴春容. 全科医学概论. 北京:人民卫生出版社,1999.
23. 卫生部. 家庭病床暂行工作条例. 1984.
24. 梁万年,路孝琴. 全科医学. 北京:人民卫生出版社,2013.
25. 赵淑英. 全科医学概论. 北京:北京大学医学出版社,2012.
26. 傅华. 预防医学. 北京:人民卫生出版社,2012.
27. 卫生部疾病控制司. 慢性非传染性疾病预防医学诊疗规范(试行). 2002.

28. 卫生部. 国家基本公共卫生服务规范（2011年版）. 2011.
29. 中华医学会糖尿病学分会. 中国2型糖尿病防治指南（2010版）. 中国实用乡村医生杂志, 2012, 19 (6): 1-9.
30. 中国成人血脂异常防治指南制订联合委员会. 中国成人血脂异常防治指南（2007版）. 中国实用乡村医生杂志, 2012, 9 (18): 5-15.
31. 中华医学会骨质疏松和骨矿盐疾病分会. 原发性骨质疏松症诊治指南（2011年）. 中华骨质疏松和骨矿盐疾病, 2011, 4 (1): 2-17.
32. 中国抗癌协会乳腺癌专业委员会. 中国抗癌协会乳腺癌诊治指南与规范（2011版）. 中国癌症杂志, 2011, 2 (5): 367-417.
33. 董志伟. 中国癌症筛查及早诊早治指南. 北京: 北京大学医学出版社, 2005.
34. 中华医学会泌尿外科分会. 前列腺癌诊断治疗指南（2007版）. 继续医学教育, 2007, 21 (6): 30-39.
35. 中国医师协会心血管内科医师分会《中华内科杂志》编辑委员会. 心血管疾病一级预防中国专家共识（2010）. 社区卫生保健, 2010, 9 (5): 375-379.
36. 梁万年, 吕兆飞. 全科医学理论与实务. 北京: 人民卫生出版社, 2012.
37. 周同甫. 临床思维与临床决策. 成都: 四川大学出版社, 2011.
38. 刘虹. 医学逻辑思维. 南京: 东南大学出版社, 2011.
39. 世界家庭医生组织（香港家庭医学学院译）. 基层医疗国际分类. 2版. 2000.
40. Scott Stern. Symptom to diagnosis: An evidence-based guide. Second edition. McGraw-Hill Companies, Inc, 2010.
41. Keith Kwok-Wai Chan. Problem-based approach to family medicine. Amsterdam: The Hong Kong College of Family Physicians. Elsevier (Singapore) Pte Ltd, 2009.
42. 王改兰. 全科医学基础. 北京: 北京大学医学出版社, 2002.
43. 朱元珏, 陈文斌. 呼吸病学. 北京: 人民卫生出版社, 2003.
44. 杨秉辉, 祝墡珠. 全科医学导论. 上海: 复旦大学出版社, 2006.
45. 陆再英, 钟南山. 内科学. 7版. 北京: 人民卫生出版社, 2008.
46. 许曼音. 糖尿病学. 2版. 上海: 上海科学技术出版社, 2010.
47. 中华医学会糖尿病学分会. 中国2型糖尿病防治指南（基层版）. 中华全科医师杂志, 2013, 12 (8): 675-696.
48. Joslin. Joslin原著. 潘长玉主译. 糖尿病学. 14版. 北京: 人民卫生出版社, 2007.
49. Alan J. Sinclair原著. 陈树主译. 老年糖尿病学. 3版. 四川科学技术出版社, 2011.
50. 中国高血压防治指南修订委员会. 中国高血压防治指南（2010年修订版全文）. 中华心血管病杂志, 2011, 39 (7): 579-616.
51. 中华医学会神经病学分会脑血管病学组急性缺血性脑卒中诊治指南撰写组. 2010年中国急性缺血性脑卒中诊治指南. 中华神经科杂志, 2010, 43 (2): 146-153.
52. 中华医学会神经病学分会神经康复学组, 中华医学会神经病学分会脑血管病学组, 卫生部脑卒中筛查与防治工程委员会办公室. 中国脑卒中康复治疗指南（2011完全版）. 中国康复理论与实践, 2012, 18 (4): 301-318.
53. 中华医学会心血管病学分会中华心血管病杂志编辑委员会. 慢性稳定性心绞痛诊断与治疗指南（2007年）. 中华心血管病杂志, 2007, 35 (03): 195-206.
54. 中华医学会心血管病学分会, 中国康复医学会心血管病专业委员会, 中国老年学学会心脑血管病专业委员会. 冠心病康复与二级预防中国专家共识. 中华心血管病杂志, 2013, 41 (4): 267-275.

55. 中华医学会神经病学分会脑血管病学组缺血性脑卒中二级预防指南撰写组. 中国缺血性脑卒中和短暂性脑缺血发作二级预防指南 2010. 中华神经科杂志, 2010, 43 (2): 154-160.
56. 王伊龙, 王拥军, 等. 短暂性脑缺血发作概念、风险评价与治疗新进展. 中国医学前沿杂志（电子版）, 2010, 2 (4): 1-6.
57. 谭榜宪. 临床肿瘤学总论. 北京: 科学出版社, 2012.
58. 陈小峰. 评估中医治疗肿瘤疗效的探讨. 全国中医药肿瘤学术年会, 2011.
59. 贾立群. "治未病"在恶性肿瘤预防中的作用和意义. 北京中医药, 2008, 27 (6): 410-411.
60. Cuzick J, Sestak I, Bonanni B. Selective oestrogen receptor modulators in prevention of breast cancer: an updated meta-analysis of individual participant data. Lancet, 2013, 381 (9880): 1827-1834.
61. 尚少梅. 护理学基础. 北京: 北京大学医学出版社, 2008.
62. 李丽萍. 护理心理学. 北京: 人民卫生出版社, 2012.
63. 钟超宇. 社区晚期癌症患者的临终居家护理. 全科医学, 2013, 11 (5): 1341-1342.
64. 糜迅, 陈建斌, 邵银进. 癌症康复的研究进展. 中国伤残医学, 2012, 20 (10): 154-156.
65. 黄丽, 杨延忠. 社会支持: 肿瘤护理中值得重视的一种理念和方法. 中华护理杂志, 2002, 37 (8): 631-633.
66. 范关荣, 施榕. 全科医学概论. 上海: 上海科学技术文献出版社, 2000.

中英文专业词汇索引

D

大便隐血试验（fecal occult blood test，FOBT） 91

E

ECO-MAP 图 60
儿童（childhood） 187
二级预防（secondary prevention） 81

F

非语言沟通（nonverbal communication） 117

G

个体预防（individual prevention） 82
更年期（menopause） 186
共同参与-协商模式（mutual participation model） 113

H

核心家庭（nuclear family） 49
呼吸困难（dyspnea） 133
化学预防（chemoprevention） 91
患病（sickness） 32
患病体验（illness experience） 32
患病行为（illness behavior） 33

J

基层医疗（primary care） 20
疾病（disease） 32
疾患（illness） 32
计划（Plan） 109
家庭病床（hospital bed at home） 64
家庭访视（home visit） 63
家庭结构（structure of family） 48
家庭评估（family assessment） 56
家庭圈（family circle） 58
家庭生活周期（family life cycle） 52
家庭适应度及凝聚度评估量表（FACES） 59
家庭危机（family crisis） 55
家庭医疗（family practice） 4
家庭医生（family doctor） 5
家庭医师（family physician） 5
家庭医学（family medicine） 3
家庭资源（family resource） 55
家系图（genogram，family tree） 57
健康教育（health education） 82
健康咨询（health counseling） 83

K

咯血（hemoptysis） 133
可及性照顾（accessible care） 21
客观资料（Object Data） 109
口服葡萄糖耐量试验（oral glucose tolerance test，OGTT） 90
扩展家庭（extended family） 49

L

连续性照顾（continuity of care） 21
联合家庭（joint family） 49
临床决策（clinical decision-making） 96
临床思维（clinical thinking） 96
临床预防（clinical prevention） 82
流程图临床推理法（algorithmic clinical reasoning） 99

M

慢性阻塞性肺病（chronic obstructive pulmonary disease，COPD） 129
免疫接种（immunization） 84
模型辨认（pattern recognition） 98

P

评估（assessment） 109

Q

其他类型家庭（other families） 49
青春期（adolescence） 185
全科医疗（general practice） 4
全科医生（general practitioner） 5
全科医学（general practice） 3
全人照顾（whole person care） 29

R

人格化照顾（personalized care） 26
人际关系（interpersonal relationship） 112

S

三级预防（tertiary prevention） 81
筛检（screening） 75
社区（community） 67
社区卫生服务（community health service） 183
社区卫生诊断（community health diagnosis） 70
社区诊断（community diagnosis） 70
世界家庭医生组织（WONCA） 23
守门人（gate-keeper） 20
首诊服务（first-contact care） 20

T

团队工作模式（team work） 22

X

协调性照顾（coordinated care） 22

Y

一级预防（primary prevention） 81

医患关系（doctor-patient relationship） 113
以患者为中心的服务（patient-centered care） 26
以疾病为中心（disease-centered care） 26
以人为中心的服务（person-centered care） 26
以人为中心的照顾（person-centered care） 21
以社区为基础的基层医疗（community-oriented primary care，COPC） 67
以问题为导向的健康档案记录方式（problem-oriented medical record，POMR） 109
语言沟通（verbal communication） 117
孕产期（pregnancy and childbirth period） 186

Z

周期性健康检查（period health examination） 85
主动-被动模式（active-passive model） 113
主干家庭（stem family） 49
主观资料（subject data） 109
咨询（counseling） 62
自我保健（self-health care） 86
综合性照顾（comprehensive care） 21
指导-合作模式（guidance-cooperation model） 113